国家卫生和计划生育委员会"十三五"规划教材

全国高等中医药教育教材

供中医学、针灸推拿学、中西医临床医学等专业用

正常人体解剖学

第 2 版

主　编　申国明

副主编　李新华　孙红梅　牛晓军　姜国华　张　辉

主　审　杨茂有

编　委（按姓氏笔画为序）

牛晓军（山西中医学院）	国海东（上海中医药大学）
申国明（安徽中医药大学）	罗友华（成都中医药大学）
刘海兴（辽宁中医药大学）	罗亚非（贵阳中医学院）
江爱娟（安徽中医药大学）	赵冬梅（滨州医学院）
孙红梅（北京中医药大学）	赵学纲（山东中医药大学）
李一帆（长春中医药大学）	姜国华（黑龙江中医药大学）
李伊为（广州中医药大学）	高书亮（江西中医药大学）
李新华（湖南中医药大学）	黄继锋（甘肃中医药大学）
杨恩彬（云南中医学院）	韩永明（湖北中医药大学）
张　辉（河北北方学院基础医学院）	游言文（河南中医药大学）
邰浩清（南京中医药大学）	楼航芳（浙江中医药大学）

秘　书（兼）　江爱娟

人民卫生出版社

图书在版编目（CIP）数据

正常人体解剖学/申国明主编. —2版.—北京：人民
卫生出版社，2016

ISBN 978-7-117-22497-0

Ⅰ.①正… Ⅱ.①申… Ⅲ.①人体解剖学-医学院校-
教材 Ⅳ.①R322

中国版本图书馆 CIP 数据核字（2016）第 094525 号

人卫智网	www.ipmph.com	医学教育、学术、考试、健康，
		购书智慧智能综合服务平台
人卫官网	www.pmph.com	人卫官方资讯发布平台

正常人体解剖学
第 2 版

主　　编：申国明
出版发行：人民卫生出版社（中继线 010-59780011）
地　　址：北京市朝阳区潘家园南里 19 号
邮　　编：100021
E - mail：pmph @ pmph.com
购书热线：010-59787592　010-59787584　010-65264830
印　　刷：人卫印务（北京）有限公司
经　　销：新华书店
开　　本：787×1092　1/16　印张：20
字　　数：461 千字
版　　次：2012 年 6 月第 1 版　　2016 年 6 月第 2 版
　　　　　2021 年 3 月第 2 版第 9 次印刷（总第 16 次印刷）
标准书号：ISBN 978-7-117-22497-0/R·22498
定　　价：63.00 元

《正常人体解剖学》网络增值服务编委会

主　编　申国明

副主编　李新华　孙红梅　牛晓军　姜国华　张辉

编　委（按姓氏笔画为序）

牛晓军（山西中医学院）

申国明（安徽中医药大学）

刘海兴（辽宁中医药大学）

江爱娟（安徽中医药大学）

孙红梅（北京中医药大学）

李一帆（长春中医药大学）

李伊为（广州中医药大学）

李新华（湖南中医药大学）

杨恩彬（云南中医学院）

张　辉（河北北方学院基础医学院）

邰浩清（南京中医药大学）

国海东（上海中医药大学）

罗友华（成都中医药大学）

罗亚非（贵阳中医学院）

赵冬梅（滨州医学院）

赵学纲（山东中医药大学）

姜国华（黑龙江中医药大学）

高书亮（江西中医药大学）

黄继锋（甘肃中医药大学）

韩永明（湖北中医药大学）

游言文（河南中医药大学）

楼航芳（浙江中医药大学）

秘　书（兼）　江爱娟

修 订 说 明

为了更好地贯彻落实《国家中长期教育改革和发展规划纲要(2010-2020)》《医药卫生中长期人才发展规划(2011-2020)》《中医药发展战略规划纲要(2016-2030年)》和《国务院办公厅关于深化高等学校创新创业教育改革的实施意见》精神,做好新一轮全国高等中医药教育教材建设工作,全国高等医药教材建设研究会、人民卫生出版社在教育部、国家卫生和计划生育委员会、国家中医药管理局的领导下,在上一轮教材建设的基础上,组织和规划了全国高等中医药教育本科国家卫生和计划生育委员会“十三五”规划教材的编写和修订工作。

本轮教材修订之时,正值我国高等中医药教育制度迎来60周年之际,为做好新一轮教材的出版工作,全国高等医药教材建设研究会、人民卫生出版社在教育部高等中医学本科教学指导委员会和第二届全国高等中医药教育教材建设指导委员会的大力支持下,先后成立了第三届全国高等中医药教育教材建设指导委员会、首届全国高等中医药教育数字教材建设指导委员会和相应的教材评审委员会,以指导和组织教材的遴选、评审和修订工作,确保教材编写质量。

根据“十三五”期间高等中医药教育教学改革和高等中医药人才培养目标,在上述工作的基础上,全国高等医药教材建设研究会和人民卫生出版社规划、确定了首批中医学(含骨伤方向)、针灸推拿学、中药学、护理学4个专业(方向)89种国家卫生和计划生育委员会“十三五”规划教材。教材主编、副主编和编委的遴选按照公开、公平、公正的原则,在全国50所高等院校2400余位专家和学者申报的基础上,2200位申报者经教材建设指导委员会、教材评审委员会审定和全国高等医药教材建设研究会批准,聘任为主审、主编、副主编、编委。

本套教材主要特色包括以下九个方面:

1. **定位准确,面向实际** 教材的深度和广度符合各专业教学大纲的要求和特定学制、特定对象、特定层次的培养目标,紧扣教学活动和知识结构,以解决目前各院校教材使用中的突出问题为出发点和落脚点,对人才培养体系、课程体系、教材体系进行充分调研和论证,使之更加符合教改实际、适应中医药人才培养要求和市场需求。

2. **夯实基础,整体优化** 以培养高素质、复合型、创新型中医药人才为宗旨,以体现中医药基本理论、基本知识、基本思维、基本技能为指导,对课程体系进行充分调研和认真分析,以科学严谨的治学态度,对教材体系进行科学设计、整体优化,教材编写综合考虑学科的分化、交叉,既要充分体现不同学科自身特点,又应当注意各学科之间有机衔接;确保理论体系完善,知识点结合完备,内容精练、完整,概念准确,切合教学实际。

3. **注重衔接,详略得当** 严格界定本科教材与职业教育教材、研究生教材、毕业后教育教材的知识范畴,认真总结、详细讨论现阶段中医药本科各课程的知识和理论框架,使其在教材中得以凸显,既要相互联系,又要在编写思路、框架设计、内容取舍等方面有一定的区分度。

4. 注重传承,突出特色 本套教材是培养复合型、创新型中医药人才的重要工具,是中医药文明传承的重要载体,传统的中医药文化是国家软实力的重要体现。因此,教材既要反映原汁原味的中医药知识,培养学生的中医思维,又要使学生中西医学融会贯通,既要传承经典,又要创新发挥,体现本版教材"重传承、厚基础、强人文、宽应用"的特点。

5. 纸质数字,融合发展 教材编写充分体现与时代融合、与现代科技融合、与现代医学融合的特色和理念,适度增加新进展、新技术、新方法,充分培养学生的探索精神、创新精神;同时,将移动互联、网络增值、慕课、翻转课堂等新的教学理念和教学技术、学习方式融入教材建设之中,开发多媒体教材、数字教材等新媒体形式教材。

6. 创新形式,提高效用 教材仍将传承上版模块化编写的设计思路,同时图文并茂、版式精美;内容方面注重提高效用,将大量应用问题导入、案例教学、探究教学等教材编写理念,以提高学生的学习兴趣和学习效果。

7. 突出实用,注重技能 增设技能教材、实验实训内容及相关栏目,适当增加实践教学学时数,增强学生综合运用所学知识的能力和动手能力,体现医学生早临床、多临床、反复临床的特点,使教师好教、学生好学、临床好用。

8. 立足精品,树立标准 始终坚持中国特色的教材建设的机制和模式;编委会精心编写,出版社精心审校,全程全员坚持质量控制体系,把打造精品教材作为崇高的历史使命,严把各个环节质量关,力保教材的精品属性,通过教材建设推动和深化高等中医药教育教学改革,力争打造国内外高等中医药教育标准化教材。

9. 三点兼顾,有机结合 以基本知识点作为主体内容,适度增加新进展、新技术、新方法,并与劳动部门颁发的职业资格证书或技能鉴定标准和国家医师资格考试有效衔接,使知识点、创新点、执业点三点结合;紧密联系临床和科研实际情况,避免理论与实践脱节、教学与临床脱节。

本轮教材的修订编写,教育部、国家卫生和计划生育委员会、国家中医药管理局有关领导和教育部全国高等学校本科中医学教学指导委员会、中药学教学指导委员会等相关专家给予了大力支持和指导,得到了全国50所院校和部分医院、科研机构领导、专家和教师的积极支持和参与,在此,对有关单位和个人表示衷心的感谢!希望各院校在教学使用中以及在探索课程体系、课程标准和教材建设与改革的进程中,及时提出宝贵意见或建议,以便不断修订和完善,为下一轮教材的修订工作奠定坚实的基础。

全国高等医药教材建设研究会
人民卫生出版社有限公司
2016 年 3 月

1	中国医学史(第2版)	主编 梁永宣
2	中医各家学说(第2版)	主编 刘桂荣
3	*中医基础理论(第3版)	主编 高思华 王 键
4	中医诊断学(第3版)	主编 陈家旭 邹小娟
5	中药学(第3版)	主编 唐德才 吴庆光
6	方剂学(第3版)	主编 谢 鸣
7	*内经讲义(第3版)	主编 贺 娟 苏 颖
8	*伤寒论讲义(第3版)	主编 李赛美 李宇航
9	金匮要略讲义(第3版)	主编 张 琦 林昌松
10	温病学(第3版)	主编 谷晓红 冯全生
11	*针灸学(第3版)	主编 赵吉平 李 瑛
12	*推拿学(第2版)	主编 刘明军 孙武权
13	*中医内科学(第3版)	主编 薛博瑜 吴 伟
14	*中医外科学(第3版)	主编 何清湖 秦国政
15	*中医妇科学(第3版)	主编 罗颂平 刘雁峰
16	*中医儿科学(第3版)	主编 韩新民 熊 磊
17	*中医眼科学(第2版)	主编 段俊国
18	中医骨伤科学(第2版)	主编 詹红生 何 伟
19	中医耳鼻咽喉科学(第2版)	主编 阮 岩
20	中医养生康复学(第2版)	主编 章文春 郭海英
21	中医英语	主编 吴 青
22	医学统计学(第2版)	主编 史周华
23	医学生物学(第2版)	主编 高碧珍
24	生物化学(第3版)	主编 郑晓珂
25	正常人体解剖学(第2版)	主编 申国明

61	实验针灸学(第2版)	主编	余曙光 徐 斌
62	推拿手法学(第3版)	主编	王之虹
63	*刺法灸法学(第2版)	主编	方剑乔 吴焕淦
64	推拿功法学(第2版)	主编	吕 明 顾一煌
65	针灸治疗学(第2版)	主编	杜元灏 董 勤
66	*推拿治疗学(第3版)	主编	宋柏林 于天源
67	小儿推拿学(第2版)	主编	廖品东
68	正常人体学(第2版)	主编	孙红梅 包怡敏
69	医用化学与生物化学(第2版)	主编	柯尊记
70	疾病学基础(第2版)	主编	王 易
71	护理学导论(第2版)	主编	杨巧菊
72	护理学基础(第2版)	主编	马小琴
73	健康评估(第2版)	主编	张雅丽
74	护理人文修养与沟通技术(第2版)	主编	张翠娣
75	护理心理学(第2版)	主编	李丽萍
76	中医护理学基础	主编	孙秋华 陈莉军
77	中医临床护理学	主编	胡 慧
78	内科护理学(第2版)	主编	沈翠珍 高 静
79	外科护理学(第2版)	主编	彭晓玲
80	妇产科护理学(第2版)	主编	单伟颖
81	儿科护理学(第2版)	主编	段红梅
82	*急救护理学(第2版)	主编	许 虹
83	传染病护理学(第2版)	主编	陈 璇
84	精神科护理学(第2版)	主编	余雨枫
85	护理管理学(第2版)	主编	胡艳宁
86	社区护理学(第2版)	主编	张先庚
87	康复护理学(第2版)	主编	陈锦秀
88	老年护理学	主编	徐桂华
89	护理综合技能	主编	陈 燕

注:①本套教材均配网络增值服务;②教材名称左上角标有"*"者为"十二五"普通高等教育本科国家级规划教材。

第三届全国高等中医药教育教材
建设指导委员会名单

10

全国高等中医药教育本科
中医学专业教材评审委员会名单

前　言

"中医药学是中国古代科学的瑰宝,也是打开中华文明宝库的钥匙"。早在两千多年前的战国时代,《黄帝内经》中即有关于人体解剖学知识的记载。人体解剖学作为医学教育体系的重要基础课程之一,在中医药人才培养中具有重要作用。

为全面贯彻落实《国家中长期教育改革和发展规划纲要》和《教育部等六部门关于医教协同深化临床医学人才培养改革的意见》精神,在全国高等医药教材建设研究会、人民卫生出版社的共同指导下,我们组织全国高等中医药院校及从事中医药专业解剖学教学的专家教授,共同编写了《正常人体解剖学》教材。教材以供中医药院校中医学、针灸推拿学、康复等专业使用为主,同时兼顾综合性大学和西医院校相关专业。

本教材在编写过程中,借鉴和吸收了国内解剖学教材的经验,遵循"注重素质、整体优化、面向临床"的总体目标,适应中医药行业发展和学生职业发展需求,基础与实用结合,适度涉猎学科发展前沿,体现中医院校特色。教材适应互联网+时代要求,配套有网络增值服务内容及数字化教材等。

本教材的编写坚持以人为本的原则,采用模块化设计,图文并茂,表图并用,努力做到方便教师授课和学生自主学习。学习目的和要点有助于教师把握授课重点,学习小结利于学生课后复习,复习思考题着眼于解决问题,提高学生分析问题和解决问题能力。语言上力求言简意赅,突出重点;文字上控制篇幅,减少重复。严格把握教材的字数,各学校可根据专业学时数的不同进行讲授。

本教材出全国 21 所高等院校的 22 位长期在解剖教学一线,有着丰富教材编写经验的教授、副教授承担编写工作。绪论由楼航芳编写;运动系由牛晓军、高书亮、李伊为、李一帆编写;消化系统由韩永明、刘海兴编写;呼吸系统由罗友华编写;泌尿系统由黄继锋编写;生殖系统由李新华编写;循环系统由申国明、国海东、江爱娟、赵冬梅编写;内分泌系统由杨恩彬编写,感觉器部分由张辉编写;神经系统由姜国华、孙红梅、罗亚非、游言文、邱浩清、赵学纲编写。在此,衷心感谢各编委为本教材所付出的辛勤劳动,感谢教材主审杨茂有教授和人民卫生出版社工作人员对编写工作的指导和帮助。感谢安徽中医药大学江爱娟老师为教材统稿和插图修改等所做的大量工作。

教材编委会衷心希望本教材能够适应新常态下中医药教育改革和发展的要求,但鉴于我们的水平有限,疏漏和不妥之处仍在所难免,恳请使用者多提宝贵意见,以便再版时完善。

编者

2016 年 3 月

目　　录

绪　论

学习目的

　　通过学习人体器官的组成和系统的划分,了解人体结构;通过学习解剖学简史和在我国的发展,进一步清楚祖国医学在解剖学发展中的意义。通过学习人体的标准解剖学姿势、方位及切面术语,在后续学习中能熟练运用并对各器官结构进行准确定位,为后续课程的学习奠定基础。

学习要点

人体的标准解剖学姿势;解剖学方位术语、人体的轴和面。

一、人体解剖学的定义及其在医学中的地位和分科

　　人体解剖学 systematic anatomy 是研究正常人体形态结构的科学,属于生物学中的形态学范畴。

　　人体解剖学是医学重要的支柱学科之一,是医学生的必修课程。医学生只有掌握人体各器官系统的正常形态结构,才能正确判断人体的正常与异常,正确理解人体的生理现象和病理变化,从而对疾病做出正确的预防、诊断和治疗。学好人体解剖学,将为其他基础医学和临床医学课程的学习奠定坚实的基础。

　　人体解剖学分科方法众多,根据研究的方法和目的的不同,可分为系统解剖学和局部解剖学。**系统解剖学**是按照人体各系统来叙述各个器官的形态结构;**局部解剖学**则是描述人体各个局部的器官配布位置关系、层次结构及临床意义。此外还有外科解剖学、神经解剖学、X 线解剖学、断面解剖学、运动解剖学以及经穴断面解剖学、经穴层次解剖学等。在科学技术及知识经济快速发展的时代,解剖学的研究也随之进入分子和基因水平,将会有一些新学科不断从解剖学科中分化出来,为人类的健康作出新的贡献。

二、人体的组成及系统的划分

　　人体是一个不可分割的有机整体,其结构和功能的基本单位是细胞。细胞之间存在一些不具细胞形态的物质,称细胞间质。细胞与细胞间质共同构成组织。人体基本组织包括上皮组织、结缔组织、肌组织和神经组织。几种组织互相结合,成为具有一定形态和功能的结构,称为器官,如心、肝、脾、肺、肾、胃、大肠、小肠等。在结构和功能上密切相关的一系列器官联合起来,构成执行某种生理活动的系统。人体可分为运动、消化、呼吸、泌尿、生殖、循环、内分泌、感觉及神经九个系统。各系统在神经系统的支

笔记

配和调节下,既分工又合作,实现各种复杂的生命活动,使人体成为一个完整统一的有机体。

三、人体解剖学简史和在中国的发展

在西欧古希腊时代(公元前 500—前 300 年),希波克拉底(Hippocrates)和亚里士多德(Aristotle)已进行过动物解剖,并有专著。古罗马的著名医生和解剖学家加伦(Galen,公元 130—201 年),编写了解剖学论著《医经》。书中有许多解剖学记载,如认为血管内运行的是血液而不是空气,神经是按区分布的,等等,但其资料主要是来自动物解剖,错误较多。达·芬奇(Leonardo da Vinci)堪称欧洲文艺复兴时期的代表人物,他不仅以不朽的绘画流传后世,而且所绘的解剖学图谱,其精确细致即使今日也令人叹为观止。维萨利(Andress Vesalius,1514—1564)著有《人体构造》一书,共 7 卷,纠正了加伦和前人的许多错误,为医学的新发展开辟了道路,从而使他成为现代人体解剖学的创始人。英国学者哈维(William Harvey,1578—1657)提出了心血管系统是封闭的管道系统的概念,创建了血流循环学说,从而使生理学从解剖学中分立出去。显微镜发明之后,意大利人马尔匹基(Malcell Malpighi,1628—1694)观察了动、植物的微细构造,从而创建了组织学。18 世纪末,研究个体发生的胚胎学开始起步。19 世纪,意大利学者高尔基(Camello Golgi,1843—1926)首创镀银浸染神经元技术,西班牙人卡哈(Rom'on Y cajal,1852—1934)建立了镀银浸染神经原纤维法,从而成为神经解剖学公认的两位创始人。

进入 20 世纪,随着胸、肝和脑外科等手术的开展,器官内血管和管道等解剖学的研究有了进一步发展;X 线断层扫描(computed tomography,简称 CT)、磁共振 CT(NMRCT)、正电子 CT 和超声 CT 等先进技术的应用,又促进了断面(图像)解剖学的进步;随着血管、神经缝合术的提高,显微外科的开展,于是有了显微外科解剖学的建立。由于神经科学等的建立和新技术的发展,解剖学等形态学的研究也有走向综合性学科研究的趋势,那种纯形态学研究的情况正在发生改变。

人体解剖学在我国的发展,经历了一个漫长的历史时期。早在两千多年前的战国时期,我国医学经典著作《黄帝内经》中即有关于人体解剖学知识的记载:"若夫八尺之士,皮肉在此,外可度量切循而得之,其死可解剖而视之"。书中对脏、腑和脉管的形态结构观察和度量,是已知的世界上最早的人体解剖学知识。汉代名医华佗使用麻沸散做麻醉,为患者施行外科手术。宋代宋慈著《洗冤录》,详细记载了各部骨骼的名称、数目和形状,并附有检骨图。清代名医王清任亲自解剖 30 余具尸体,并著有《医林改错》一书,对古书中许多解剖学记载作了订正和补充,尤其对脑的描述独具创见。但由于长期封建社会制度和儒家思想的束缚,解剖学在我国发展得十分缓慢。

19 世纪,现代医学由西欧传入,我国的现代解剖学得以逐步发展起来。当时建立了医学院校和医院,有了解剖学的教学。新中国成立后,解剖学科迅速发展,编写了具有我国特点的解剖学教材、图谱和专著,出版了解剖学科的期刊。在应用解剖学、显微解剖学、断面解剖学、神经解剖学等方面的研究取得了丰硕的成果,为我国的医学教育作出了巨大贡献。我国中医药院校解剖工作者在针刺麻醉、经络腧穴研究等方面成就卓著,并在经穴断面解剖、经穴层次解剖、经穴 CT 扫描图像解剖、经穴立体构筑和经穴显微结构等方面,开展了大量的工作,编写出版了有关针灸腧穴解剖学、中医应用推

拿解剖学等具有中医院校特色的解剖学教材,为中医不同专业开设了相应的实用解剖学课程,为中医教育事业的飞速发展作出了重要贡献。

四、学习人体解剖学的基本观点和方法

人体解剖学与医学各科有着密切的联系,是一门重要的医学基础课程。医学名词中有 1/3 以上来源于解剖学。学习人体解剖学必须运用进化发展的观点、形态与功能统一的观点、局部与整体统一的观点、理论密切联系实际的观点去观察、分析和研究人体。人类的形态结构由低等动物经过不同的进化阶段,逐渐进化发展而来。人体的形态结构仍保留着与脊椎动物相似的基本特点。形态结构与功能是相互依存又相互影响的关系。人体虽然由许多各自执行不同功能的器官系统构成,并可分为若干局部,但是作为一个完整的有机体,任何器官系统都是有机体不可分割的组成部分,不可能离开整体而独立生存。

春秋战国时期名医扁鹊曾指出:"解五脏为上工"。其意是说掌握认识了人体器官的形态结构,才能成为医术高超的医生。清代名医王清任说:"著书不明脏腑,岂不是痴人说梦;治病不明脏腑,何异盲子夜行。"可见在中国古代名医已经把人体解剖学提高到很重要的地位。人体解剖学的基本研究方法是刀割和肉眼观察。人体结构复杂,直观性强,名词繁多,描述性语言多,需要记忆的内容也多。学习解剖学时,应遵循理论密切联系实际和临床的原则。通过观察实物(尸体、标本及模型等)、活体对照等理论联系实际的方法,加强自我学习,加深理解和记忆。充分利用图形记忆印象深刻的特点,养成多看图谱和插图的习惯,必要时可描图和绘图。当今的人体解剖学学习,可运用数字教材、网络增值服务和手机终端等新媒体形式,拓展学习的时空和视野。要在学习的过程中,加强知识的归纳和总结,分析理解其形态特征,联系临床问题,增强分析问题和解决问题的能力。

五、解剖学姿势、方位术语及轴和面

为了便于准确地描述人体各器官的形态结构和位置关系,人体解剖学规定了统一的解剖学姿势和描述用的术语。

(一)解剖学姿势

人体的**标准解剖学姿势**是指身体直立,面向前,两眼向正前方平视,双上肢自然下垂于躯干两侧,手掌向前,两足并拢,足尖向前。观察和描述人体任何结构时均应以此姿势为标准。

(二)方位术语

按照人体的标准解剖学姿势,为正确描述各器官或结构的方位及相互位置关系,又规定有统一的方位术语(图绪-1)。

1. **上 superior 和下 inferior** 是描述器官和结构距颅顶或足底的相对远近关系的术语。近颅者为上,近足者为下。

2. **前 anterior 和后 posterior** 是指距身体前面或后面距离相对远近的术语。距身体腹侧面近者为前,也称**腹侧 ventral**;而距身体背侧面近者为后,也称**背侧 dorsal**。

3. **内侧 medial 和外侧 lateral** 是描述人体结构与人体正中矢状切面相对距离远近关系的术语。近正中矢状切面者为内侧,远离正中矢状切面者为外侧。

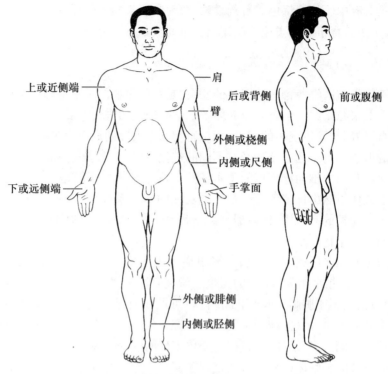

上或近侧端

肩

臂

后或背侧　　前或腹侧

外侧或桡侧

内侧或尺侧

下或远侧端　　手掌面

外侧或腓侧

内侧或胫侧

图绪-1　常用方位术语

4. **内** internal 和**外** external 是描述空腔器官相互位置关系的术语。近内腔者为内,远离内腔者为外。

5. **浅** superficial 和**深** profundal 是描述与皮肤表面相对距离关系的术语。近皮肤者为浅,远离皮肤者为深。

6. **近侧** proximal 和**远侧** distal 在描述四肢各结构的方位时,以接近躯干的一端为近侧,远离躯干的一端为远侧。

在前臂,尺骨与桡骨分别位于内侧和外侧,故前臂的内侧又称**尺侧** ulnar,前臂的外侧又称**桡侧** radial。同样,小腿的内侧又称**胫侧** tibial,小腿的外侧又称**腓侧** fibular。

（三）人体的轴和面

1. **轴**　按照解剖学姿势,人体可设计三种互相垂直的轴,即垂直轴、矢状轴和冠状轴。轴是叙述关节运动时的常用术语。

（1）**垂直轴** vertical axis:与身体长轴平行的轴,垂直于地面。

（2）**矢状轴** sagittal axis:从腹侧面至背侧面,呈前后方向,与身体的长轴和冠状轴垂直相交的轴。

（3）**冠（额）状轴** coronal axis:呈左右方向,与地面平行,并与另两个轴相垂直的轴。

2. **面**　在描述和观察人体器官的形态结构时,常需要将其切成不同的断面(图绪-2)。

（1）**矢状面** sagittal plane:是指从前、后方向,将人体分成为左、右两部分的纵切面。经过人体正中的矢状面,称**正中矢状切面**。

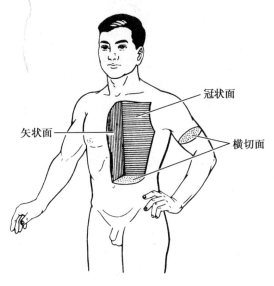

图绪-2　人体切面术语

（2）**冠（额）状面 coronal plane**：是指从左、右方向，将人体分为前、后两部分的纵切面，该切面与矢状面及水平面互相垂直。

（3）**水平面 horizontal plane**：也称**横切面**，即与人体长轴成直角的切面，将人体横断为上、下两部分的切面。

（楼航芳）

第一章

运 动 系 统

📖 学习目的

　　通过本章骨学总论、关节学总论、肌学总论的学习,对骨学、关节学和肌学各论有指导意义,要掌握其规律性的内容,如骨表面的突起(嵴、棘、粗隆、结节)、凹陷(窝、凹、压迹)和骨的空腔(窦、房、管)等;关节中注意各关节的辅助结构;骨骼肌的起点、止点及作用等。

学习要点

　　运动系统的组成和功能。骨学:躯干骨、上肢骨、下肢骨和颅骨的数目、形态结构及重要骨性标志。关节学:骨的连结方式;躯干骨的连结;肩、肘、腕、髋、膝、踝关节的组成、特点和运动;脊柱、胸廓和骨盆的形态结构。肌学:肌的形态、构造和辅助装置;各部主要肌的名称、位置、起止、作用和重要肌性标志;腹直肌鞘和腹股沟管的结构。

　　运动系统 locomotor system 由骨、骨连结和骨骼肌 3 部分组成。

　　骨与骨之间的连接装置,称**骨连结**。全身各骨借骨连结构成骨骼,成为人体的支架。附于骨骼上的肌称**骨骼肌**。骨骼与骨骼肌共同赋予人体基本形态,并构成体腔。运动系统具有支持、保护和运动的功能。在运动中,骨起杠杆作用,关节为运动的枢纽,骨骼肌是运动的动力器官。

第一节　骨　　学

一、总论

　　骨 bone 在成人一般有 206 块,按部位可分为颅骨 29 块(包括听小骨 6 块)、躯干骨 51 块、上肢骨 64 块和下肢骨 62 块(图 1-1)。

　　每块骨均为一个器官,具有一定的形态和结构,能不断进行新陈代谢,并具有修复、再生和改建的功能。

　　(一)骨的形态

　　骨按形态可分为长骨、短骨、扁骨和不规则骨 4 类(图 1-2)。

　　1. **长骨 long bone**　呈长管状,分布于四肢,分一体两端。体又称**骨干**,骨质致密,内有空腔称**骨髓腔**,容纳骨髓。在骨干的一定部位有 1~2 个血管出入的小孔,称**滋养孔**。两端膨大部称**骺**,具有光滑的**关节面**,活体上被关节软骨覆盖,与相邻关节面

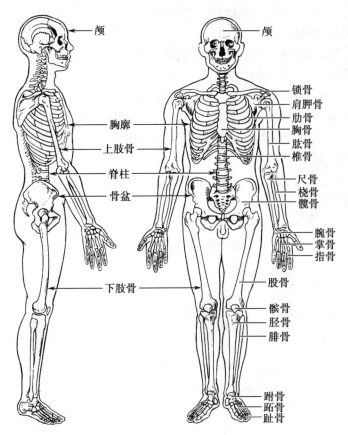

图 1-1　人体骨骼

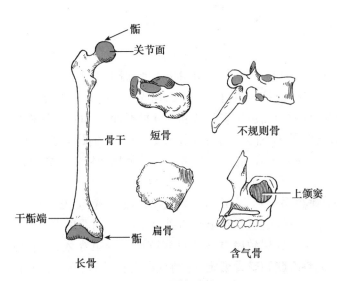

图 1-2　骨的形态

构成关节。长骨干和骺之间的部分,在幼年时保留一层软骨称**骺软骨**。骺软骨的细胞不断分裂增殖和骨化,使骨不断增长。成年后,骺软骨骨化,骨干和骺融为一体,遗留有线形的痕迹,称**骺线**。

2. **短骨 short bone** 形似立方体,成群分布于承受压力较大而运动较灵活的部位。如腕骨和跗骨。

3. **扁骨 flat bone** 呈板状,主要构成颅腔、胸腔和盆腔的壁,起保护腔内器官的作用。如颅盖骨、胸骨和肋骨。

4. **不规则骨 irregular bone** 形状不规则,如椎骨等。有些不规则骨内有含气的空腔,称**含气骨**,如上颌骨、蝶骨等。

此外,在某些肌腱或韧带内有形如豆状的**籽骨**,在运动中起减少摩擦和改变骨骼肌牵引方向的作用。

（二）骨的构造

每块骨都由骨质、骨膜和骨髓构成,并有血管、淋巴管和神经分布(图1-3、图1-4)。

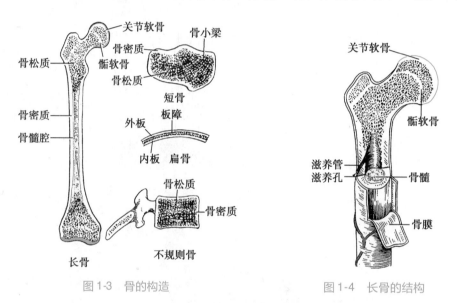

图1-3 骨的构造　　　　　图1-4 长骨的结构

1. **骨质 bone substance** 由骨组织构成,是骨的主要组成部分,分为骨密质和骨松质。**骨密质**致密坚硬,抗压、抗扭曲力大,构成长骨的骨干以及长骨骺和其他类型骨的表层。**骨松质**呈海绵状,由许多片状和杆状的**骨小梁**相互交织而成,分布于长骨的骺和其他骨的内部,骨小梁的排列与骨所承受的压力和张力的方向是一致的,因而也有较大的耐压性。在颅盖骨,骨密质构成较厚的**外板**和较薄的**内板**,骨松质在内、外板之间,称板障。

2. **骨膜 periosteum** 是由致密结缔组织构成的膜,覆盖于除关节面以外的整个骨面。新鲜的骨膜呈粉红色,含有丰富的血管和神经,对骨的营养和再生有重要作用。骨膜分为内、外两层。外层致密并发出许多胶原纤维束穿入骨质,使之固着于骨面。内层疏松,含有**成骨细胞**和**破骨细胞**,分别有产生新骨质和破坏旧骨质的功能。幼年时功能非常活跃,直接参与骨的生长;成年后,生长功能处于静止状态,但是当发生骨损伤时(如骨折),生长功能可重新恢复,参与损伤处的再生修复。

3. **骨髓 bone marrow**　充填于骨髓腔和骨松质的间隙内,有红骨髓和黄骨髓两种。**红骨髓**内含有大量不同发育阶段的红细胞和某些白细胞,呈红色,有造血功能;**黄骨髓**内含有大量的脂肪组织,呈黄色,无造血功能。胎儿和幼儿的骨髓均是红骨髓,6岁以后,长骨骨髓腔内的红骨髓逐渐转化成为黄骨髓而失去造血能力,而当长期失血和重度贫血时,黄骨髓又转化为红骨髓,恢复造血功能。但在各骨的骨松质内,终生保留着红骨髓。

在骨的关节面上,有透明软骨构成的**关节软骨**覆盖,具有减少摩擦,增加关节灵活性的作用。

（三）骨的理化特性

骨的化学成分包括有机质和无机质两类。有机质主要是骨胶原纤维和黏多糖蛋白等,构成骨的支架,赋予骨的弹性和韧性;无机质主要是磷酸钙、碳酸钙和氯化钙等,使骨具有硬度和脆性。骨的化学成分和物理特性都随年龄、生活条件、健康状况的变化而不断变化。幼儿时有机质和无机质各占一半,故弹性较大,柔软,在外力作用下不易骨折或折而不断。成人骨有机质含量约占 1/3,无机质含量约占 2/3,最为适合,因而具有很大的硬度和一定的弹性,较为坚韧。老年人骨有机质渐减,胶原纤维老化,无机质比例增多,因而骨质变脆,稍受暴力则易发生骨折。

二、各论

（一）躯干骨

躯干骨包括 26 块椎骨、1 块胸骨和 12 对肋,共 51 块。它们分别参与脊柱、胸廓和骨盆的构成。

1. **椎骨 vertebrae**　在幼儿时期椎骨总数为 33～34 块。依所在部位由上而下分为颈椎 7 块、胸椎 12 块、腰椎 5 块、骶椎 5 块和尾椎 4～5 块,成年后 5 块骶椎融合成 1 块骶骨,所有尾椎融合为 1 块尾骨。因此,成人的椎骨总数为 26 块。

（1）椎骨的一般形态:椎骨由前部的椎体和后部的椎弓构成(图 1-5)。

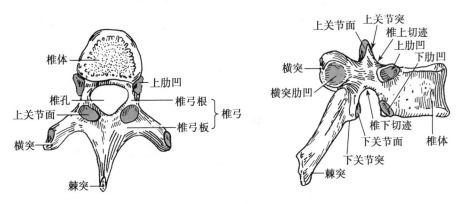

图 1-5　胸椎

1）**椎体 vertebral body**:椎骨前部的短圆柱状结构,是承受体重的主要部分,表面为一层薄的骨密质,内部为骨松质,承受着头部、上肢和躯干的重量,因此愈向下位的椎体,其上、下表面积和体积愈逐渐增大。而从骶骨开始,重量转移到下肢,因而又逐渐缩小。在垂直暴力作用下,椎体易发生压缩性骨折。

2) **椎弓** vertebral arch:是椎体后方的弓形骨板,包括与椎体相连而较细的**椎弓根**和后方较宽的**椎弓板**两部分。椎体和椎弓围成的孔称**椎孔**。各椎骨的椎孔相迭连形成一条长管,称**椎管**,管中容纳脊髓和脊神经根等结构。椎弓根的上、下缘各有一切迹,分别称为**椎上切迹**和**椎下切迹**。椎骨迭连时,上位椎骨的椎下切迹和下位椎骨的椎上切迹围成**椎间孔**,有脊神经和血管通过。两侧椎弓根向后内扩展变宽称椎弓板,在中线会合。由椎弓发出 7 个突起:**棘突** 1 个,伸向后方或后下方,尖端可在体表扪到;**横突** 1 对,伸向两侧;棘突和横突都是肌和韧带的附着处。**上关节突**和**下关节突**各 1 对,在椎弓根与椎弓板的结合处分别向上、下方突起,相邻椎骨的上、下关节突构成关节。

(2)各部椎骨的主要特征

1) **颈椎** cervical vertebrae(图 1-6):共 7 块,其椎体较小,横断面呈椭圆形,椎孔较大呈三角形。横突有一圆孔,称**横突孔**,有椎动脉和椎静脉通过。第 2～6 棘突较短小且尖端多有分叉。在 7 块颈椎中,第 1、2、7 颈椎形态特殊。

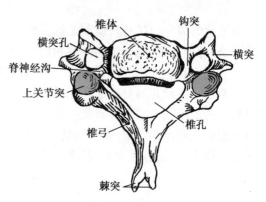

图 1-6 颈椎(上面)

第 1 颈椎又称**寰椎** atlas(图 1-7),呈环状,无椎体、棘突和关节突,由**前弓**、**后弓**和两边的**侧块**围成。前弓较短,后面有关节面称**齿突凹**,与第 2 颈椎的齿突相关节。侧块连接前后弓,上面有椭圆形关节面与枕髁相关节,下面有一对圆形关节面与第 2 颈椎的上关节面相关节。

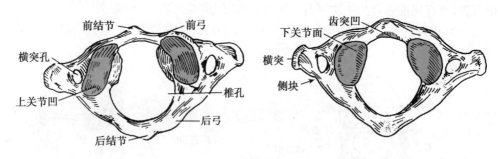

图 1-7 寰椎

第 2 颈椎又称**枢椎** axis(图 1-8),椎体上面有向上的指状突起,称**齿突**,与寰椎前弓后面的齿突凹相关节。

第 7 颈椎又称**隆椎** vertebrae prominens(图 1-9),棘突较长,末端变厚不分叉,当头前屈时,该突特别隆起,在体表易于触及,是临床计数椎骨序数和针灸取穴的重要标志。第 7 颈椎棘突下凹陷处为"大椎穴"。

2) **胸椎** thoracic vertebrae(图 1-5):共 12 块,椎体由上至下逐渐增大。椎体侧面后部有半圆形的小关节面,称**椎体肋凹**;横突尖端前面有**横突肋凹**,都与肋骨相关节。关节突的关节面几乎呈额状位。棘突较长且向后下倾斜,相邻棘突依次呈叠

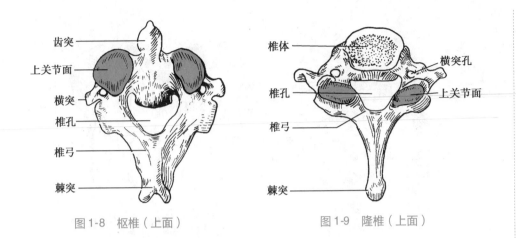

图 1-8 枢椎（上面）　　　　　　　图 1-9 隆椎（上面）

瓦状排列。

3) **腰椎 lumbar vertebrae**（图 1-10）：共 5 块，为椎体中最大者。由于承受体重压力大，故椎体肥厚。椎孔呈三角形，上下关节突粗大，关节面几乎呈矢状位。棘突宽短呈板状，水平伸向后方，各棘突之间的间隙较宽，故临床多在此做腰椎穿刺。第 2 腰椎棘突下为"命门穴"，第 4 腰椎棘突下为"腰阳关穴"。

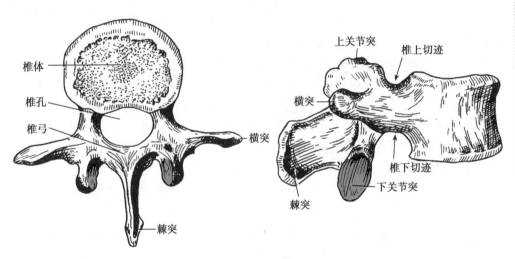

图 1-10 腰椎

4) **骶骨 sacrum**（图 1-11）：由 5 块骶椎融合而成，呈三角形，底向上与第 5 腰椎相接，尖向下，与尾骨相连。底的前缘中份向前突出，称岬。

骶骨两侧面各有**耳状面**，与左、右髋骨的耳状关节面相关节。骶骨中央有纵贯全长的**骶管**，骶管为椎管的末段，下端的裂孔称**骶管裂孔**，裂孔两侧有向下的小突起，称**骶角**，临床上进行骶管麻醉常以骶角来确定骶管裂孔的位置。

骶骨前面凹而光滑，中部有上下并行的 4 条横线，是各骶椎椎体融合的痕迹，横线两端有 4 对**骶前孔**。后面凸而粗糙不平，正中线上有由棘突愈合形成的**骶正中嵴**，嵴外侧有四对**骶后孔**，相当于八髎穴的位置，自上而下，分别称为"上髎、次髎、中髎、下髎"。骶前、后孔均与骶管相通，有骶神经前、后支及血管通过。

5) **尾骨 coccyx**（图 1-11）：由 4 ~ 5 块退化的尾椎融合而成，略呈三角形，底朝上，

笔记

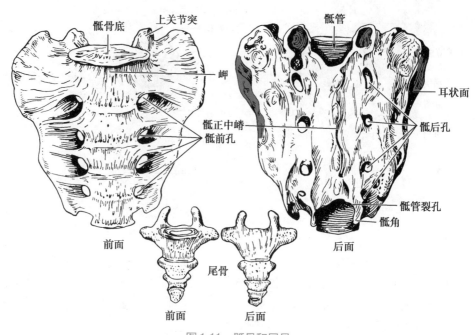

图 1-11 骶骨和尾骨

借软骨和韧带与骶骨相连,下端游离为尾骨尖。

2. **胸骨 sternum**(图 1-12) 是 1 块扁骨,浅居胸前部正中皮下,前突后凹,自上而下可分为胸骨柄、胸骨体和剑突三部分。胸骨上部较宽称**胸骨柄**,其上缘中份凹陷,为**颈静脉切迹**,是针灸取"天突穴"的骨性标志,两侧有**锁切迹**和**肋切迹**分别与锁骨和第 1 肋相连结。**胸骨体**呈长方形,两侧的肋切迹与第 2~7 肋相连结。胸骨柄、体交接处形成突向前方的横行隆起,称**胸骨角**,在体表易触及,两侧平对第 2 肋,是计数肋的重要标志。**剑突**扁而薄,其形态差异较大,下端游离。

3. **肋 ribs**(图 1-13) 由肋骨和肋软骨组成,共 12 对。

肋骨为细长的弓形扁骨,分为体和前、后两端。前端稍宽,与肋软骨相连。后端膨大,称**肋头**,有关节面与相应胸椎的椎体肋凹相关节。肋头外侧稍细部称为**肋颈**。肋颈外侧的粗糙隆起为**肋结节**,有关节面与胸椎的横突肋凹相关节。**肋体**分为内、外两面和上、下两缘,沿内面近下缘处有**肋沟**,沟内有肋间血管和神经经过;肋结节外侧急转处为**肋角**。第 1 肋骨,上下扁而短,无肋角和肋沟,分上、下两面,内、外两缘和前、后两端。

肋软骨为透明软骨,连于各肋骨的前端,终生不骨化。

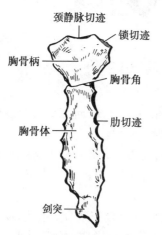

图 1-12 胸骨(前面)

(二)上肢骨

上肢骨包括上肢带骨和自由上肢骨两部分。自由上肢骨借上肢带骨连于躯干骨。

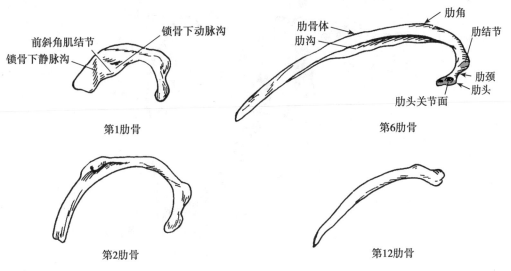

图 1-13 肋骨

两侧共计 64 块。

1. **上肢带骨** 包括锁骨和肩胛骨。

（1）**锁骨 clavicle**（图 1-14）：呈"～"形弯曲,横架于胸廓前上部两侧。锁骨内侧端粗大,称**胸骨端**,有关节面与胸骨柄相关节。外侧端扁平,称**肩峰端**,有关节面与肩胛骨的肩峰相关节。锁骨体上面光滑,下面粗糙,内侧 2/3 段凸向前,外侧 1/3 段凸向后,锁骨骨折多发生于中、外 1/3 交界处。因其浅居皮下,全长均可在体表扪到,是重要的骨性标志。

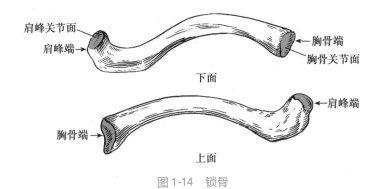

图 1-14 锁骨

（2）**肩胛骨 scapula**（图 1-15、图 1-16）：为三角形扁骨,位于胸廓外上方两侧,介于第 2～7 肋之间。分为三缘、三角和两面。

三缘：即上缘、内侧缘和外侧缘。**上缘**最短,近外侧有一小切迹,称**肩胛切迹**,有肩胛上神经通过。肩胛切迹外侧有向前突出的**喙突**,为骨性体表标志。**内侧缘**薄而锐利,对向脊柱又称**脊柱缘**。**外侧缘**较厚,对向腋窝,又称**腋缘**。

三角：即上角、下角和外侧角。**上角**为上缘和脊柱缘会合处,平对第 2 肋。**下角**为脊柱缘和腋缘会合处,平对第 7 肋或第 7 肋间,易触及,为计数肋的标志。**外侧角**为上缘和腋缘会合处,最肥厚,其朝外侧的梨形浅窝,称**关节盂**,与肱骨头相关节。

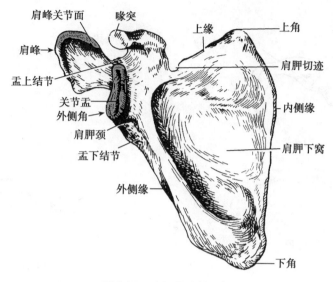

图 1-15 肩胛骨（前面）

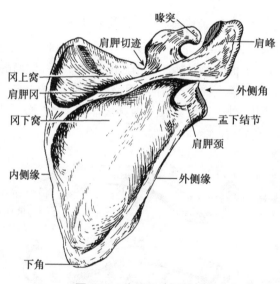

图 1-16 肩胛骨（后面）

两面：**前面**又称肋面，与肋骨相贴，有一大浅窝，称**肩胛下窝**。后面微凸，有横行隆起，称**肩胛冈**，其上、下方的浅窝分别称**冈上窝**和**冈下窝**。肩胛冈向外侧延伸的扁平隆起，称**肩峰**，其内侧缘有小关节面与锁骨的肩峰端相关节。

2. **自由上肢骨** 包括肱骨、桡骨、尺骨和手骨。除手骨中的腕骨为短骨外，皆为长骨。

（1）**肱骨 humerus**（图 1-17）：是臂部的长骨，分为一体两端。上端膨大，有朝向后内方呈半球形的**肱骨头**，与肩胛骨的关节盂相关节。肱骨头周缘的浅沟称**解剖颈**，肱骨头根部的外侧和前下方有隆起的**大结节**和**小结节**，两结节向下各延伸为**大结节嵴**和**小结节嵴**。两结节间的纵沟称**结节间沟**，有肱二头肌长头肌腱通过。上端与骨体交界处较细，称**外科颈**，是骨折的易发部位。

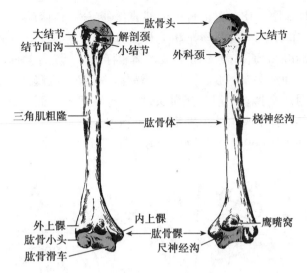

图 1-17　肱骨

　　肱骨体中部外侧面有粗糙的**三角肌粗隆**,是三角肌的附着处。体的后面有一条由内上方斜向外下方的浅沟,称**桡神经沟**,有桡神经和肱深动脉行于沟内,肱骨中段骨折时易损伤此神经和血管。

　　下端前后较扁,其内外两侧各有一突起,分别称为**内上髁**和**外上髁**。下端前面外侧份有半球状的**肱骨小头**,与桡骨相关节。内侧份有与尺骨相关节的**肱骨滑车**,滑车前面上方有一浅窝称**冠突窝**,滑车后面的上方有较深的**鹰嘴窝**。内上髁后下方的浅沟称**尺神经沟**,尺神经由此经过,内上髁骨折或肘关节脱位时,有可能损伤尺神经。

　　(2)**桡骨** radius(图 1-18):是位于前臂外侧部的长骨,分一体两端。上端较下端细小,称**桡骨头**,头的上面微凹,与肱骨小头相关节。头周缘有**环状关节面**与尺骨相关节,头下稍细部分称**桡骨颈**,颈下内侧有粗糙的突起,称**桡骨粗隆**,为肱二头肌止点附着处。桡骨体呈三棱柱形。桡骨下端比较膨大,其外侧份向下突出称**桡骨茎突**,下端内侧面有关节面称**尺切迹**,与尺骨头相关节,下端下面有**腕关节面**与腕骨相关节。

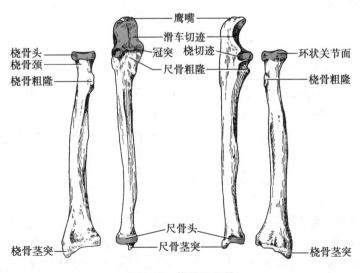

图 1-18　桡骨和尺骨

笔记

（3）**尺骨 ulna**（图 1-18）：是前臂内侧部的长骨，分一体两端。上端粗大，有朝向前方的深凹，称**滑车切迹**，与肱骨滑车相关节。切迹上、下部各有一突起，分别称**鹰嘴**和**冠突**，尺骨鹰嘴在肘后面易触及，是重要的体表标志。冠突外侧面的浅凹称**桡切迹**，与桡骨头环状关节面相关节，冠突下方的粗糙隆起称**尺骨粗隆**。尺骨体亦为三棱柱形，外侧缘锐利，对向桡骨。下端为**尺骨头**，周缘有环状关节面与桡骨的尺切迹相关节。尺骨头后内侧有向下突出的**尺骨茎突**，为骨性标志。

（4）**手骨 bone of hand**（图 1-19）：分为腕骨、掌骨和指骨。

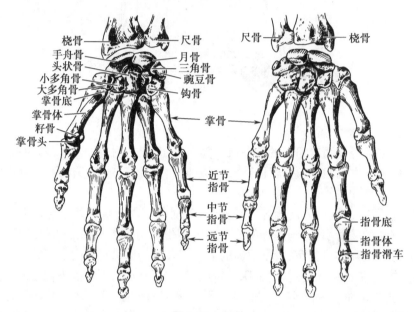

图 1-19　手骨

1）**腕骨 carpal bones**：共 8 块，为短骨，排成近、远两列。由桡侧至尺侧，近侧列依次为**手舟骨、月骨、三角骨**和**豌豆骨**；远侧列依次为**大多角骨、小多角骨、头状骨**和**钩骨**。各骨相邻的关节面，形成**腕骨间关节**。8 块腕骨相互连接构成一掌面凹陷的**腕骨沟**。

2）**掌骨 metacarpal bones**：共 5 块。由桡侧向尺侧，依次为第 1～5 掌骨。近端为**底**，接腕骨；远端为**头**，接指骨；中间部为**体**。握拳时，掌骨头显露于皮下。

3）**指骨 phalanges of fingers**：共 14 节，属长骨。拇指为两节，其余各指均为三节。由近侧至远侧依次为**近节指骨、中节指骨**和**远节指骨**。每节指骨近端为**底**，中部为**体**，远端为**滑车**。远节指骨远侧端无滑车，背面有粗隆，称**远节指骨粗隆（甲粗隆）**。

（三）下肢骨

下肢骨包括下肢带骨和自由下肢骨两部分，自由下肢骨借下肢带骨连结于躯干骨。两侧共计 62 块。

1. **下肢带骨**　包括左、右两侧的髋骨。**髋骨 hip bone**（图 1-20、图 1-21、图 1-22）是不规则骨，由上部的**髂骨**、前下部的**耻骨**和后下部的**坐骨**构成。幼年时三骨借软骨相连，到 15～16 岁前后，软骨逐渐骨化融为髋骨。其外侧面融合处有一深窝，称**髋臼**。髋骨的下份有一大孔，称**闭孔**。

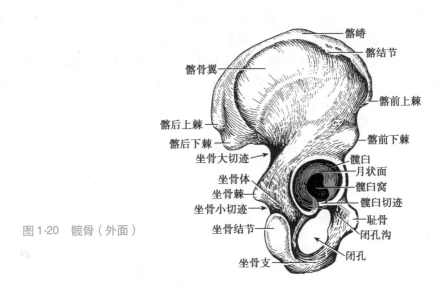

图 1-20 髋骨（外面）

髂嵴
髂结节
髂骨翼
髂前上棘
髂后上棘
髂前下棘
髂后下棘
坐骨大切迹
髋臼
月状面
坐骨体
髋臼窝
坐骨棘
髋臼切迹
坐骨小切迹
耻骨
闭孔沟
坐骨结节
闭孔
坐骨支

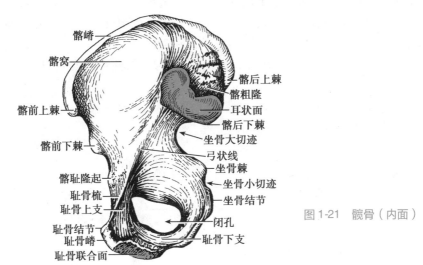

图 1-21 髋骨（内面）

髂嵴
髂窝
髂后上棘
髂粗隆
耳状面
髂前上棘
髂后下棘
坐骨大切迹
髂前下棘
弓状线
坐骨棘
髂耻隆起
坐骨小切迹
耻骨梳
坐骨结节
耻骨上支
耻骨结节
闭孔
耻骨嵴
耻骨下支
耻骨联合面

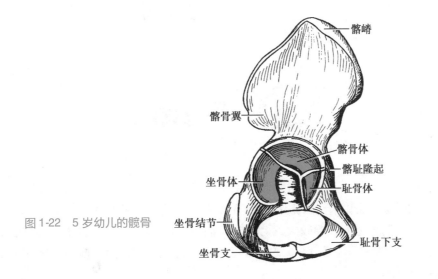

图 1-22 5 岁幼儿的髋骨

髂嵴
髂骨翼
髂骨体
髂耻隆起
坐骨体
耻骨体
坐骨结节
耻骨下支
坐骨支

笔记

17

（1）**髂骨 ilium**：构成髋骨的上部，分为肥厚的髂骨体和扁阔的髂骨翼。**髂骨体**构成髋臼的上 2/5，**髂骨翼**在体的上方，上缘肥厚形成弓形的**髂嵴**，两侧髂嵴最高点的连线，约平第 4 腰椎的棘突。髂嵴的前、后端分别为**髂前上棘**和**髂后上棘**。两者下方各有一薄锐突起，分别称为**髂前下棘**和**髂后下棘**。由髂前上棘向后 5～7cm 处，髂嵴向外侧的粗糙突起称**髂结节**。髂骨翼内面的浅窝，称**髂窝**，窝的下界是弧形的骨嵴，称**弓状线**。髂窝后方有粗糙的**耳状面**，与骶骨的耳状面相关节。

（2）**坐骨 ischium**：构成髋骨的后下部，分为**坐骨体**和**坐骨支**。坐骨体构成髋臼的后下 2/5，其后下部向前、内、上延续为较细的坐骨支，末端与耻骨下支结合。坐骨体与支移行处的后部有肥厚而粗糙的**坐骨结节**，可在体表扪到。坐骨结节的上后方有一尖锐突起称**坐骨棘**，其上与髂后下棘之间的凹陷为**坐骨大切迹**，下方与坐骨结节之间有**坐骨小切迹**。

（3）**耻骨 pubis**：构成髋骨的前下部，分为体和上、下两支。**耻骨体**构成髋臼的前下 1/5，与髂骨体的结合处骨面粗糙隆起，称**髂耻隆起**，由体向前内延伸为**耻骨上支**，再转向下为**耻骨下支**。耻骨上支上面的锐嵴称**耻骨梳**，向后移行于弓状线，向前终于**耻骨结节**，是重要的骨性标志。耻骨上、下支移行部的内侧面有长圆形粗糙面为**耻骨联合面**，两侧耻骨联合面借软骨相接，构成**耻骨联合**。

2. **自由下肢骨**　包括股骨、髌骨、胫骨、腓骨和足骨，除髌骨和足骨的跗骨外，其他均为长骨。

（1）**股骨 femur**（图 1-23）：位于大腿部（股部），是全身最长最粗壮的长骨，其长度约为身高的 1/4，分一体两端。

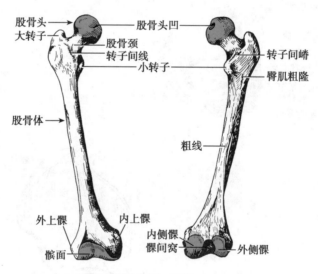

图 1-23　股骨

上端有朝向内上的**股骨头**，与髋臼相关节，股骨头关节面中央有一小凹陷称**股骨头凹**，是股骨头韧带附着处。股骨头外下狭细部为**股骨颈**，体与颈交接处有内、外侧两个明显的隆起，外上方隆起较大，称**大转子**，内下方隆起较小称**小转子**，均为肌的附着处。大转子在体表易触及，是重要的体表标志。大、小转子之间，前面有**转子间线**，后面有**转子间嵴**。

股骨体略弓向前,前面光滑,后面的纵行骨嵴称**粗线**,此线上端分叉,向外上延为粗糙的**臀肌粗隆**,为臀大肌的附着点。

下端有两个向后突的膨大,分别称**内侧髁**和**外侧髁**。两髁的前、后、下三面均为光滑的关节面,分别与髌骨和胫骨相关节。两髁前方的关节面彼此相连,形成**髌面**。两髁后份之间的深窝称**髁间窝**。两髁侧面最突起处,分别称为**内上髁**和**外上髁**,是重要的骨性标志。

(2)**髌骨 patella**(图 1-24):是全身最大的籽骨,位于股骨下端前面,股四头肌腱内。上宽下尖,前面粗糙,后面为光滑的关节面,与股骨的髌面相关节。髌骨位置浅表,在体表可触及。

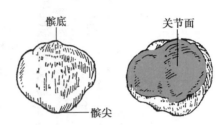

图 1-24　髌骨

(3)**胫骨 tibia**(图 1-25):位于小腿内侧,是小腿主要的承重骨,分为一体两端。上端膨大,向两侧突出,形成**内侧髁**和**外侧髁**,两髁的上面有关节面,分别与股骨内、外侧髁的关节面相关节。两髁上面之间的粗糙隆起称**髁间隆起**。外侧髁的后下方有小的**腓关节面**,与腓骨头相关节。上端与体移行处前面的粗糙隆起称**胫骨粗隆**,是股四头肌腱附着处。

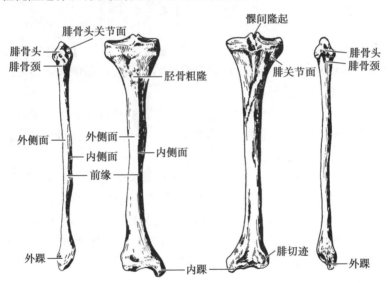

图 1-25　胫骨和腓骨

胫骨体呈三棱柱形,较锐的前缘和内侧面直接位于皮下。外侧缘有小腿骨间膜附着,称**骨间缘**。胫骨体中、下 1/3 交界处较细,为骨折好发部位。

下端稍膨大,内侧面凸隆,向下突出,称**内踝**,可在体表扪到,外侧面有三角形的**腓切迹**,与腓骨相接。下端的下面和内踝的外侧面均有关节面与距骨滑车相关节。

(4)**腓骨 fibula**(图 1-25):位于小腿外侧,细长,有一体两端,上端稍膨大,称**腓骨头**,其内上部有关节面与胫骨相关节,腓骨头浅居皮下,为重要的骨性标志,其前下方凹陷处为"阳陵泉穴"。腓骨头下方缩窄为**腓骨颈**。体呈三棱柱形,内侧缘锐利为**骨间缘**,下端膨大并向下突出形成**外踝**,其内侧是外踝关节面,与距骨相关节。

（5）**足骨 bone of foot**（图1-26）：包括跗骨、跖骨和趾骨。

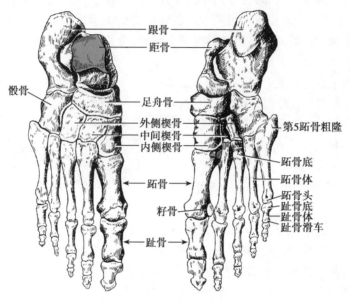

图1-26　足骨

1）**跗骨 tarsal bones**：共7块，属短骨，排成前、中、后三列。后列有上方的**距骨**和下方的**跟骨**；中列为位于距骨前方的**足舟骨**；前列四块，由胫侧向腓侧依次为**内侧楔骨**、**中间楔骨**、**外侧楔骨**和**骰骨**。

距骨上方有前宽后窄的关节面，称**距骨滑车**，与内、外踝和胫骨下端的关节面相关节，下方与跟骨相接。跟骨后端隆凸为**跟骨结节**。距骨前接足舟骨，足舟骨前方为3块楔骨，外侧的骰骨位于跟骨之前。

2）**跖骨 metatarsal bones**：共5块，由胫侧向腓侧依次为第1～5跖骨，其形状和排列与掌骨相当，但较粗壮。跖骨近侧端为**底**，与跗骨相接，中间为**体**，远端为**头**，与近节趾骨底相接。第5跖骨底向后外突出，称**第5跖骨粗隆**，在体表可扪到。

3）**趾骨 phalanges of toes**：属于长骨，共14块。趾骨的排列和命名均与指骨相同。姆趾为两节，其余各趾均为三节。

（四）颅骨

颅 skull 由23块**颅骨 cranial bones** 组成，另有6块听小骨（见前庭蜗器章节）。除下颌骨和舌骨以外，其余各骨彼此借缝和软骨牢固连结。

颅分为脑颅和面颅两部分。**脑颅**位于颅的后上部，近卵圆形，形成颅腔，容纳和保护脑；**面颅**位于颅的前下部，形成面部的基本轮廓，并参与构成眶、鼻腔和口腔。

1. **脑颅骨 bones of cerebral cranium**（图1-27、图1-28）　共8块，包括不成对的额骨、筛骨、蝶骨、枕骨和成对的顶骨及颞骨。

（1）**额骨 frontal bone**：1块，位于颅的前上部，分为额鳞、眶部和鼻部，构成颅盖和颅底前部。**额鳞**内含有空腔，称**额窦**。**眶部**为水平位的薄骨板，构成眶上壁。**鼻部**位于两侧眶部之间。

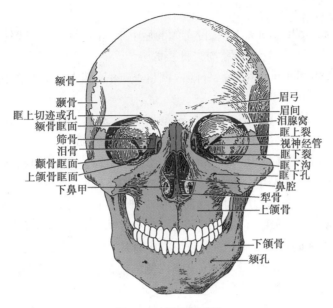

图 1-27 颅的前面观

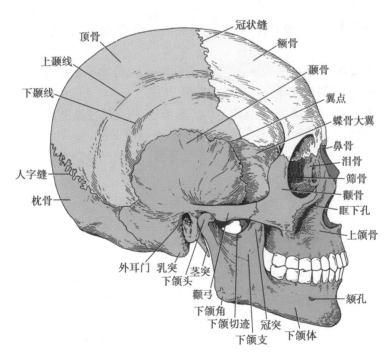

图 1-28 颅的侧面观

（2）**筛骨 ethmoid bone**：1 块，位于两眶之间，呈"巾"字形，分筛板、垂直板和筛骨迷路三部分。**筛板**呈水平位，构成鼻腔的顶，其前份正中上突的骨嵴为**鸡冠**。**垂直板**自筛板中线下垂，构成鼻中隔的上部。**筛骨迷路**位于垂直板的两侧，由许多蜂窝状小房构成，称**筛窦**（筛小房）。迷路内侧壁有上、下两个向下卷曲的骨片，即**上鼻甲**和**中鼻甲**。迷路外侧壁骨质极薄，构成眶的内侧壁。

（3）**蝶骨 sphenoid bone**：1 块，形似蝴蝶，位于颅底中央，其中部为**蝶骨体**，内有含气腔,称**蝶窦**。

（4）**枕骨 occipital bone**：1 块,位于颅的后下部,呈勺状。前下部有**枕骨大孔**,孔下方两侧有椭圆形关节面称**枕髁**,与寰椎相关节。

（5）**顶骨 parietal bone**：2 块,外隆内凹,位于颅盖部中线的两侧,介于额骨与枕骨之间。

（6）**颞骨 temporal bone**：2 块,位于颅的两侧,参与颅底和颅腔侧壁的构成。构成颅底的部分呈锥体形,嵌于蝶骨与枕骨之间,称**颞骨岩部**。

2. **面颅骨 bones of facial cranium**（图 1-27、图 1-28） 共 15 块,包括成对的上颌骨、鼻骨、泪骨、颧骨、下鼻甲、腭骨和不成对的犁骨、下颌骨、舌骨。

（1）**上颌骨 maxilla**：2 块,构成颜面的中央部,几乎与所有其他面颅骨相接,骨内有一大的含气腔,称**上颌窦**。上颌骨下缘游离,有容纳上颌牙根的**牙槽**。

（2）**鼻骨 nasal bone**：2 块,为长条形的小骨片,上宽下窄,构成外鼻的骨性基础。

（3）**泪骨 lacrimal bone**：2 块,位于眶内侧的前部,为一小而薄的骨片,参与构成泪囊窝。

（4）**颧骨 zygomatic bone**：2 块,位于上颌骨的外上方,呈菱形,形成面颊部的骨性隆凸,向外与颞骨相连构成颧弓。

（5）**下鼻甲 inferior bone**：2 块,位于鼻腔的外侧壁,薄而卷曲,贴附于上颌骨的内侧面。

（6）**腭骨 palatine bone**：2 块,位于上颌骨的后方,分水平部和垂直部。水平部构成骨腭的后份,垂直部构成鼻腔外侧壁的后份。

（7）**犁骨 vomer**：1 块,为垂直位呈斜方形骨板,构成骨性鼻中隔的后下部。

（8）**下颌骨 mandible**（图 1-29）：1 块,位于面部前下份,分一体和两支。**下颌体**呈蹄铁形。下缘圆钝,上缘有容纳下颌牙根的牙槽。体的前外侧面约对第 2 前磨牙根

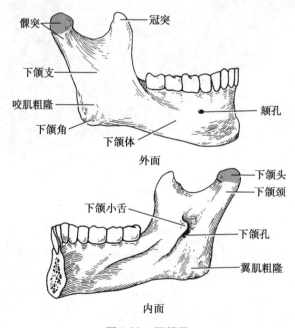

图 1-29 下颌骨

处有**颏孔**,为神经、血管穿出处。**下颌支**为长方形骨板。其后缘与下颌体相接处为**下颌角**,角的外侧面为**咬肌粗隆**,是咬肌的附着处。下颌支内侧面中央有**下颌孔**,由此孔通入**下颌管**,开口于颏孔。下颌支上方有两个突起,前方为**冠突**,后方为**髁突**,髁突上端的膨大称**下颌头**,有关节面与颞骨的下颌窝相关节,头的下方较细,称**下颌颈**。两突之间的凹陷,称**下颌切迹**。

　　(9) **舌骨 hyoid bone**(图 1-30):1 块,呈蹄铁形位于颈前部,介于舌和喉之间,与其他颅骨之间仅借肌和韧带相连。

　　3. **颅的整体观**

　　(1) **颅盖 calvaria**:呈卵圆形,前窄后宽,各骨之间借缝相连。额骨与两侧顶骨连结处为**冠状缝**,两顶骨之间是**矢状缝**,两侧顶骨与枕骨之间为**人字缝**。

　　(2) **颅底 base of skull**:可分为内面和外面。

　　1) **颅底内面观**(图 1-31):由前向后呈阶梯状排列着 3 个窝,分别称为颅前窝、颅中窝和颅后窝。各窝内有许多孔和裂,大都与颅底外面相通。

大角
小角
舌角体

图 1-30　舌骨

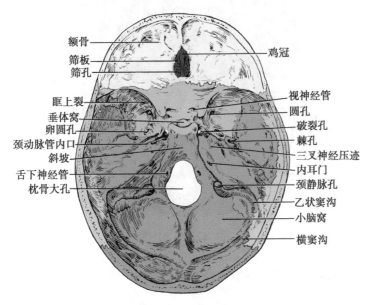

额骨
筛板
筛孔
眶上裂
垂体窝
卵圆孔
颈动脉管内口
斜坡
舌下神经管
枕骨大孔

鸡冠
视神经管
圆孔
破裂孔
棘孔
三叉神经压迹
内耳门
颈静脉孔
乙状窦沟
小脑窝
横窦沟

图 1-31　颅底内面

　　颅前窝 anterior cranial fossa 由额骨眶部、筛骨和蝶骨构成。**筛板**上有**筛孔**,有嗅神经通过,筛板的正中线上有向上突出的**鸡冠**。颅前窝借筛板和额骨分别与其下方的鼻腔和眶隔开。

　　颅中窝 middle cranial fossa 由蝶骨和颞骨等构成。中间为蝶骨体,上面形如马鞍,称**蝶鞍**,其中央凹陷为**垂体窝**,窝前外侧有**视神经管**,通入眶。管的外侧有**眶上裂**通入眶。蝶鞍两侧,从前内向后外有**圆孔、卵圆孔**和**棘孔**,脑膜中动脉沟自棘孔向外上延伸。在颞骨岩部的尖端处有**三叉神经压迹**。

　　颅后窝 posterior cranial fossa 由枕骨和颞骨岩部后面构成。中央最低处有**枕骨大孔**,孔前方的倾斜面称**斜坡**。枕骨大孔的前外侧缘上有**舌下神经管内口**,孔后方有一"十"字形隆起称**枕内隆凸**,向两侧续为**横窦沟**,此沟向外侧移行于**乙状窦沟**,再转向下内末端终于**颈静脉孔**。颞骨岩部后面中央有一卵圆形开口,即**内耳门**,向前外续于**内耳道**。

2）**颅底外面观**(图 1-32)：颅底外面凸凹不平,神经、血管通过的孔裂甚多。由前向后可见：由两侧牙槽突结合形成的**牙槽弓**和由上颌骨与腭骨构成的**骨腭**。骨腭以上被犁骨分成左右两半的**鼻后孔**。鼻后孔两侧后外方可见较大的**卵圆孔**和较小的**棘孔**。鼻后孔后方为**枕骨大孔**,孔两侧有椭圆形隆起的关节面称**枕髁**,髁前外侧稍上方有**舌下神经管外口**；枕髁外侧有不规则的孔为**颈静脉孔**,其前方的圆形孔为**颈动脉管外口**。颈动脉管外口的后外侧,有细长的**茎突**,与外耳门后方的乳突之间有**茎乳孔**。颧弓根后方有**下颌窝**,与下颌头相关节,窝前缘的横行隆起称**关节结节**。枕骨大孔的后上方有**枕外隆凸**。

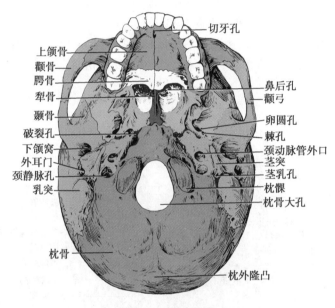

图 1-32　颅底外面

（3）**颅的前面观**(图 1-27)：由大部分面颅和部分脑颅构成,共同围成眶和骨性鼻腔。

1）**眶 orbit**：容纳眼球及其附属结构,呈四面锥体形,尖向后内方,经视神经管通向颅中窝。底向前外,它的上、下缘分别称为**眶上缘**和**眶下缘**。眶上缘的中、内 1/3 交界处有**眶上切迹**(**眶上孔**),眶下缘中点的下方有**眶下孔**。眶的上壁薄而光滑,是颅前窝的底；眶的下壁是上颌窦的顶,其骨面上有**眶下沟**,向前移行为**眶下管**,通**眶下孔**；眶的内侧壁很薄,主要由泪骨和筛骨眶板构成,邻筛窦,该壁近前缘处有**泪囊窝**,向下延伸为**鼻泪管**,通鼻腔；眶外侧壁后半上、下各有**眶上裂**和**眶下裂**。

2）**骨性鼻腔 bony nasal cavity**(图 1-33、图 1-34、图 1-35)：位于面颅中央,上方以筛板与颅腔相隔,下方以骨腭与口腔分界,两侧邻筛窦、眶和上颌窦。骨性鼻腔被**骨性鼻中隔**分为左右两部,骨性鼻中隔由筛骨垂直板和犁骨构成。鼻腔前方的开口称**梨状孔**,后方为成对的鼻后孔,通咽腔。

笔记

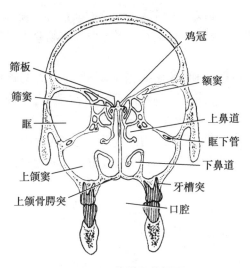

图 1-33 颅的冠状切面

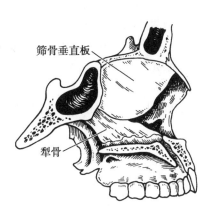

图 1-34 鼻腔内侧壁

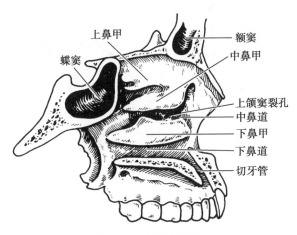

图 1-35 鼻腔外侧壁

外侧壁结构比较复杂,有 3 个向下卷曲的骨片,依次为**上鼻甲**、**中鼻甲**和**下鼻甲**。前二者属于筛骨,后者是独立的骨。各鼻甲下方有相应鼻道,分别称**上鼻道**、**中鼻道**和**下鼻道**,上鼻甲的后上方有**蝶筛隐窝**。

3) **鼻旁窦** paranasal sinuses(图 1-33、图 1-35):鼻腔周围的一些颅骨中有含气的空腔,与鼻腔相通,称**鼻旁窦**。共 4 对,包括额窦、上颌窦、筛窦和蝶窦。**额窦** frontal sinus 位于眉弓深面,左右各一,窦口向下开口于中鼻道。**上颌窦** maxillary sinus 位于上颌骨体内,顶为眶下壁,底为上颌骨牙槽突,开口于中鼻道,由于窦口高于窦底,故在直立位时不易引流。**筛窦** ethmoidal sinus 位于筛骨内,呈蜂窝状,按其所在部位可分为前、中、后 3 群**筛小房**。前、中群筛小房开口于中鼻道,后群筛小房开口于上鼻道。**蝶窦** sphenoidal sinus 位于蝶骨体内,开口于上鼻甲后上方的蝶筛隐窝。

(4) **颅的侧面观** lateral surface of skull(图 1-28):颅的侧面由额骨、顶骨、枕骨、颞骨和蝶骨及面颅的颧骨和上、下颌骨构成。侧面中部有**外耳门**,其后下方为**乳突**,前上方有由颞骨和颧骨共同构成的**颧弓**,颧弓平面以上为**颞窝**。颞窝的前部,额、顶、颞、蝶四骨会合处,常构成一"H"形的缝,称**翼点**,为骨质薄弱处。翼点内面有脑膜中动脉前支通过,若此处骨折,容易损伤此动脉。

4. **新生儿颅的特征**(图1-36) 新生儿颅与身长的比例相对较大,约占1/4,而成年人颅占身长的1/7。新生儿颅没有发育完全,其颅顶各骨之间留有间隙,由结缔组织膜所封闭,称**颅囟**,最大的囟在矢状缝与冠状缝相交处,呈菱形,称**前囟**(额囟),在1岁半左右前囟逐渐骨化闭合。在矢状缝和人字缝相交处,有三角形的**后囟**(枕囟),在出生后3个月左右即闭合。前囟在临床上常作为婴儿发育和颅内压变化的检查部位之一。

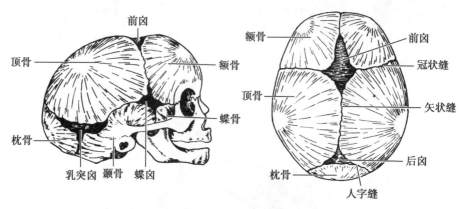

图1-36 新生儿颅(示囟)

第二节 关 节 学

一、总论

骨与骨之间借纤维结缔组织、软骨或骨组织相连,形成**骨连结**。按连结的方式不同,可分为直接连结和间接连结两大类(图1-37)。

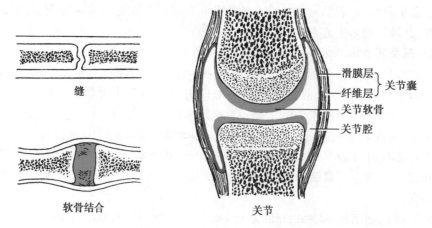

图1-37 骨连结的分类和构造

（一）直接连结

直接连结是指两骨间借纤维结缔组织或软骨相连,其间无间隙,连结较牢固,这种连结分为纤维连结、软骨连结和骨性结合3种。

1. **纤维连结 fibrous joints** 两骨之间借助纤维结缔组织相连。如颅骨的缝连结、椎骨棘突间的韧带连结和前臂骨间膜等。

2. **软骨连结 cartilaginous joints** 两骨之间借助软骨相连。如椎体间的椎间盘和耻骨间的耻骨联合。

3. **骨性结合 osseous joints** 纤维连结和软骨连结如发生骨化,则成为骨性结合,如各骶椎之间的骨性结合等。

（二）间接连结

间接连结又称**关节 joints**,其特点是两骨之间借膜性囊互相连结,其间有腔隙及滑液,具有较大的活动性。间接连结是骨连结的重要形式,其结构可分为主要结构和辅助结构两部分。

1. **关节的主要结构** 每个关节都具有关节面、关节囊和关节腔3种基本结构。

（1）**关节面 articular surface**:是两骨互相接触的光滑面,通常一骨形成凸面,称**关节头**;另一骨形成凹面,称**关节窝**。关节面上覆盖有一层光滑的透明软骨,即关节软骨。关节软骨光滑而富有弹性,可以减缓运动时的摩擦和冲击。

（2）**关节囊 articular capsule**:是由纤维结缔组织构成的囊,附着于关节面周缘及其附近的骨面上,封闭关节腔,可分为内、外两层。

1）**纤维膜 fibrous membrane**:为外层,由致密结缔组织构成,附着于关节面周围的骨面上,并与骨膜连续。

2）**滑膜 synovial membrane**:居内层,薄而光滑,由疏松结缔组织构成,紧贴纤维层的内面,并附着于关节软骨的周缘。滑膜表面光滑,具有丰富的毛细血管网,能产生滑液,滑润关节软骨面,以减少关节运动时关节软骨间的摩擦,并营养关节软骨。

（3）**关节腔 articular cavity**:为关节囊滑膜层与关节软骨之间所围成的密闭窄隙,内含少量滑液,可减少关节运动时的摩擦。关节腔内呈负压,对维持关节的稳固性有一定的作用。

2. **关节的辅助结构** 关节除具有上述的基本结构外,某些关节还形成了一些特殊的辅助结构,如韧带、关节盘和关节唇等,以增加关节的稳定性和灵活性。

（1）**韧带 ligaments**:由致密纤维结缔组织构成,呈束状或膜状,位于关节囊外或关节囊内,分别称**囊外韧带**或**囊内韧带**。有增加关节的稳固性和限制关节运动的作用。

（2）**关节盘 articular disc** 和**关节半月板 articular meniscus**:关节盘是位于两关节面之间的纤维软骨板,多呈圆盘状,中央薄,周缘厚,把关节腔分成两部分。膝关节内的纤维软骨板呈半月形,称**关节半月板**。关节盘和关节半月板可使两骨关节面更为适合,能增加关节的运动范围,并有缓冲与减少外力冲击和震荡的作用。

（3）**关节唇 articular labrum**:为附着于关节窝周缘的纤维软骨环,有加深关节窝并扩大关节面的作用,使关节更加稳固,如盂唇和髋臼唇等。

3. **关节的运动** 关节的运动一般是围绕3种运动轴而进行。根据运动轴的方位不同,关节的运动有以下3种形式。

（1）**屈和伸**:是关节绕冠(额)状轴进行的运动。运动时相关节的两骨互相靠拢,角度缩小的为屈,角度加大的为伸。

(2) **内收和外展**:是关节绕矢状轴进行的运动。运动时骨向正中矢状面靠拢者为内收(或收),远离正中矢状面者为外展(或展)。

(3) **旋转**:是关节绕垂直轴进行的运动,称**旋转**。骨的前面转向内侧的为旋内,转向外侧的为旋外。前臂的旋内又称**旋前**,旋外又称**旋后**。

有些关节还可做**环转运动**:即骨的上端在原位转动,下端做圆周运动,运动时全骨描绘成一圆锥形的轨迹。环转运动实为屈、展、伸、收的依次连续运动。

二、各论

(一)躯干骨的连结

1. **椎骨间的连结** 相邻椎骨之间借椎间盘、韧带和关节相连结。

(1) **椎间盘 intervertebral discs**(图 1-38):是连结相邻两个椎体的纤维软骨盘,由内、外两部分构成,外部为**纤维环**,由多层呈环形排列的纤维软骨环组成,前宽后窄,围绕在髓核的周围,可防止髓核向外突出;内部为**髓核**,是一种富有弹性的胶状物质,位于椎间盘的中部稍偏后方,有缓和冲击的作用。

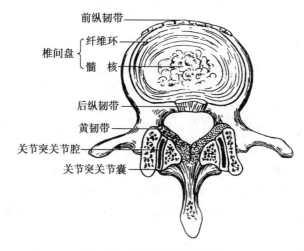

前纵韧带

纤维环
椎间盘
髓 核

后纵韧带

黄韧带

关节突关节腔

关节突关节囊

图 1-38 椎间盘和关节突关节

如果纤维环发生破裂,髓核多向后外侧突出,压迫脊髓或脊神经根,形成椎间盘突出症。

(2) **韧带 ligament**(图 1-39、40)

1) **前纵韧带 anterior longitudinal ligament**:为全身最长的韧带,位于椎体的前面,上起枕骨,下达第 1 或第 2 骶椎,与椎体边缘及椎间盘结合较紧。前纵韧带有防止脊柱过度后伸的作用。

2) **后纵韧带 posterior longitudinal ligament**:位于各椎体的后面,起自枢椎,终于骶管前壁,窄而坚韧,有限制脊柱过度前屈的作用。

3) **黄韧带 ligamenta flava** 又称**弓间韧带**,是连结相邻两椎弓板之间的韧带,由弹力纤维构成,参与围成椎管,有限制脊柱过度前屈的作用。

4) **棘间韧带 interspinal ligament**:为连结相邻两棘突之间的短韧带,向后移行为棘上韧带或项韧带,有限制脊柱过度前屈的作用。

5) **棘上韧带 supraspinal ligament**:是连结于各椎骨棘突尖的纵行韧带,有限制脊柱过度前屈的作用。附着于枕外隆凸和颈椎棘突尖端部分的棘上韧带又称项韧带。

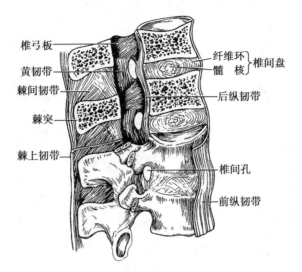

图 1-39　脊柱的韧带

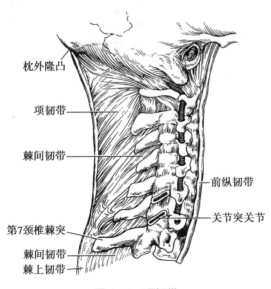

图 1-40　项韧带

(3) **关节 joint**

1) **关节突关节 zygapophysial joints**(图 1-38):由相邻椎骨的上、下关节突的关节面连结构成,可做微量运动。

2) **腰骶关节 lumbosacral joint**:由第 5 腰椎的下关节突与骶骨上关节突构成。

3) **寰枕关节 atlantooccipital joint**:由枕髁与寰椎上关节凹构成,可使头做前俯、后仰和侧屈运动。

4) **寰枢关节 atlantoaxial joint**:由寰椎和枢椎构成的关节,可使头做旋转运动。

2. 脊柱 vertebral column

（1）脊柱的组成（图1-41）：脊柱由24块分离的椎骨和1块骶骨和1块尾骨借椎间盘、韧带和关节紧密连结而成。构成人体的中轴，上承颅骨，下连髋骨，中附肋骨，参与构成胸腔、腹腔和骨盆腔的后壁。脊柱中央有椎管，容纳脊髓及其被膜和脊神经根。

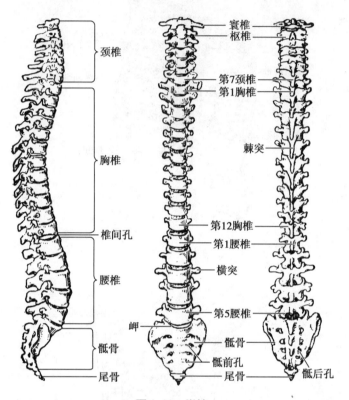

颈椎

胸椎

椎间孔

腰椎

骶骨

尾骨

寰椎
枢椎

第7颈椎
第1胸椎

棘突

第12胸椎
第1腰椎

横突

岬

第5腰椎

骶骨

骶前孔

尾骨

骶后孔

图1-41 脊柱

（2）脊柱的整体观：成年男性脊柱长约70cm，女性及老年人的略短。其长度因姿势不同而略有差异。如长期卧床与长期站立者相比，一般可相差2~3cm，这是由于站立时椎间盘受压紧缩所致。

从侧面观察脊柱，可见成人脊柱有4个生理弯曲：即**颈曲**、**胸曲**、**腰曲**及**骶曲**。颈曲和腰曲凸向前，胸曲和骶曲凸向后。脊柱的弯曲增加了脊柱的弹性，对维持人体重心的稳定和减轻震荡有重要意义。

（3）脊柱的功能：脊柱除有支持体重、保护脊髓的作用外，还有运动的功能。在相邻两个椎骨之间的活动很小，但就整个脊柱而言，运动幅度较大，可做屈、伸、侧屈、旋转和环转运动。

3. 胸廓 thoracic cage

（1）胸廓的组成：胸廓由12块胸椎、1块胸骨和12对肋借胸椎间盘、韧带和关节连结而成。12对肋头的关节面与12个胸椎的椎体肋凹构成**肋头关节**；肋结节的关节面与胸椎的横突肋凹构成**肋横突关节**（图1-42）。12对肋的前端均有肋软骨。第1肋软骨与胸骨柄直接连结；第2~7对肋软骨与胸骨侧缘相应的切迹形成**胸肋关节**；第8~10对肋软骨不直接连于胸骨，而是依次连于上一个肋软骨，形成一对**肋弓**。第11、12对肋软骨前端游离于腹壁肌中，又称**浮肋**（图1-43、图1-44）。

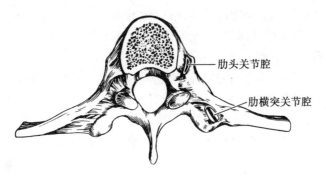

图 1-42 肋头关节和肋横突关节

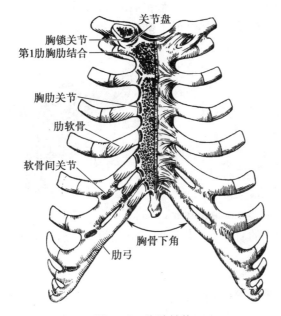

图 1-43 胸肋关节

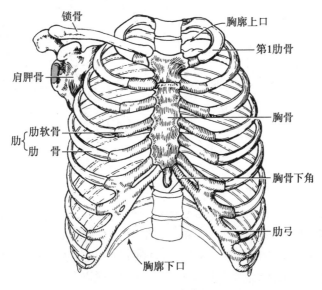

图 1-44 胸廓

（2）胸廓的形态：成人胸廓呈前后略扁的圆锥形，上窄下宽。胸廓有上、下两口（图1-44），**胸廓上口**较小，由第1胸椎、第1对肋及胸骨柄上缘所围成，是颈部与胸腔之间的通道；**胸廓下口**宽而不整齐，由第12胸椎、第11、12对肋及两肋弓和剑突共同围成，被膈封闭。相邻各肋之间的空隙，称**肋间隙**。左右肋弓在正中线形成向下开放的**胸骨下角**。胸廓的内腔称**胸腔**，容纳心及其大血管、肺、气管、食管和神经等。

（3）胸廓的功能：胸廓除有保护和支持功能外，主要参与呼吸运动。吸气时，肋前端连带胸骨一起上提，使胸廓扩大。呼气时，胸廓做相反的运动，使胸腔容积减小。由于胸腔容积的改变，促成了肺呼吸。

（二）上肢骨的连结

上肢骨的连结包括上肢带骨的连结和自由上肢骨的连结。

1. 上肢带骨连结 joints of shoulder girdle　包括胸锁关节和肩锁关节。

（1）**胸锁关节 sternoclavicular joint**（图1-45）：是上肢骨与躯干骨连结的唯一关节，由锁骨胸骨端与胸骨的锁切迹及第1肋软骨连结构成。关节囊周围有韧带加强。关节内有关节盘将关节腔分隔为内下和外上两部分。该关节能使锁骨做向前、后、上、下和旋转以及环转运动。

（2）**肩锁关节 acromioclavicular joint**（图1-46）：由锁骨的肩峰端与肩峰的关节面组成。肩锁关节活动性很小，是肩胛骨活动的支点。

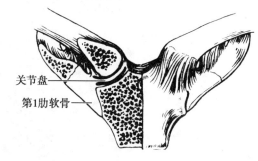

图1-45　胸锁关节

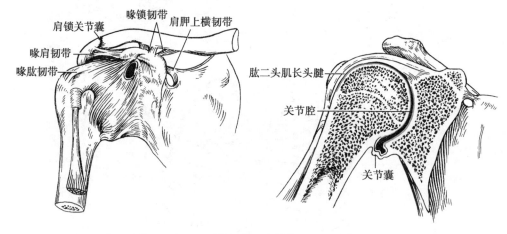

图1-46　肩关节

2. 自由上肢骨连结 joints of free upper limb

（1）**肩关节 shoulder joint**（图1-46）：由肱骨头与肩胛骨的关节盂构成。肱骨头大，关节盂浅而小，关节盂周缘有纤维软骨构成的关节唇加深。肩关节囊薄而松弛，囊内有肱二头肌长头腱通过，经结节间沟穿出关节囊。关节囊的上方有**喙肩韧带**架在肩峰与喙突之间，构成"**喙肩弓**"，有防止肱骨头向上脱位的作用。

肩关节为全身最灵活的关节,可做屈、伸、收、展、旋内、旋外以及环转运动。

(2) **肘关节 elbow joint**(图 1-47):由肱骨下端和桡、尺骨上端构成,包括下列 3 个关节。

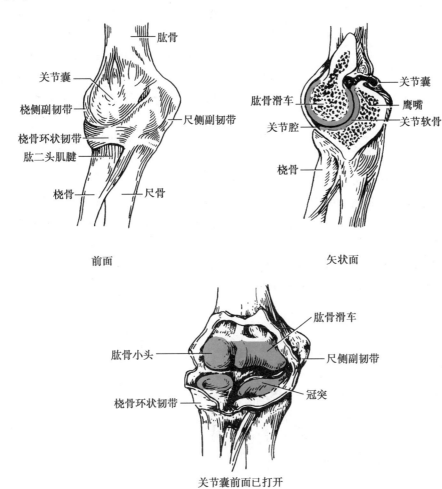

图 1-47　肘关节

1) **肱尺关节**:由肱骨滑车与尺骨滑车切迹构成。

2) **肱桡关节**:由肱骨小头与桡骨头关节凹构成。

3) **桡尺近侧关节**:由桡骨头环状关节面与尺骨的桡切迹构成。

以上 3 个关节包在一个关节囊内,有一个共同的关节腔。囊的前、后壁薄弱,两侧有**桡侧副韧带**和**尺侧副韧带**加强。关节囊纤维层的环行纤维,于桡骨头处较发达,形成一坚强的**桡骨环状韧带**,包绕桡骨头的环状关节面,两端分别连于尺骨的桡切迹前、后缘。幼儿的桡骨头尚未发育完全,环状韧带松弛,因此,在肘关节伸直位猛力牵拉前臂,可能发生桡骨头半脱位。

尺骨鹰嘴和肱骨内、外上髁是肘部三个重要的骨性标志。正常状态下,当肘关节伸直时,上述三点连成一条直线;当肘关节前屈至 90° 时,三点连成一等腰三角形称**肘后三角**。在肘关节后脱位时,上述三点的位置关系即发生改变;而当肱骨髁上骨折时,则三点的位置关系不变(图 1-48)。

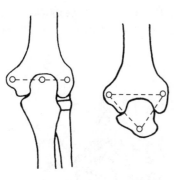

图 1-48 正常的肘后三角

肘关节可做屈、伸运动。肱桡关节与桡尺近侧关节和桡尺远侧关节属联合关节,同时参与前臂旋前、旋后运动。

（3）桡骨和尺骨的连结:包括前臂骨间膜、桡尺近侧关节和桡尺远侧关节。

1）**前臂骨间膜** interosseous membrane of forearm:为连结尺骨与桡骨两骨干之间的坚韧的纤维膜。当前臂处于中间位时,骨间膜紧张;前臂旋后时,骨间膜稍松弛;前臂旋前时,两骨交叉,骨间膜最松弛。故在前臂骨折时,应将前臂固定于中间位,防止骨间膜挛缩。

2）**桡尺近侧关节**:见"肘关节"。

3）**桡尺远侧关节** distal radioulnar joint:由桡骨下端的尺切迹与尺骨头环状关节面连同尺骨头下面的关节盘共同构成。关节的下方,有略呈三角形的关节盘,与桡腕关节分隔。

（4）**手关节** joints of hand（图 1-49）:包括桡腕关节、腕骨间关节、腕掌关节、掌骨间关节、掌指关节和指骨间关节。

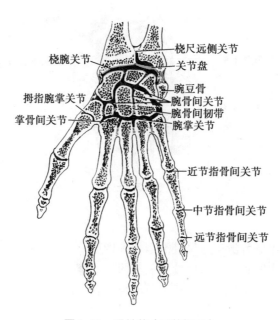

图 1-49 手关节（冠状切面）

1）**桡腕关节** radiocarpal joint（图 1-49）:又称**腕关节** wrist joint。由桡骨下端的腕关节面和尺骨头下方的关节盘组成的关节窝,与手舟骨、月骨、三角骨的近侧面组成的关节头共同构成。关节囊松弛,周围有韧带加强。桡腕关节可做屈、伸、收、展和环转运动。

2）**腕骨间关节**（图 1-49）:为各腕骨相邻关节面之间构成的关节,运动幅度微小。

3）**腕掌关节**（图 1-49）:由远侧列腕骨与 5 块掌骨底构成。第 2～5 腕掌关节的运动范围极小,仅能做轻微的滑动,而大多角骨与第1掌骨底构成的**拇指腕掌关节**,则活动性较大,可做屈、伸、收、展和环转以及对掌运动。当拇指尖与其余四指掌面指尖相接触,称**对掌运动**,是人类手作为劳动器官所特有的功能。

4)**掌骨间关节**:是第2~5掌骨底之间的关节,只能做轻微的滑动。

5)**掌指关节**:由各掌骨头与近节指骨底构成。可做屈、伸和环转运动。手指的收、展运动以中指的中轴为准,向中指靠拢为收,离开中指为展。

6)**指骨间关节**:共9个,在各节指骨之间,关节囊松弛,两侧有副韧带加强。能做屈、伸运动。

（三）下肢骨的连结

下肢骨的连结包括下肢带骨的连结和自由下肢骨的连结。

1. **下肢带骨连结 joints of pelvic girdle**

（1）**髋骨与骶骨的连结**:包括骶髂关节和韧带(图1-50)。

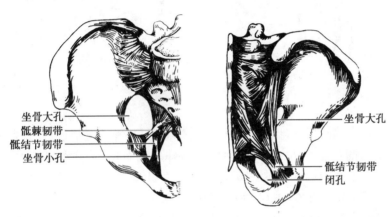

图1-50 骨盆的韧带

1)**骶髂关节 sacroiliac joint**:由骶、髂两骨的耳状关节面构成。关节囊紧张,并有坚强的韧带进一步加强其稳固性,运动范围极小,主要具有支持体重和缓冲从下肢或骨盆传来的冲击和震动的作用。

2)**骶结节韧带 sacrotuberous ligament**:起于骶、尾骨的侧缘,止于坐骨结节,是强韧宽阔的韧带。

3)**骶棘韧带 sacrospinous ligament**:起于骶、尾骨的侧缘,止于坐骨棘。

上述2条韧带与坐骨大、小切迹分别围成**坐骨大孔**和**坐骨小孔**,两孔内有神经、血管等通过。

（2）**髋骨间的连结**:即**耻骨联合 pubic symphysis**(图1-51),由左、右两侧耻骨的耻骨联合面借纤维软骨性的**耻骨间盘**相连而成。耻骨间盘中有纵长裂隙,在女性此软骨较宽而短,裂隙也较大,孕妇和经产妇尤为显著。耻骨联合的上、下和前

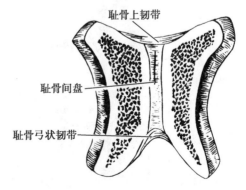

图1-51 耻骨联合（冠状切面）

方均有韧带加强。耻骨联合的运动在孕妇分娩过程中比较明显,可有轻度的分离,以利胎儿娩出。两侧耻骨相连形成骨性弓,称**耻骨弓**。

(3)**骨盆 pelvis**(图 1-52):骨盆由骶骨、尾骨及左右髋骨借关节、韧带等连结而成。其主要功能是支持体重,保护盆腔脏器,在女性还是胎儿娩出的产道。骨盆由骶骨岬至耻骨联合上缘的两侧连线为**界线**,可依此线分为上方的**大骨盆**和下方的**小骨盆**。大骨盆较宽大,向前开放。小骨盆有上、下两口:**骨盆上口**由上述的分界线围成,**骨盆下口**由尾骨、骶结节韧带、坐骨结节和耻骨弓等围成。两口之间的空腔,称**骨盆腔**。

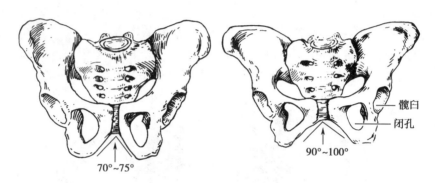

图 1-52 男、女性骨盆

骨盆有性别差异,男性骨盆外形窄而长,骨盆上口较小,近似桃形,骨盆腔的形态似漏斗,耻骨弓的角度为 70°~75°;女性骨盆外形宽而短,骨盆上口较大,近似椭圆形,骨盆腔的形态呈圆桶状,耻骨弓的角度为 90°~100°。

2. 自由下肢骨连结 joints of free lower limb

(1)**髋关节 hip joint**(图 1-53、图 1-54):由股骨头与髋臼构成。髋臼周缘有纤维软骨构成的**髋臼唇**,以加深髋臼。关节囊紧张而坚韧,上方附于髋臼周缘,下方前面到达转子间线,后面附于股骨颈的外、中 1/3 交界处。股骨颈前面全部在囊内,而后面仅内侧 2/3 在囊内,外侧 1/3 在囊外,所以股骨颈骨折有囊内、囊外及混合性骨折之分。囊外有韧带加强,这些韧带可限制髋关节过度后伸,对维持人体直立有

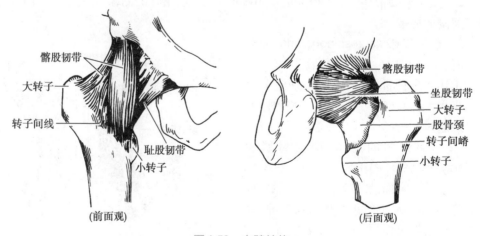

图 1-53 右髋关节

笔记

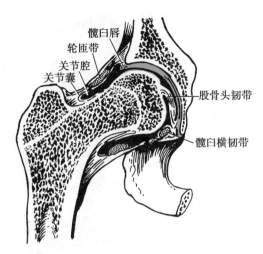

图 1-54 髋关节（冠状切面）

很大作用。关节囊内有**股骨头韧带**,连于髋臼与股骨头之间,韧带中含有滋养股骨头的血管。

髋关节可做屈、伸、收、展、旋内、旋外和环转运动。

（2）**膝关节 knee joint**（图 1-55 ~ 图 1-58）:由股骨内、外侧髁,胫骨内、外侧髁与髌骨共同构成。膝关节是全身最大、最复杂的关节。关节囊薄而松弛,各部厚薄不一。囊外有韧带加强,前方为**髌韧带**,它自髌骨下缘至胫骨粗隆,是股四头肌腱的延续,两侧分别为**胫侧副韧带**和**腓侧副韧带**（图 1-55）,副韧带在伸膝时紧张,屈膝时松弛。囊内有连接股骨和胫骨的**前交叉韧带**和**后交叉韧带**（图 1-56）,两者相互交叉排列。前交叉韧带位于外侧,于伸膝时最紧张,防止胫骨前移;而后交叉韧带位于内侧,于屈膝时最紧张,防止胫骨后移。在股骨与胫骨相对的内、外侧髁之间,有纤维软骨性的**内侧半月板**和**外侧半月板**,板的周缘厚而内缘薄,下面平而上面凹陷。内侧半月板较大,呈"C"形,其边缘中份与关节囊和胫侧副韧带紧密相连。外侧半月板较小,近似"O"形

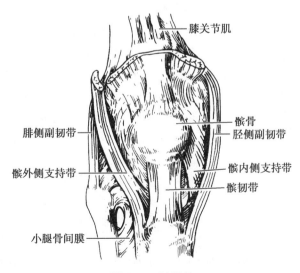

图 1-55 膝关节

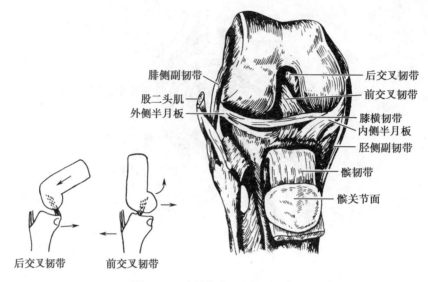

图 1-56 膝关节（示内部结构）

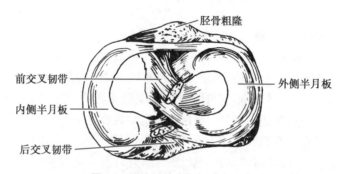

图 1-57 膝关节半月板（上面）

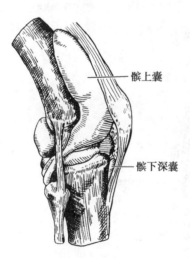

图 1-58 膝关节的滑膜囊

（图 1-57）。半月板加深了关节窝，从而使关节更加稳固，并可缓冲跳跃和剧烈运动时的震荡。关节囊的滑膜层附着于各关节软骨的周缘。在髌骨下方中线的两旁，滑膜层向关节腔内突成一对**翼状襞**，襞内充以脂肪组织，充填关节内的空隙。在膝关节的周围，特别是肌腱附着处，有许多滑膜囊，有的还与关节腔相通，如**髌上囊**（图 1-58），囊内充满滑液，可减少肌腱运动时与骨面的摩擦。

膝关节的运动主要是屈、伸运动，在屈膝状态下，可做轻微的旋内、旋外运动。

（3）**胫骨和腓骨的连结**：小腿胫、腓两骨连结紧密，其上端构成可轻微活动的**胫腓关节**；下端是靠韧带联合的**胫腓连结**；两骨体之间由坚韧的**小腿骨间膜**连结。所以胫、腓骨之间的活动性甚小。

（4）**足关节 joints of foot**（图 1-59、图 1-60、图 1-61）：包括距小腿关节、跗骨间关节、跗跖关节、跖骨间关节、跖趾关节和趾骨间关节。

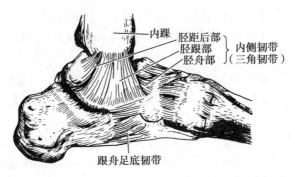

内踝
胫距后部
胫跟部
胫舟部
内侧韧带（三角韧带）
跟舟足底韧带

图 1-59　距小腿关节和跗骨间关节及其韧带（内侧面）

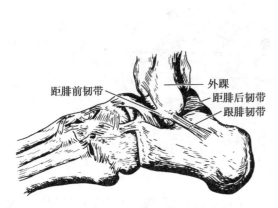

距腓前韧带
外踝
距腓后韧带
跟腓韧带

图 1-60　距小腿关节和跗骨间关节
及其韧带（外侧面）

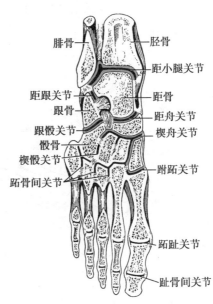

腓骨
胫骨
距小腿关节
距跟关节
距骨
跟骨
距舟关节
跟骰关节
楔舟关节
骰骨
楔骰关节
跗跖关节
跖骨间关节
跖趾关节
趾骨间关节

图 1-61　足关节水平切面

1）**距小腿关节 talocrural joint**：又名**踝关节 ankle joint**（图 1-59、图 1-60、图 1-61）由胫、腓骨下端的踝关节面和距骨滑车连结构成。

关节囊前、后壁薄而松弛，两侧有韧带加强。**内侧韧带**（又名**三角韧带**）自内踝开始，呈扇形向下展开，附着于足舟骨、距骨和跟骨。外侧韧带由 3 条独立的韧带构成：前为**距腓前韧带**、后为**距腓后韧带**、外侧为**跟腓韧带**，它们都起自外踝，分别向前内侧、后内侧和下后方止于距骨和跟骨，外侧韧带相对较薄弱，常因猛力使足内翻过度而损伤，造成韧带扭伤。

距小腿关节主要运动是伸（背屈）和屈（跖屈）。距骨滑车呈前宽后窄状，当背屈时，滑车较宽的前部被内、外踝夹紧，比较稳固；当跖屈时，滑车后方较窄的部分进入关节窝内，故可做轻微的侧方（收、展）运动，此时距小腿关节稳定性较差，易受扭伤，其中以内翻扭伤较多见（即外侧韧带损伤）。

2）**跗骨间关节**（图 1-61）：跗骨间的连结比较复杂，包括**距下关节**（**距跟关节**）、距跟舟关节和跟骰关节等。跗骨间关节主要做足内翻和足外翻运动。

3）**跗跖关节**（图1-61）：是由前列4块跗骨和5块跖骨的底构成的关节，活动甚微。

4）**跖骨间关节**（图1-61）：位于各跖骨底相邻面之间，连结紧密，活动甚微。

5）**跖趾关节**（图1-61）：由跖骨头与近节趾骨底构成，可做轻微的屈、伸、收、展运动。

6）**趾骨间关节**（图1-61）：是相邻趾骨间的关节，只能做屈伸运动。

7）**足弓**（图1-62）：为跗骨和跖骨借韧带和肌的牵拉，形成的一个凸向上的弓。足弓可分为前后方向的**足纵弓**和内外侧方向的**足横弓**。足纵弓较明显，纵弓又可分为内侧和外侧两个弓。当站立时，足骨仅以跟结节和第1、第5跖骨头三点着地。足弓具有弹性，可在跳跃和行走时缓冲震荡，同时还具有保护足底血管、神经免受压迫的作用。

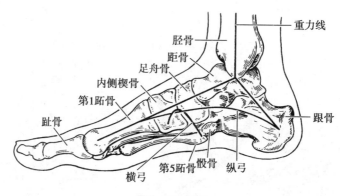

图 1-62　足弓

（四）颅骨的连结

各颅骨之间，大多是借缝或软骨相互连结，彼此结合牢固。舌骨借韧带和肌与颅底相连，只有下颌骨与颞骨之间构成颞下颌关节。

颞下颌关节 temporomandibular joints（图1-63）又名**下颌关节**。由颞骨的下颌

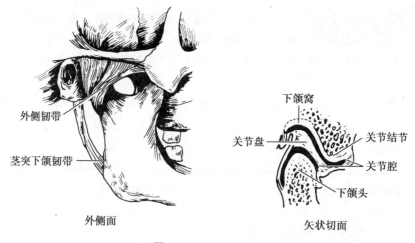

图 1-63　颞下颌关节

窝与下颌骨的下颌头构成。关节囊上方附着于关节结节和下颌窝的周缘,向下附着于下颌头下方。关节囊前部薄,后部厚,外侧有**外侧韧带**加强。关节腔内有关节盘,其周缘与关节囊相连,将关节腔分为上、下两部分。颞下颌关节的运动关系到咀嚼、语言和表情等功能,必须左、右同时运动,属联合关节,能做开口、闭口、前进、后退和侧方运动。当张口时,下颌头和关节盘一起滑到关节结节的下方。倘若张口过大、过猛,下颌头和关节盘向前滑到关节结节的前方而不能退回关节窝,形成颞下颌关节前脱位。闭口时,下颌头和关节盘一起滑回关节窝。前进和后退运动是下颌头和关节盘一起对下颌窝做前后滑动。侧方运动是一侧的下颌头对关节盘做旋转运动,而对侧的下颌头和关节盘对关节窝做前进运动。

第三节 骨 骼 肌

一、总论

肌组织可分为骨骼肌、心肌和平滑肌,运动系统中描述的**肌 muscle** 属于骨骼肌,通常附着于骨,可随人的意志而收缩,故又称为**随意肌**(图1-64)。心肌和平滑肌不直接受人的意志支配,属于**不随意肌**。

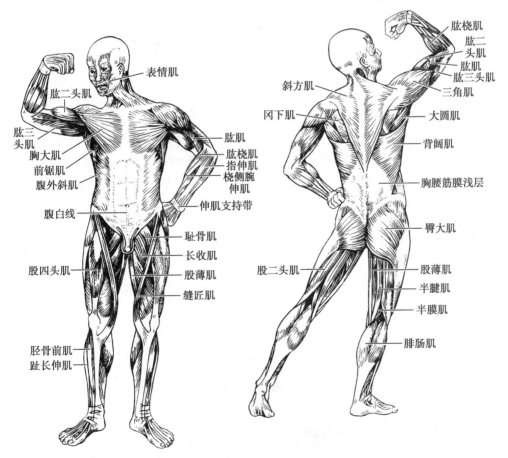

图1-64 全身肌的配布

骨骼肌在人体分布广泛,共有 600 多块,约占体重的 40%。每块骨骼肌都具有一定的形态、结构、位置和辅助装置,并有丰富的血管和淋巴管分布,受一定的神经支配。因此,每块骨骼肌都可看作一个器官。

（一）肌的形态和构造

肌的形态多种多样,按其外形分为长肌、短肌、阔肌和轮匝肌四种（图 1-65）。**长肌**多见于四肢,收缩时肌显著缩短而引起大幅度的运动,有的长肌有两个以上的起始头,依其头数被称为二头肌、三头肌和四头肌;**短肌**多分布于躯干的深层,具有明显的节段性,收缩时运动幅度较小;**阔肌**扁而薄,多分布于胸、腹壁,收缩时除运动躯干外,还对内脏起保护和支持作用;**轮匝肌**多呈环形,位于孔、裂的周围,收缩时使孔裂关闭。

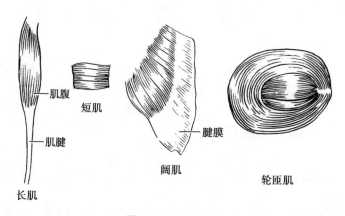

肌腹

肌腱

短肌

腱膜

阔肌

轮匝肌

长肌

图 1-65　肌的形态

每块骨骼肌都由肌腹和肌腱两部分构成。①**肌腹 muscle belly** 主要由大量的肌纤维构成,色红、柔软而有收缩能力。肌腹的外面被薄层结缔组织构成的**肌外膜**包裹。②**肌腱 tendon** 主要由胶原纤维束构成,色白、坚韧而无收缩能力,位于肌腹的两端,能抵抗很大的牵引力。肌腹以肌腱附着于骨。有的肌腱在两个肌腹之间,称**中间腱**。有的肌有数个肌腱,将肌腹分割成多个肌腹,这种腱称**腱划**,如腹直肌。阔肌的腱称**腱膜**,如腹外斜肌腱膜。

（二）肌的起止和配布

肌通常以两端附着于不同骨的表面,中间跨过一个或数个关节。一般把靠近身体正中线或四肢近端的附着点称为肌的**起点**,另一端的附着点称为**止点**（图 1-66）。肌收缩时,牵动骨骼产生运动,一骨的位置相对固定,另一骨的位置相对移动。通常把肌在固定骨上的附着点看作**定点**,在移动骨上的附着点看作**动点**。但定点和动点是相对的,由于运动中固定骨和移动骨可相互转换,所以肌的定点、动点也是可以互换的。

肌大多配布在关节的周围,其规律是在一个运动轴的相对侧有两个作用相反的肌或肌群,称**拮抗肌**。在运动轴一侧,作用相同的肌或

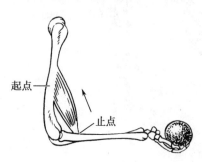

起点

止点

图 1-66　肌的起止点

肌群,称**协同肌**。

（三）肌的辅助装置

肌的辅助装置包括筋膜、滑膜囊和腱鞘等,它们位于肌的周围,具有保护和辅助肌活动的作用。

1. **筋膜 fascia**（图 1-67） 筋膜位于肌的表面,分浅筋膜和深筋膜两种。

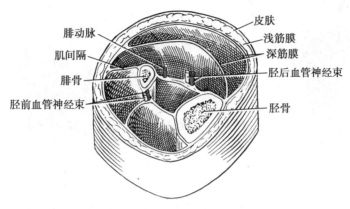

图 1-67 右侧小腿中部横切面（示筋膜）

（1）**浅筋膜 superficial fascia**：又称**皮下筋膜**,位于皮下,由疏松结缔组织构成,内含有脂肪(皮下脂肪)、浅静脉、皮神经、浅淋巴结和淋巴管等。皮下脂肪的厚薄因个体、性别、身体部位及营养状况而不同。浅筋膜有维持体温和保护深部结构的作用。

（2）**深筋膜 deep fascia**：又称**固有筋膜**,包裹肌、肌群、血管、神经、腺体和体壁等,由致密结缔组织构成。深筋膜包绕肌、血管和神经干,分别形成肌和血管神经束的筋膜鞘;包裹腺体,形成腺体的被膜。四肢的深筋膜,伸入各肌群之间与长骨的骨膜相连,形成**肌间隔**。在腕部和踝部,深筋膜增厚形成支持带,对深面的肌腱起支持和约束作用。

2. **滑膜囊 synovial bursa** 为一密闭的结缔组织扁囊,囊腔内含少量滑液。多位于肌腱或韧带与骨面之间,以减少两者之间的摩擦。

3. **腱鞘 tendinous sheath**（图 1-68、图 1-69） 是套在长肌肌腱周围的鞘管,多位于手足摩擦较大的部位,如腕部、踝部、手指掌侧和足趾跖侧等处。

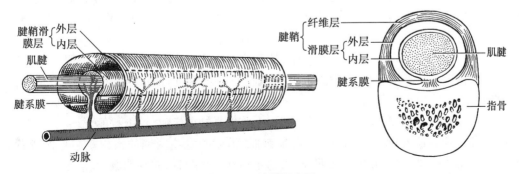

图 1-68 腱鞘示意图

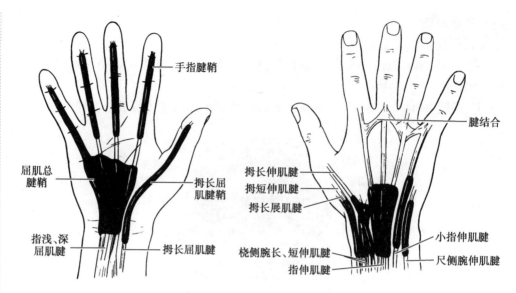

图 1-69 手的腱滑膜鞘

腱鞘分为两层。外层为**纤维层**（**腱纤维鞘**），由增厚的深筋膜和骨膜共同构成，呈管状并附着骨面，它容纳肌腱并对其有固定作用。内层为**滑膜层**（**腱滑膜鞘**），由滑膜构成，位于腱纤维鞘内，分脏层和壁层两层。脏层（内层）紧包肌腱的表面，壁层（外层）紧贴于纤维鞘的内面。两层之间有少量的滑液，这两层在肌腱的深面互相移行的部分，称**腱系膜**，内有血管和神经通过。腱鞘有约束肌腱的作用，并可减少肌腱在运动时与骨面的摩擦。

二、各论

全身的骨骼肌，根据所在部位的不同，可分为躯干肌、头颈肌、上肢肌和下肢肌。

（一）躯干肌

躯干肌可分为背肌、胸肌、腹肌及膈。

1. **背肌 muscles of back**　为位于躯干后面的肌群，可分为浅、深两层。浅层主要有斜方肌、背阔肌，深层主要有竖脊肌（图 1-70）。

（1）**斜方肌 trapezius**：位于项部和背上部浅层，为三角形的阔肌，两侧相合为斜方形。该肌起自枕外隆凸、项韧带和全部胸椎棘突。上部肌束斜向外下方，中部肌束平行向外，下部肌束斜向外上方；止于锁骨外 1/3、肩胛骨的肩峰和肩胛冈。

作用：上部肌束收缩可上提肩胛骨，下部肌束收缩可使肩胛骨下降，全肌收缩使肩胛骨向脊柱靠拢。

（2）**背阔肌 latissimus dorsi**：位于背下部和胸侧部，为全身最大的阔肌，呈三角形。起自下 6 个胸椎和全部腰椎的棘突、骶正中棘及髂嵴后部。肌束向外上方集中，以扁腱止于肱骨小结节嵴。

作用：使肩关节内收、旋内和后伸。当上肢上举被固定时，可上提躯干。

（3）**竖脊肌 erector spinae**：又称骶棘肌，纵列于脊柱两侧的沟内。起自骶骨背面及髂嵴的后部，向上分出许多肌束，沿途止于椎骨和肋骨，并到达颞骨乳突。

作用：使脊柱后伸和仰头，是强有力的伸肌，对保持人体直立姿势有重要作用。

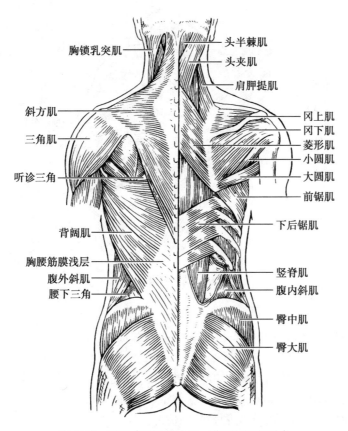

图 1-70 背肌（右侧斜方肌、背阔肌已切除）

2. **胸肌 muscles of thorax** 分为胸上肢肌和胸固有肌。

（1）**胸上肢肌**：均起自胸廓外面，止于上肢带骨或肱骨，主要有胸大肌、胸小肌、前锯肌（图 1-71、图 1-72）。

1）**胸大肌 pectoralis major**：位于胸前壁浅层，呈扇形，宽而厚，起自锁骨内侧半、胸骨和第 1～6 肋软骨，各部肌束集合向外侧，以扁腱止于肱骨大结节嵴。

作用：可使肱骨内收和旋内。当上肢上举固定时，可上提躯干。也可上提肋，协助

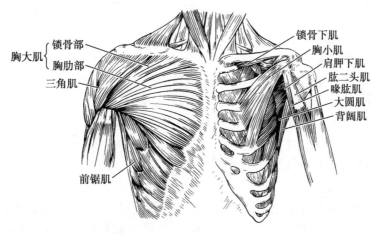

图 1-71 胸肌

45

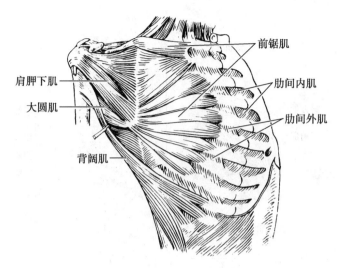

图 1-72 前锯肌和肋间肌

（图中标注：前锯肌、肩胛下肌、大圆肌、背阔肌、肋间内肌、肋间外肌）

吸气。

2）**胸小肌 pectoralis minor**：位于胸大肌的深面，呈三角形。起自第 3～5 肋，止于肩胛骨喙突。

作用：牵拉肩胛骨向前下方。如肩胛骨固定，可上提 3～5 肋，协助吸气。

3）**前锯肌 serratus anterior**：位于胸侧壁，以肌齿起自上 8 或 9 个肋骨外面，肌束向后内行，经肩胛骨前面，止于肩胛骨的内侧缘。

作用：拉肩胛骨向前紧贴胸廓。

（2）**胸固有肌**：参与构成胸壁，在肋间隙内，主要有肋间外肌和肋间内肌。

1）**肋间外肌 intercostales externi**：位于各肋间隙的浅层，起自上一肋下缘，肌束斜向前下，止于下一肋的上缘。至肋软骨处肌束消失，由结缔组织形成的肋间外膜代替（图 1-72）。

作用：提肋，助吸气。

2）**肋间内肌 intercostales interni**：位于肋间外肌的深面，肌束方向与肋间外肌交叉，后方肌束只到肋角，自此向后内由结缔组织形成的**肋间内膜代替**。而前方的肌束可达胸骨侧缘处（图 1-72）。

作用：降肋，助呼气。

3. **膈 diaphragm** 位于胸、腹腔之间，封闭胸廓下口，为向上膨隆呈穹窿状的扁肌（图 1-73）。其周围为肌性部，起自胸廓下口内面及腰椎前面，各部肌束向中央集中移行于**中心腱**。

膈上有 3 个裂孔：①**主动脉裂孔**在膈与脊柱之间，位于第 12 胸椎前方，有主动脉及胸导管通过；②**食管裂孔**位于主动脉裂孔的左前方，约平第 10 胸椎，有食管及左、右迷走神经通过；③**腔静脉孔**位于食管裂孔右前方的中心腱内，位置最高，约平第 8 胸椎，有下腔静脉通过。

作用：膈为主要的呼吸肌，收缩时，膈穹窿下降，胸腔容积扩大，引起吸气；舒张时，膈穹窿上升恢复原位，胸腔容积减小，引起呼气。膈与腹肌联合收缩，可增加腹压，协助排便、呕吐、咳嗽及分娩等活动。

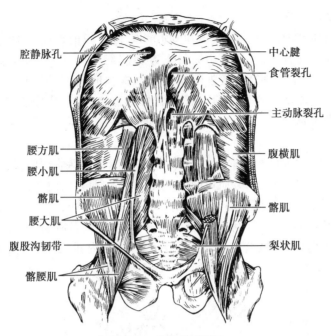

图 1-73 膈及腹后壁肌

4. **腹肌 muscles of abdomen** 腹肌可分为前外侧群和后群。

（1）**前外侧群**：构成腹腔的前外侧壁，包括腹直肌、腹外斜肌、腹内斜肌和腹横肌等（图 1-74）。

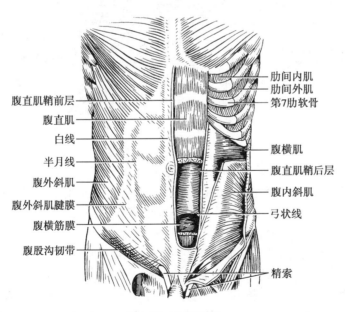

图 1-74 腹前壁肌

1）**腹直肌 rectus abdominis**：位于腹前壁正中线两侧的腹直肌鞘内，为上宽下窄的带形肌，起自耻骨联合和耻骨结节之间，肌束向上止于胸骨剑突及第 5～7 肋软骨的前面。肌的全长被 3～4 条横行的**腱划**分成多个肌腹，腱划由结缔组织构成，与腹直肌鞘的前层紧密结合(图1-74)。

2)**腹外斜肌 obliquus externus abdominis**:位于腹前外侧壁的浅层,为一宽阔扁肌,起自下8个肋骨外面,肌束由后外上方斜向前内下方,一部分止于髂嵴,而大部分在腹直肌外侧缘处移行为**腹外斜肌腱膜**。腱膜向内侧参与腹直肌鞘前层的构成,腱膜的下缘卷曲增厚连于髂前上棘与耻骨结节之间,形成**腹股沟韧带**。在耻骨结节外上方,腱膜形成一个三角形裂孔,称**腹股沟管浅环**(又称**腹股沟管皮下环**)(图1-74)。

3)**腹内斜肌 obliquus internus abdominis**:位于腹外斜肌深面,起自胸腰筋膜、髂嵴和腹股沟韧带外侧半,大部分肌束向内上方,小部分肌束向内下方,在腹直肌外侧缘移行为**腹内斜肌腱膜**。腱膜向内侧分为前、后两层并包裹腹直肌,参与腹直肌鞘前、后两层的构成。腹内斜肌下部的肌束向前下方游离呈弓状,其腱膜的下内侧部与腹横肌腱膜形成**腹股沟镰**(又称**联合腱**),止于耻骨。男性腹内斜肌和腹横肌最下部发出细散的肌束,包绕精索和睾丸而成**提睾肌**(图1-75)。

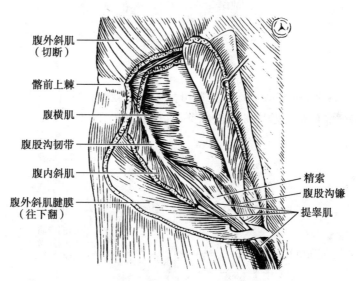

图1-75 腹前壁的下部

4)**腹横肌 transversus abdominis**:位于腹内斜肌深面,起自下6个肋骨内面、胸腰筋膜、髂嵴和腹股沟韧带外侧部,肌束向前内侧横行,在腹直肌外侧缘移行为**腹横肌腱膜**,参与构成腹直肌鞘后层。腹横肌最下部肌束和腱膜下内侧部分,分别参与形成提睾肌和腹股沟镰(图1-75)。

作用:腹前外侧群共同保护和支持腹腔脏器,维持腹内压,以协助呼吸、排便、咳嗽、分娩和呕吐,又可使脊柱前屈、侧屈和旋转。

(2)**后群**:有腰大肌和腰方肌。腰大肌将在下肢肌中叙述。**腰方肌 quadratus lumborum** 位于腹后壁腰椎的两侧,起自髂嵴,向上止于第12肋(图1-73)。

作用:腰方肌可降第12肋,并使脊柱腰部侧屈。

(3)**腹直肌鞘 sheath of rectus abdominis**:包裹腹直肌,分为前、后两层。前层由腹外斜肌腱膜和腹内斜肌腱膜的前层愈合而成,后层由腹内斜肌腱膜后层和腹横肌腱膜愈合而成。在脐下4~5cm处,鞘的后层全部转至腹直肌前面参与构成鞘的前层,使鞘的后层自此以下缺如,并形成凸向上的弓形分界线称**弓状线**(又称**半环线**)。由于弓状线以下缺乏鞘的后层,腹直肌后面直接与腹横筋膜相贴(图1-76)。

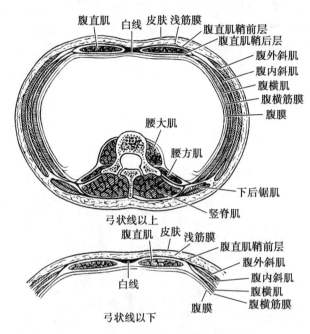

图 1-76　腹壁两个横切面（示腹直肌鞘）

（4）**腹筋膜**:包括腹浅筋膜、腹深筋膜和腹内筋膜。

1）**腹浅筋膜**:在腹上部为一层,在脐以下分浅、深两层。浅层含有脂肪,称脂肪层(Camper 筋膜);深层内有弹性纤维,称膜性层(Scarpa 筋膜)。

2）**腹深筋膜**:可分数层,分别覆盖在前外侧群各肌的表面和深面。

3）**腹内筋膜**:贴附在腹腔和盆腔各壁的内面,各部筋膜的名称由覆盖的肌而命名,如膈筋膜、腹横筋膜、髂腰筋膜、盆筋膜等。其中**腹横筋膜**范围较大,贴附于腹横肌、腹直肌鞘以及半环线以下腹直肌的后面。

（5）**白线 linea alba**:位于左右腹直肌之间,由两侧三层腹壁阔肌腱膜的纤维在正中线交织而成,其上方起自剑突,下方止于耻骨联合。白线上部较宽,下部较窄,其中部有一**脐环**,在胎儿时期有脐血管通过。脐环是腹壁薄弱处之一,腹腔内容物可经此膨出,形成脐疝。

（6）**腹股沟管 inguinal canal**:为男性精索或女性子宫圆韧带所通过的一条裂隙,位于腹前外侧壁下部,由外上斜向内下方,在腹股沟韧带内侧半的上方,长约 4.5cm。管的内口称**腹股沟管深环**(又称**腹股沟管腹环**),在腹股沟韧带中点上方 1.5cm 处,为腹横筋膜随精索或子宫圆韧带向外的突口。管的外口即**腹股沟管浅环**(又称**腹股沟管皮下环**)。管的前壁是腹外斜肌腱膜和腹内斜肌,后壁是腹横筋膜和腹股沟镰,上壁是腹内斜肌和腹横肌的弓状下缘,下壁是腹股沟韧带(图1-74、图1-75)。在病理状态下,腹腔内容物可经腹股沟管深环进入腹股沟管,再经浅环突出下降到阴囊,形成腹股沟斜疝。如不经过深环而经过腹股沟管后壁直接向浅环突出者,则称腹股沟直疝。

（二）头颈肌

头颈肌包括头肌和颈肌。

1. 头肌 muscles of head 可分为面肌和咀嚼肌两部分。

（1）**面肌 facial muscles**：为扁薄的皮肌，位置表浅，大多起自颅骨，止于面部皮肤，分布在口裂、眼裂和鼻孔的周围，有环形肌和辐射状肌两种，收缩时使孔、裂闭合或开大，同时牵动面部皮肤显出喜、怒、哀、乐等各种表情，故而面肌又称**表情肌**（图1-77）。

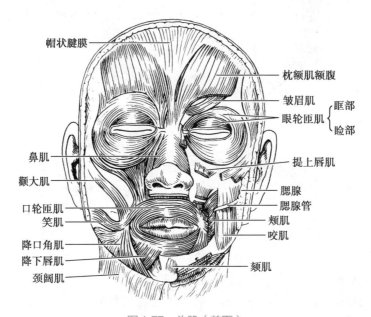

图 1-77 头肌（前面）

1）**枕额肌 occipitofrontalis**：覆盖于颅盖外面，阔而薄，由成对的枕腹和额腹以及中间的**帽状腱膜**组成。枕腹又称**枕肌**，起自枕骨，止于帽状腱膜，可向下牵拉腱膜；额腹又称**额肌**，起自帽状腱膜，止于额部皮肤，收缩时可扬眉、皱额。**帽状腱膜**坚韧，以纤维束垂直穿经浅筋膜与表层的皮肤相连，三者紧密结合构成**头皮**。

2）**眼轮匝肌 orbicularis oculi**：呈扁椭圆形，环绕眼裂周围。

作用：收缩时可闭合眼裂。

3）**口轮匝肌 orbicularis oris**：肌纤维环绕口裂。

作用：收缩时可闭合口裂。

4）**颊肌 buccinator**：位于口角两侧面颊深部，紧贴于口腔侧壁的黏膜外面。

作用：收缩时可使唇、颊紧贴牙齿，帮助咀嚼和吸吮。

（2）**咀嚼肌 masticatory muscles**（图1-78）：包括咬肌、颞肌、翼外肌和翼内肌。

1）**咬肌 masseter**：呈长方形，起自颧弓，向后下止于下颌角外面的咬肌粗隆。

2）**颞肌 temporalis**：呈扇形，起自颞窝骨面，肌束向下会聚，通过颧弓的深方，止于下颌骨的冠突。

作用：上提下颌骨，使上、下颌牙咬合。

2. 颈肌 muscles of neck 主要有胸锁乳突肌、前斜角肌和中斜角肌（图1-79）。

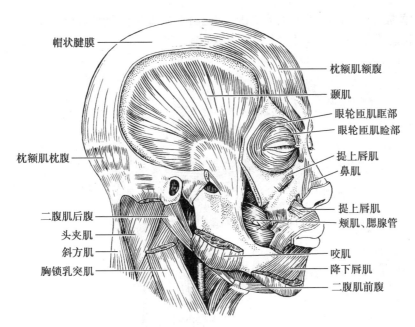

图 1-78 头肌（侧面）

帽状腱膜

枕额肌额腹

颞肌

眼轮匝肌眶部

眼轮匝肌睑部

枕额肌枕腹

提上唇肌

鼻肌

提上唇肌

颊肌、腮腺管

二腹肌后腹

头夹肌

斜方肌

胸锁乳突肌

咬肌

降下唇肌

二腹肌前腹

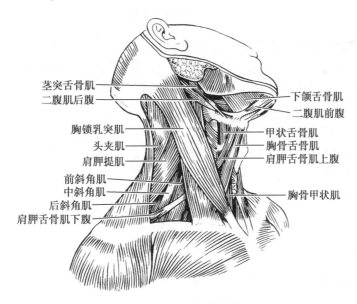

图 1-79 颈肌（侧面观）

茎突舌骨肌

二腹肌后腹

下颌舌骨肌

二腹肌前腹

胸锁乳突肌

头夹肌

肩胛提肌

前斜角肌

中斜角肌

后斜角肌

肩胛舌骨肌下腹

甲状舌骨肌

胸骨舌骨肌

肩胛舌骨肌上腹

胸骨甲状肌

（1）**胸锁乳突肌**：斜位于颈部两侧，于体表可见其轮廓，起自胸骨柄前面和锁骨的胸骨端，斜向后上方，止于颞骨的乳突。

作用：两侧收缩，头向后仰；单侧收缩，使头屈向同侧，面转向对侧并向上仰。

（2）**前斜角肌**和**中斜角肌**：位于颈部两侧和前方，两肌均起自颈椎横突，分别止于第 1 肋骨上面，前、中斜角肌与第 1 肋之间形成一呈三角形的间隙，称**斜角肌间隙**，内有锁骨下动脉和臂丛通过。

（三）上肢肌

上肢肌按所在的部位分为肩肌、臂肌、前臂肌和手肌。

1. **肩肌** 肩肌配布于肩关节周围,均起自上肢带骨,跨越肩关节,止于肱骨上端,有稳定和运动肩关节的作用。主要有6块(图1-80)。

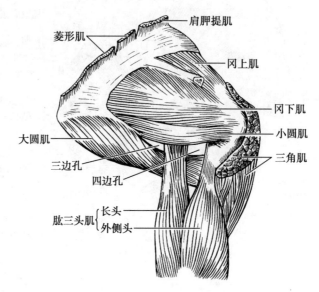

图 1-80 肩肌(后面)

（1）**三角肌 deltoid**:位于肩部,呈三角形。起自锁骨的外侧段、肩峰和肩胛冈,肌束逐渐向外下方集中,止于肱骨三角肌粗隆。肱骨上端由于三角肌的覆盖,使肩关节呈圆隆状。如肩关节向下脱位或三角肌瘫痪萎缩,则可形成"方形肩"体征。

作用:使肩关节外展,其前部肌纤维收缩可使肩关节前屈并略旋内,后部肌纤维收缩可使肩关节后伸并略旋外。

（2）**冈上肌 supraspinatus**:位于斜方肌的深面。起自冈上窝,肌束向外侧,经肩峰深方,越过肩关节的上方,止于肱骨大结节上部。

作用:使肩关节外展。

（3）**冈下肌 infraspinatus**:起自冈下窝,肌束向外侧经肩关节后方,止于肱骨大结节中部。

作用:使肩关节旋外。

（4）**小圆肌 teres minor**:位于冈下肌的下方。起自肩胛骨外侧缘后面,止于肱骨大结节下部。

作用:使肩关节旋外。

（5）**大圆肌 teres major**:位于小圆肌的下方。起自肩胛骨下角,肌束向上外移行为扁腱,止于肱骨小结节嵴。

作用:使肩关节内收、旋内和后伸。

（6）**肩胛下肌 subscapularis**:位于肩胛骨前面。起自肩胛下窝,肌束向上外,经肩关节前方,止于肱骨小结节。

作用:使肩关节内收和旋内。

2. **臂肌** 臂肌位于肱骨周围,可分前、后两群。前群为屈肌,后群为伸肌。

（1）**前群**:位于肱骨前面,包括肱二头肌、喙肱肌和肱肌(图1-81、图1-82)。

52

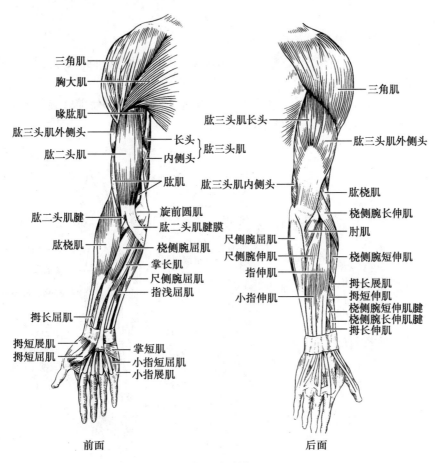

图 1-81　上肢浅层肌

前面　　　　　　后面

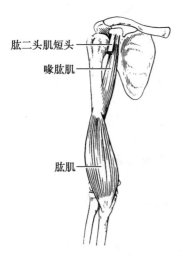

肱二头肌短头
喙肱肌
肱肌

图 1-82　喙肱肌和肱肌

1）**肱二头肌 biceps brachii**：位于臂部前面浅层，呈梭形。起端有长、短两个头。**长头**以长腱起自肩胛骨关节盂的上方，通过肩关节囊，沿结节间沟下降；**短头**在内侧，起自肩胛骨喙突，两头在臂中部会合成一肌腹，向下延续为肌腱，经肘关节前方，止于桡骨粗隆。

作用：屈肘关节，长头协助屈肩关节，并使已旋前的前臂做旋后的运动。

2）**喙肱肌 coracobrachialis**：位于肱二头肌短头内后侧，起自肩胛骨喙突，止于肱骨中段内侧。

作用：屈和内收肩关节。

3）**肱肌 brachialis**：位于肱二头肌深面。起自肱骨体下半部的前面，止于尺骨粗隆。

作用：屈肘关节。

（2）**后群**：位于肱骨后方，主要为肱三头肌（图 1-81）。**肱三头肌 triceps brachii** 位于臂的后面。起端有三个头，**长头**起自肩胛骨关节盂的下方，**外侧头**起自肱骨后面桡神经沟的外上方，**内侧头**起自桡神经沟的内下方，三头合为一个肌腹，以扁腱止于尺骨鹰嘴。

作用:伸肘关节,长头可使肩关节后伸。

3. **前臂肌**　前臂肌位于尺、桡骨的周围,分为前、后两群,每群又分为浅、深两层,有 19 块肌。

(1) **前群**:位于前臂的前面,共 9 块。主要为屈腕、屈指和使前臂旋前的肌,称为**屈肌群**。分为浅、深两层(图 1-81、图 1-83)。

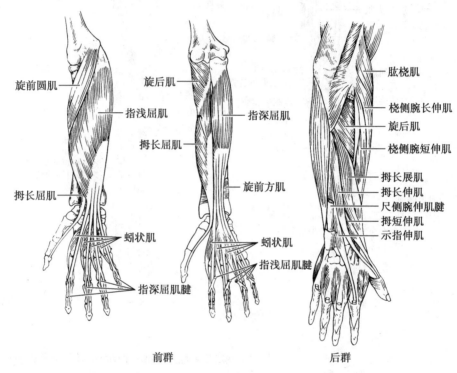

前群　　　　　　　　　　　　后群

图 1-83　前臂深层肌

1) **浅层**:有 6 块,自桡侧向尺侧依次为肱桡肌、旋前圆肌、桡侧腕屈肌、掌长肌、尺侧腕屈肌和指浅屈肌。

①**肱桡肌 brachioradialis**:起自肱骨外上髁上方,止于桡骨茎突。

作用:屈肘关节。

②**旋前圆肌 pronator teres**:起自肱骨内上髁,止于桡骨体中部。

作用:使前臂旋前并屈肘。

③**桡侧腕屈肌 flexor carpi radialis**:起自肱骨内上髁,止于第 2 掌骨底。

作用:屈腕及外展桡腕关节。

④**掌长肌 palmaris longus**:起自肱骨内上髁,向下以长腱止于掌腱膜。

作用:屈桡腕关节。

⑤**尺侧腕屈肌 flexor carpi ulnaris**:起自肱骨内上髁,止于豌豆骨。

作用:屈腕和内收桡腕关节。

⑥**指浅屈肌 flexor digitorum ssuperficialis**:位于上述肌的深面。起自肱骨内上髁及桡骨上部前面,肌束向下移行为 4 条肌腱,经腕管入手掌,至手指后每腱分为两束,

分别止于第2~5指中节指骨底两侧。

作用:屈桡腕关节、掌指关节及第2~5指近侧指骨间关节。

2）**深层**:有3块,桡侧有拇长屈肌,尺侧有指深屈肌,桡、尺骨远段的前面有旋前方肌。

①**拇长屈肌 flexor pollicis longus**:起自桡骨近侧端前面,以长腱经腕管至拇指远节指骨底。

作用:屈拇指指间关节和掌指关节。

②**指深屈肌 flexor digitorum profundus**:起自尺骨和前臂骨间膜上部,向下移行为4个肌腱,经腕管入手掌,各腱穿经指浅屈肌腱两束之间,止于第2~5指远节指骨底前面。

作用:屈第2~5指骨间关节、掌指关节和桡腕关节。

③**旋前方肌 pronator quadratus**:紧贴桡、尺骨远侧前面,起自尺骨,止于桡骨。

作用:使前臂旋前。

（2）**后群**:位于前臂的后面,共10块,主要为伸腕、伸指和使前臂旋后的肌,称为**伸肌群**。分为浅、深两层（图1-81、图1-83）。

1）**浅层**:有5块,由桡侧向尺侧依次为桡侧腕长伸肌、桡侧腕短伸肌、指伸肌、小指伸肌和尺侧腕伸肌。

①**桡侧腕长伸肌 extensor carpi radialis longus**:起自肱骨外上髁,止于第2掌骨底。

作用:伸、展桡腕关节。

②**桡侧腕短伸肌 extensor carpi radialis brevis**:起自肱骨外上髁,止于第3掌骨底。

作用:伸、展桡腕关节。

③**指伸肌 extensor digitorum**:起自肱骨外上髁,肌纤维向下分为4条肌腱,经手背分别止于第2~5指中节和远节指骨底。

作用:伸第2~5指和伸桡腕关节。

④**小指伸肌 extensor digiti minimi**:起自肱骨外上髁,其肌腱通常分为两根,止于小指指背腱膜。

作用:伸小指。

⑤**尺侧腕伸肌 extensor carpi ulnaris**:起自肱骨外上髁,止于第5掌骨底。

作用:伸桡腕关节并使其内收。

2）**深层**:有5块肌,由近侧向远侧依次为旋后肌、拇长展肌、拇短伸肌、拇长伸肌和示指伸肌。

①**旋后肌 supinator**:起自肱骨外上髁和尺骨上端,止于桡骨近端。

作用:使前臂旋后。

②**拇长展肌 abductor pollicis longus**:起自桡骨和尺骨上部,止于第1掌骨底。

作用:外展拇指和手。

③**拇短伸肌 extensor pollicis brevis**:起自桡骨后面,止于拇指近节指骨底。

作用:伸拇指。

④**拇长伸肌 extensor pollicis longus**:起自尺骨后面,止于拇指远节指骨底。

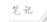

作用:伸拇指。

⑤**示指伸肌** extensor indicis:起自尺骨后面,止于示指指背腱膜。

作用:伸示指。

4. **手肌**　位于手的掌侧,可分为外侧群、中间群和内侧群(图1-84)。

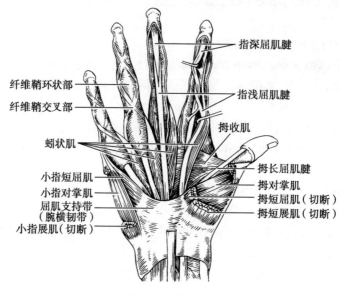

图 1-84　手肌前面

（1）**外侧群**:在拇指侧构成一隆起,称**鱼际**,有4块肌。分浅、深两层。浅层外侧为**拇短展肌**,内侧为**拇短屈肌**;深层外侧为**拇对掌肌**,内侧为**拇收肌**。

作用:分别使拇指外展、前屈、对掌和内收。

（2）**内侧群**:在小指侧,构成**小鱼际**,有3块肌,分浅、深两层,浅层内侧为**小指展肌**,外侧为**小指短屈肌**,深层为**小指对掌肌**。

作用:分别使小指外展、前屈和对掌。

（3）**中间群**:位于大、小鱼际之间,共11块,包括4块**蚓状肌**,3块**骨间掌侧肌**和4块**骨间背侧肌**(图1-85)。

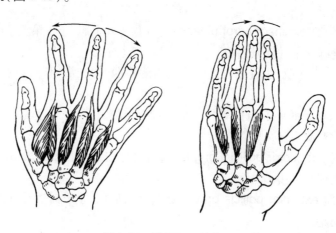

图 1-85　骨间肌及其作用

作用:蚓状肌可屈第 2 ~ 5 掌指关节,伸手指指骨间关节。骨间掌侧肌可使第 2、第 4、第 5 指内收(向中指靠拢)。骨间背侧肌可使第 2、第 4 指外展(离开中指)和第三指左右倾斜。

【附】上肢的局部记载

(1) **腋窝 axillary fossa**:为锥形腔隙,位于臂上部和胸外侧壁之间。具有顶、底和 4 个壁。顶由第 1 肋、锁骨和肩胛骨上缘围成,向上与颈相通。底由腋筋膜构成。前壁为胸大肌和胸小肌。后壁主要为肩胛下肌和背阔肌。内侧壁为胸廓外侧壁上部的肋骨、肋间肌和前锯肌。外侧壁为肱二头肌和喙肱肌。在腋窝中有臂丛、腋血管、腋淋巴结等重要结构。

(2) **三边孔 trilateral foramen** 和**四边孔 quadrilateral foramen**:在小圆肌和大圆肌之间,由于肱三头肌长头穿过,而将此两肌之间的间隙分为外侧的四边孔和内侧的三边孔(图 1-80)。

(3) **肘窝 cubital fossa**:为位于肘关节前方呈三角形的浅窝。上界为肱骨内、外上髁之间的连线,外侧界为肱桡肌的内侧缘,内侧界为旋前圆肌的外侧缘,窝内有神经、血管通过。

(4) **腕管 carpal canal**:位于腕部掌侧面,由腕骨沟和屈肌支持带共同构成。管内有拇长屈肌腱,指浅、深屈肌腱和正中神经通过。

(四)下肢肌

下肢肌按所在部位分为髋肌、大腿肌、小腿肌和足肌。

1. **髋肌** 主要起自骨盆的内面或外面,跨越髋关节止于股骨上部,按其所在的部位和作用,可分为前、后两群。

(1) **前群**:主要有髂腰肌和阔筋膜张肌(图 1-86)。

1) **髂腰肌 iliopsoas**:由**腰大肌 psoas major** 和**髂肌 iliacus** 组成。腰大肌起自腰椎体侧面和横突,髂肌起自髂窝。两肌向下互相结合,经腹股沟韧带深面和髋关节的前内侧,止于股骨小转子。

作用:使髋关节前屈和旋外。下肢固定时,可使躯干和骨盆前屈。

2) **阔筋膜张肌 tensor fasciae latae**:位于大腿的前外侧,起自髂前上棘,肌腹被阔筋膜(大腿深筋膜)包裹,向下移行为髂胫束,止于胫骨外侧髁。

作用:屈髋关节并紧张阔筋膜。

(2) **后群**:主要位于臀部,包括臀大肌、臀中肌、臀小肌和梨状肌等(图 1-87、图 1-88)。

1) **臀大肌 gluteus maximus**:位于臀部皮下,人类由于直立姿势的影响,故大

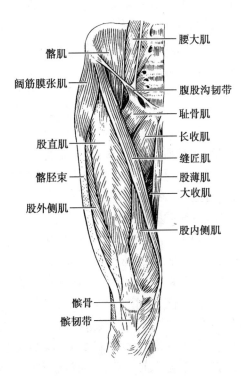

图 1-86 髋肌和大腿肌前群(浅层)

髂肌
阔筋膜张肌
股直肌
髂胫束
股外侧肌
髌骨
髌韧带

腰大肌
腹股沟韧带
耻骨肌
长收肌
缝匠肌
股薄肌
大收肌
股内侧肌

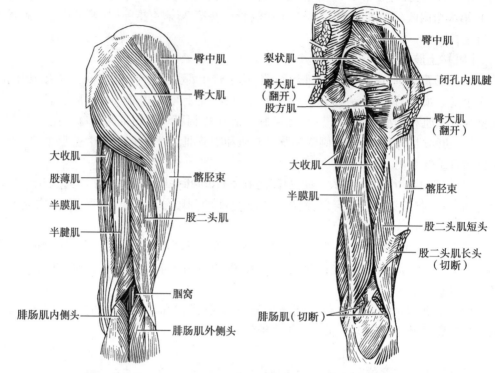

图 1-87　髋肌和大腿肌后群（浅层）　　　图 1-88　髋肌和大腿肌后群（深层）

而肥厚,形成特有的臀部膨隆。起于髂骨外面和骶、尾骨的后面,肌束斜向下外,止于股骨的臀肌粗隆和髂胫束。

作用:使髋关节伸和旋外。下肢固定时,能伸直躯干,防止躯干前倾,是维持人体直立的重要肌肉。

2）**臀中肌 gluteus medius 和臀小肌 gluteus minimus**:两肌均起自髂骨外面,臀中肌掩盖臀小肌。两肌向下止于股骨大转子。

作用:两肌均可使髋关节外展。

3）**梨状肌 piriformis**:起于骶骨前面,向外经坐骨大孔出骨盆腔,止于股骨大转子。在坐骨大孔处,梨状肌的上、下缘均留有空隙,分别称为**梨状肌上孔**和**梨状肌下孔**,均有血管、神经通过。

作用:使髋关节外展和旋外。

2. **大腿肌**　大腿肌位于股骨周围,可分为前群、后群和内侧群。

（1）**前群**:有缝匠肌和股四头肌(图 1-86)。

1）**缝匠肌 sartorius**:是全身最长的肌。呈扁带状,起于髂前上棘,经大腿的前面,转向内下侧,止于胫骨上端的内侧面。

作用:屈髋关节和膝关节,并使小腿旋内。

2）**股四头肌 quadriceps femoris**:是全身最大的肌。起端有 4 个头:**股直肌**位于大腿前面,起自髂前下棘;**股内侧肌和股外侧肌**分别位于股直肌的内、外侧,起自股骨粗线的内、外侧唇;**股中间肌**位于股直肌的深面,在股内、外侧肌之间,起自股骨体的前面。4个头向下形成一个腱,包绕髌骨的前面和两侧缘,向下延续为髌韧带,止于胫骨粗隆。

作用:伸膝关节,其中股直肌还有屈髋关节的作用。

(2) **内侧群**:位于大腿内侧,有**耻骨肌**、**长收肌**、**短收肌**、**大收肌**和**股薄肌**(图1-86、图1-89)。在浅层,自外侧向内侧依次为耻骨肌、长收肌和股薄肌,中层有位于长收肌深面的短收肌,深层有大收肌。上述肌均起自闭孔周围骨面和坐骨结节的前面,除股薄肌止于胫骨上端的内侧面外,其他各肌都止于股骨粗线。

作用:使髋关节内收。

(3) **后群**:位于大腿的后面,包括股二头肌、半腱肌和半膜肌(图1-87)。

1) **股二头肌 biceps femoris**:位于股后部外侧,有长、短两头。长头起自坐骨结节,短头起自股骨粗线,两头合并,止于腓骨头。

2) **半腱肌 semitendinosus**:位于股后部的内侧,肌腱圆细而长,约占肌的一半,起自坐骨结节,止于胫骨上端的内侧。

3) **半膜肌 semimembranosus**:位于半腱肌的深面,上部是扁薄的肌腱,约占肌的一半,起自坐骨结节,止于胫骨内侧髁的后面。

作用:后群能屈膝关节和伸髋关节。膝关节处于屈曲位时,股二头肌能使小腿旋外,半腱肌和半膜肌使小腿旋内。

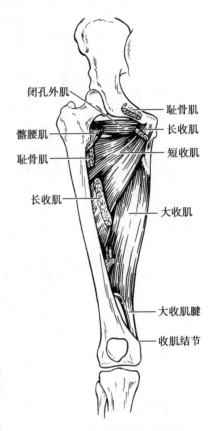

图1-89 大腿肌内侧群(深层)

(图中标注)
闭孔外肌
髂腰肌
耻骨肌
长收肌
耻骨肌
长收肌
短收肌
大收肌
大收肌腱
收肌结节

3. **小腿肌** 小腿肌可分为前群、外侧群和后群。

(1) **前群**:位于小腿骨前方(图1-90)。主要有3块肌,自胫侧向腓侧依次为胫骨前肌、拇长伸肌和趾长伸肌。

1) **胫骨前肌 tibialis anterior**:起自胫骨体和小腿骨间膜,止于内侧楔骨和第1跖骨底。

作用:伸踝关节,使足内翻。

2) **拇长伸肌 extensor hallucis longus**:位于胫骨前肌和趾长伸肌之间。起自腓骨体和小腿骨间膜,止于拇趾远节趾骨底。

作用:伸拇趾,伸踝关节。

3) **趾长伸肌 extensor digitorun longus**:位于胫骨前肌和拇长伸肌的外侧。起自腓骨前面,向下分4个腱,分别止于第2~5趾的中节、远节趾骨底。

作用:伸第2~5趾,伸踝关节。

(2) **外侧群**:位于腓骨的外侧(图1-90)。有腓骨长肌和腓骨短肌。

1) **腓骨长肌 peroneus longus**:起自腓骨外侧面,其腱经外踝后方,斜向前内越过足底,止于第1跖骨底。

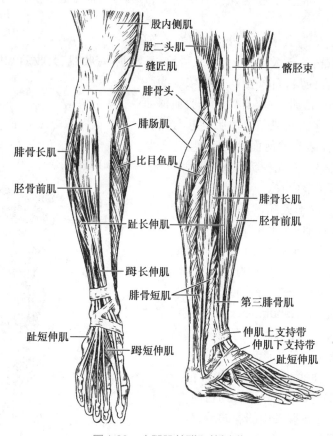

图 1-90　小腿肌前群和外侧群

2）**腓骨短肌 peroneus brevis**：起自腓骨外侧面，位于腓骨长肌的深面，其腱经外踝后方，止于第 5 跖骨底。

作用：两肌使足外翻和跖屈踝关节。

（3）**后群**：位于小腿骨后方，可分浅、深两层（图 1-91）。

1）**浅层**：有强大的**小腿三头肌 triceps surae**，该肌由浅层的腓肠肌和深层的比目鱼肌组成。**腓肠肌 gastrocnemius** 以内、外侧头起自股骨内、外侧髁的后面，**比目鱼肌 soleus** 起自胫、腓骨上端的后面。三个头会合，向下续为**跟腱**，止于跟骨结节。

作用：屈膝关节，屈踝关节（足跖屈）。在站立时，能固定膝关节和踝关节，防止身体向前倾斜。

2）**深层**：有 3 块。位于小腿三头肌的深面，自胫侧向腓侧依次为趾长屈肌、胫骨后肌和蹈长屈肌。

①**趾长屈肌 flexor digitorum longus**：起自胫骨后面，肌腱经内踝后方至足底，在足底分成 4 条腱，止于第 2 ~ 5 趾的远节趾骨底。

作用：屈第 2 ~ 5 趾，跖屈踝关节。

②**胫骨后肌 tibialis posterior**：位于趾长屈肌和蹈长屈肌之间，起自胫骨、腓骨和小腿骨间膜的后面，肌腱经内踝后方至足底内侧，止于足舟骨及内侧、中间和外侧

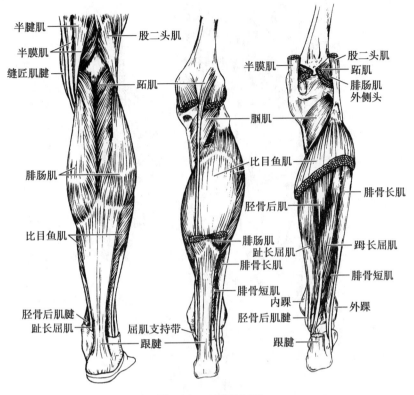

图 1-91 小腿肌后群

楔骨。

作用：跖屈踝关节，使足内翻。

③**姆长屈肌 flexor hallucis longus**：位于腓侧，起自腓骨和小腿骨间膜的后面，肌腱经内踝后方至足底，与趾长屈肌腱交叉后，止于姆趾远节趾骨底。

作用：屈姆趾，跖屈踝关节。

4. **足肌** 足肌分为**足背肌**和**足底肌**。足背肌较弱小，为伸姆趾和伸第 2～4 趾的小肌。足底肌的配布情况和作用与手掌的肌近似（图 1-92，图 1-93）。

（1）**足背肌**：位于足背，有 2 块，即内侧的**姆短伸肌**和外侧的**趾短伸肌**。

作用：分别伸姆趾和伸第 2～4 趾。

（2）**足底肌**：相当于手掌肌，亦可分为内侧群、中间群和外侧群。

1）**内侧群**：相当于手的外侧群，因足趾不能对跖，故只有 3 块肌，即浅层内侧的**姆展肌**和外侧的**姆短屈肌**，两者深层为**姆收肌**。

作用：分别为外展姆趾、屈姆趾以及内收姆趾。

2）**外侧群**：有 3 块肌，即外侧的**小趾展肌**和内侧的**小趾短屈肌**，其深面有**小趾对跖肌**。

作用：分别为外展小趾、屈小趾以及小趾对跖。

3）**中间群**：共 13 块，分三层。浅层为**趾短屈肌**，其表面有致密坚韧的**足底腱膜**；中层后方有**足底方肌**，前方有 4 条**蚓状肌**，深层有 3 块**骨间足底肌**及 4 块**骨间背侧肌**。

作用：屈、内收和外展足趾。足趾的内收和外展以第 2 趾为中轴。

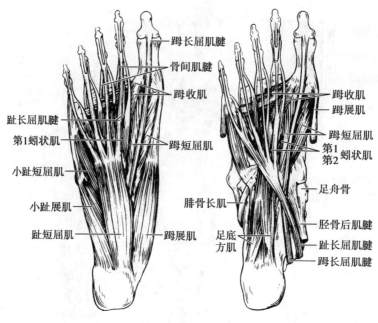

图 1-92 足底肌（浅、中层）

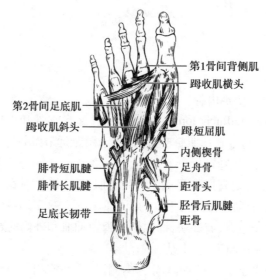

图 1-93 足底肌（深层）

【附】下肢的局部记载

（1）**股三角 femoral triangle**：在大腿前面的上部,为底朝上、尖朝下的三角形。上界为腹股沟韧带,内侧界为长收肌的内侧缘,外侧界为缝匠肌的内侧缘。三角内有股神经、股动脉、股静脉和淋巴结等。

（2）**腘窝 popliteal fossa**：位于膝关节后方,呈菱形。窝的上外侧界为股二头肌,上内侧界为半腱肌和半膜肌,下外侧界和下内侧界分别为腓肠肌外侧头和内侧头。窝内有腘动脉、腘静脉、胫神经、腓总神经、淋巴结和脂肪等。

第四节 体 表 标 志

在活体体表上用肉眼可以观察或用手可以触摸到的骨性突起、凹陷和肌的轮廓以及皮肤皱纹等,均称**体表标志**。应用这些体表标志,可以帮助确定血管和神经的走行,以及内部器官的位置、形状、大小,也可作为临床检查、治疗和针灸腧穴定位的标志,故有实用意义。现按身体部分阐述如下。

一、躯干部

(一)项背腰部的骨性和肌性标志(图 1-94)

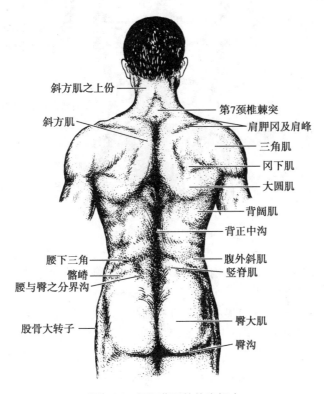

斜方肌之上份
斜方肌
第7颈椎棘突
肩胛冈及肩峰
三角肌
冈下肌
大圆肌
背阔肌
背正中沟
腰下三角
髂嵴
腰与臀之分界沟
腹外斜肌
竖脊肌
股骨大转子
臀大肌
臀沟

图 1-94 躯干背面的体表标志

背纵沟:为背部正中纵行的浅沟,在沟底可触及各椎骨的棘突。头俯下时,平肩处可摸到显著突起的第 7 颈椎棘突。脊柱下端可摸到尾骨尖和骶角。

竖脊肌:在背纵沟的两侧,呈纵行隆起。

肩胛骨:位于皮下,可以摸到肩胛冈、肩峰和上、下角。肩胛冈内侧端平第 3 胸椎棘突,上角对第 2 肋,下角对第 7 肋或平第 7 肋间隙。

髂嵴:位于皮下,其最高点约平第 4 腰椎棘突。

斜方肌:此肌自项部正中线及胸椎棘突向肩峰伸展作三角形的轮廓,运动时略可辨认。

背阔肌:为覆盖腰部及胸部下份的阔肌,运动时可辨认其轮廓。

笔记

（二）胸腹部的骨性和肌性标志（图1-95）

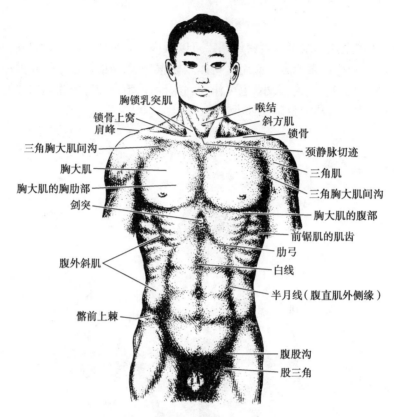

胸锁乳突肌　　喉结　　斜方肌　　锁骨　　颈静脉切迹　　三角肌　　三角胸大肌间沟　　胸大肌的腹部　　前锯肌的肌齿　　肋弓　　白线　　半月线（腹直肌外侧缘）　　腹股沟　　股三角

锁骨上窝　　肩峰　　三角胸大肌间沟　　胸大肌　　胸大肌的胸肋部　　剑突　　腹外斜肌　　髂前上棘

图 1-95　躯干前面的体表标志

锁骨：全长均可摸到，锁骨的内侧端膨大，突出于胸骨颈静脉切迹的两侧，其内侧 2/3 凸向前，外侧 1/3 凸向后。

喙突：在锁骨中、外 1/3 交界处的下方一横指处，向后深按即能触及。

颈静脉切迹：胸骨柄上缘正中，平齐第 2 胸椎体下缘。

胸骨角：胸骨柄与胸骨体相接处形成突向前方的横行隆起，两侧接第 2 肋软骨，可依此计数肋和肋间隙。胸骨角相当于第 4 胸椎体下缘水平。

剑突：在胸骨体的下方两肋弓的夹角处，有一个三角形凹陷，于此处可摸到剑突。

肋弓：由剑突向外下方可摸到。

胸大肌：为胸前壁上部的肌性隆起。

腹直肌：位于腹前壁正中线两侧，被 3~4 条横沟分成多个肌腹，这些横沟即腱划。腹直肌的外侧缘呈半月形的弧线，称半月线。

髂前上棘：为髂嵴的前端。

耻骨联合上缘：在两侧腹股沟内侧端之间可摸到的骨性横嵴，其下有外生殖器。

耻骨结节：为耻骨联合外上方的骨性隆起。

腹股沟：为腹部与股前部分界的沟。

腹外斜肌：在腹外侧，以肌齿起于下数肋，其轮廓较清楚。

二、头颈部

（一）骨性和肌性标志

枕外隆凸：为头后正中线处的骨性隆起。

乳突：为耳郭后方的骨性突起，属于颞骨。

颧弓：位于耳前方的骨性弓。

眶上缘、眶下缘：为眶口上、下的骨性边界。

眶上切迹：位于眶上缘内、中 1/3 交界处。

眉弓：为眶上缘上方的横行隆起。

下颌角：为下颌体下缘的后端。

舌骨：在颈前部正中，甲状软骨的上方。

咬肌：咬紧牙关时，在下颌角前上方的肌性隆起。

颞肌：在颧弓上方的颞窝内。

胸锁乳突肌：头转向对侧时，在颈部可明显看到自后上斜向前下的长条状肌性隆起。

（二）皮肤标志

人中：为上唇外面中线上的一纵行浅沟。

鼻唇沟：为颊和上唇分界的斜行浅沟。

三、上肢部

（一）骨性和肌性标志（图 1-96）

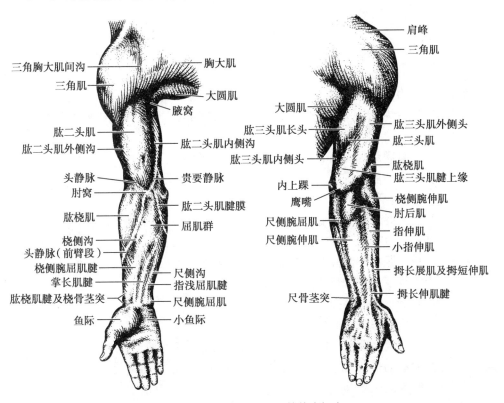

图 1-96　上肢前面、后面的体表标志

肱骨大结节:在肩峰的下方,为三角肌所覆盖。

肱骨小结节:在肩胛骨喙突的稍外方。

肱骨内、外上髁:在肘关节两侧的稍上方。内上髁突出较明显。

尺骨鹰嘴:在肘关节后方的骨性隆起,极易摸到。

桡骨头:在肱骨外上髁下方,伸肘时在肘后容易摸到。

桡骨茎突:为桡骨下端外侧份的骨性隆起。

尺骨茎突:在尺骨头后内侧,前臂旋前时,可在尺骨头下方摸到。正常情况下,尺骨茎突比桡骨茎突高。

豌豆骨:位于腕前尺侧的皮下。

三角肌:从前、外、后侧三方面包绕肩关节,形成肩部圆隆状的外形。

肱二头肌:在臂前面,其内、外侧各有一纵行的浅沟,内侧沟较明显。肱二头肌下部肌腱可在肘窝处摸到。

腕掌侧的肌腱:握拳屈腕时,在腕掌侧可见到3条肌腱,位于中间者即掌长肌腱,位于桡侧者为桡侧腕屈肌腱,位于尺侧者为尺侧腕屈肌腱。

腕背侧的肌腱:拇指伸直外展时,在腕背桡侧可看到3条肌腱,自桡侧向尺侧依次为拇长展肌腱、拇短伸肌腱和拇长伸肌腱。在拇长伸肌腱的尺侧为指伸肌腱。

（二）皮肤标志

腋前、后襞:上肢下垂时,在腋窝前、后面见到的皮肤皱襞。

肘窝横纹:屈肘时,出现于肘窝处的横纹。

腕掌侧横纹:屈腕时,在腕侧出现2~3条横行的皮肤皱纹。分别称近侧横纹、中间横纹(不甚恒定)和远侧横纹。

四、下肢部

（一）骨性和肌性标志（图1-97）

坐骨结节:为坐骨最低点,取坐位时与凳子相接触,在皮下易摸到。

股骨大转子:为股骨颈与股骨体交界处向上外侧的方形隆起,构成髋部最外侧的骨性边界。

股骨内、外侧髁和胫骨内、外侧髁:都在膝关节两侧皮下。

髌骨:在膝关节前面皮下。

髌韧带:为髌骨下方的纵行粗索。

胫骨粗隆:为胫骨内、外侧髁前下方的骨性隆起,向下续于胫骨前缘。

胫骨内侧面:位于皮下,向下可延至内踝。

腓骨头:位于胫骨外侧髁的后外方,位置稍高于胫骨粗隆。

外踝:为腓骨下端一窄长的隆起,比内踝低。

内踝:为胫骨下端内侧面的隆凸。

臀大肌:形成臀部圆隆的外形。

股四头肌:形成大腿前面的肌性隆起,肌腱经膝关节前面包绕髌骨的前面和两侧缘,向下延伸为髌韧带,止于胫骨粗隆,为临床上膝跳反射叩击部位。

半腱肌腱、半膜肌腱:附于胫骨上端的内侧面,构成腘窝的上内界。

股二头肌腱:为一粗索,附着于腓骨头,构成腘窝的上外界。

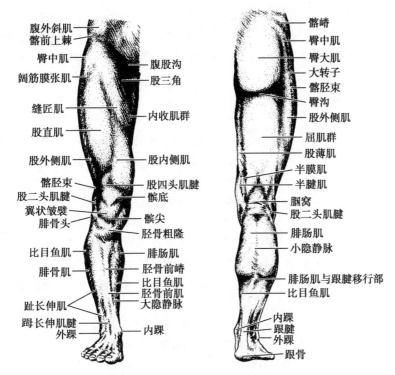

腹外斜肌
髂前上棘
臀中肌
阔筋膜张肌
缝匠肌
股直肌
股外侧肌
髂胫束
股二头肌腱
翼状皱襞
腓骨头
比目鱼肌
腓骨肌
趾长伸肌
拇长伸肌腱
外踝

腹股沟
股三角
内收肌群
股内侧肌
股四头肌腱
髌底
髌尖
胫骨粗隆
腓肠肌
胫骨前嵴
比目鱼肌
胫骨前肌
大隐静脉
内踝

髂嵴
臀中肌
臀大肌
大转子
髂胫束
臀沟
股外侧肌
屈肌群
股薄肌
半膜肌
半腱肌
腘窝
股二头肌腱
腓肠肌
小隐静脉
腓肠肌与跟腱移行部
比目鱼肌
内踝
跟腱
外踝
跟骨

图 1-97　下肢前面、后面的体表标志

腓肠肌内、外侧头:腓肠肌肌腹形成小腿后面的肌性隆起,俗称"小腿肚"。其内、外侧两个头构成腘窝的下内、下外界。

跟腱:在距小腿关节后方,呈粗索状,向下止于跟骨结节。

（二）皮肤标志

臀股沟:又称臀沟,为一横行的沟,界于臀部和大腿后面之间。

腘窝横纹:在腘窝呈横行的皱纹。

学习小结

1. 全身主要关节总结

关节	组　成	特　点	运动形式
肩关节	肱骨头与肩胛骨的关节盂	肱骨头大,关节盂浅而小,关节盂周缘有关节唇加深。肩关节囊薄而松弛,囊内有肱二头肌长头腱通过。关节囊的上方有**喙肩韧带**,构成"**喙肩弓**",有防止肱骨头向上脱位的作用	屈、伸、收、展、旋内、旋外以及环转运动
肘关节	肱骨下端和桡、尺骨上端	囊的前、后壁薄弱,两侧有**桡侧副韧带**和**尺侧副韧带**加强。于桡骨头处形成**桡骨环状韧带**	屈、伸运动。肱桡关节与桡尺近侧关节和桡尺远侧关节同时参与前臂旋前、旋后运动

续表

关节	组 成	特 点	运动形式
腕关节	桡骨下端的腕关节面和尺骨头下方的关节盘与手舟骨、月骨、三角骨	关节囊松弛,周围有韧带加强	屈、伸、收、展和环转运动
髋关节	股骨头与髋臼	髋臼周缘有**髋臼唇**。关节囊紧张而坚韧,前面到达转子间线,后面附于股骨颈的外、中 1/3 交界处。股骨颈前面全部在囊内,而后面仅内侧 2/3 在囊内,外侧 1/3 在囊外。关节囊内、外均有韧带加强	屈、伸、收、展、旋内、旋外和环转运动
膝关节	股骨内、外侧髁,胫骨内、外侧髁与髌骨	膝关节是全身最大、最复杂的关节。关节囊薄而松弛,关节囊内有内、外侧半月板。囊内、外均有韧带加强,两侧分别为**胫侧副韧带**和**腓侧副韧带**,囊内有**前交叉韧带**和**后交叉韧带**	屈、伸运动,在屈膝状态下,可做轻微的旋内、旋外运动
踝关节	胫、腓骨下端的踝关节面和距骨滑车	距骨滑车呈前宽后窄。关节囊前、后壁薄而松弛,两侧有韧带加强	伸(背屈)和屈(跖屈),当跖屈时,可做轻微的侧方(收、展)运动
颞下颌关节	颞骨的下颌窝与下颌骨的下颌头	关节囊前部薄,后部厚,外侧有**外侧韧带**加强。关节腔内有关节盘	开口、闭口、前进、后退和侧方运动

2. 骨盆的性差异

性别	骨盆上口形状	骨盆腔	耻骨弓角度
男性	近似桃形	形似漏斗	70°~75°
女性	近似椭圆形	圆桶状	90°~100°

3. 背肌小结

肌群	名称	起点	止点	作用	神经支配
浅层肌	斜方肌	枕外隆凸、项韧带、全部胸椎的棘突	锁骨外 1/3、肩峰、肩胛冈	上提、下降、内收肩胛骨	副神经
	背阔肌	下 6 个胸椎棘突、全部腰椎棘突、骶正中棘、髂嵴后部	肱骨的小结节嵴	臂内收、旋内和后伸	胸背神经
深层肌	竖脊肌	骶骨后面、髂骨后面	椎骨、肋骨和颞骨乳突	伸脊柱、仰头	脊神经后支

笔记

4. 胸肌小结

肌群	名称	起点	止点	作用	神经支配
胸上肢肌	胸大肌	锁骨内侧半、胸骨、第1~6肋软骨	肱骨大结节嵴	臂内收、旋内	胸内、外侧神经
	胸小肌	第3~5肋前面	肩胛骨喙突	上提3~5肋	胸内侧神经
	前锯肌	第1~8肋	肩胛骨内侧缘	拉肩胛骨向前	胸长神经
胸固有肌	肋间外肌	上位肋骨下缘	下位肋骨上缘	提肋助吸气	肋间神经
	肋间内肌	下位肋骨上缘	上位肋骨下缘	降肋助呼气	肋间神经

5. 腹肌小结

肌群	名称	起点	止点	作用	神经支配
腹前外侧群	腹直肌	耻骨	剑突、第5~7肋软骨	脊柱前屈、增加腹压	第5~12对肋间神经、髂腹下神经、髂腹股沟神经
	腹外斜肌	下8肋的外面	腹白线、髂嵴、腹股沟韧带	增加腹压、脊柱前屈、旋转躯干	
	腹内斜肌	胸腰筋膜、髂嵴、腹股沟韧带	腹白线		
	腹横肌	下6肋内面、腹股沟韧带、胸腰筋膜、髂嵴	腹白线		
腹后群	腰方肌	髂嵴	第12肋	降第12肋、脊柱侧屈	腰神经前支

6. 头肌小结

肌群	名称	起点	止点	主要作用	神经支配
面肌（表情肌）	枕额肌	额腹：帽状腱膜	额部皮肤	提眉、皱额	面神经
		枕腹：枕骨	帽状腱膜	后牵头皮	
	眼轮匝肌	环绕眼裂周围		闭合眼裂	
	口轮匝肌	环绕口裂周围		闭合口裂	
	颊肌	面颊深部		使唇、颊紧贴牙齿	
咀嚼肌	咬肌	颧弓	下颌角外面	上提下颌骨（闭口）	三叉神经
	颞肌	颞窝	下颌骨冠突	上提下颌骨（闭口）	

7. 颈肌小结

名称	起点	止点	作 用	神经支配
胸锁乳突肌	胸骨柄、锁骨的胸骨端	颞骨乳突	单侧收缩头偏向同侧、面转向对侧，两侧收缩，使头后仰	副神经
前、中斜角肌	颈椎横突	第1肋	上提第1肋、助吸气	$C_{2~4}$颈神经前支

8. 肩肌小结

名称	起点	止点	作用	神经支配
三角肌	锁骨外 1/3、肩峰、肩胛冈	肱骨三角肌粗隆	臂外展	腋神经
冈上肌	肩胛骨冈上窝	肱骨大结节上部	臂外展	肩胛上神经
冈下肌	肩胛骨冈下窝	肱骨大结节中部	臂旋外	肩胛上神经
小圆肌	肩胛骨外侧缘后面	肱骨大结节下部	臂旋外	腋神经
大圆肌	肩胛骨下角	肱骨小结节嵴	臂内收、旋内和后伸	肩胛下神经
肩胛下肌	肩胛下窝	肱骨小结节	臂内收、旋内	肩胛下神经

9. 臂肌小结

肌群	名称	起点	止点	作用	神经支配
前群	肱二头肌	长头在肩胛骨关节盂的上方,短头在喙突	桡骨粗隆	屈肘、屈肩,使前臂旋后	肌皮神经
	喙肱肌	肩胛骨喙突	肱骨中段	臂前屈、内收	
	肱肌	肱骨下半前面	尺骨粗隆	屈肘	
后群	肱三头肌	长头在肩胛骨关节盂的下方,外侧头和内侧头分别在桡神经沟的外上方、内下方	尺骨鹰嘴	伸肘、伸肩	桡神经

10. 前臂肌小结

肌群	名称	起点	止点	作用	神经支配
前群 浅层	肱桡肌	肱骨外上髁	桡骨茎突	屈肘	桡神经
	旋前圆肌		桡骨体中部	前臂旋前	正中神经
	桡侧腕屈肌	肱骨内上髁	第 2 掌骨底	屈腕	
	掌长肌		掌腱膜		
	尺侧腕屈肌		豌豆骨		尺神经
	指浅屈肌	肱骨内上髁	第 2~5 指中节指骨底	屈腕、屈 2~5 指	正中神经
前群 深层	指深屈肌	尺骨和前臂骨间膜上部	第 2~5 指远节指骨底		正中神经和尺神经
	拇长屈肌	桡骨近侧端前面	拇指远节指骨底	屈拇指	正中神经
	旋前方肌	尺骨远端掌面	桡骨远端掌面	前臂旋前	

续表

肌群		名称	起点	止点	作用	神经支配
后群	浅层	桡侧腕长伸肌	肱骨外上髁	第2掌骨底背面	伸腕、展腕	桡神经
		桡侧腕短伸肌		第3掌骨底背面		
		指伸肌		第2~5指中节和远节指骨底	伸腕、伸指	
		小指伸肌		小指指背腱膜		
		尺侧腕伸肌		第5掌骨底	伸腕	
	深层	旋后肌	肱骨外上髁、尺骨	桡骨上端前面	前臂旋后	
		拇长展肌	桡、尺骨上部后面	第1掌骨底	拇指外展	
		拇短伸肌	桡骨后面	拇指近节指骨底	伸拇指	
		拇长伸肌	尺骨后面	拇指远节指骨底		
		示指伸肌		示指指背腱膜	伸示指	

11. 手肌小结

肌群	名称	起点	止点	作用	神经支配
外侧群	拇短展肌	屈肌支持带、腕骨	拇指近节指骨底	外展拇指	正中神经
	拇短屈肌			屈拇指	
	拇指对掌肌		第1掌骨底	拇指对掌	
	拇收肌	屈肌支持带、腕骨、第3掌骨	拇指近节指骨	内收拇指	
内侧群	小指展肌	屈肌支持带、腕骨	小指近节指骨	外展小指	尺神经（第1、2蚓状肌由正中神经支配,第3、4蚓状肌由尺神经支配）
	小指短屈肌			屈小指	
	小指对掌肌		第5掌骨	小指对掌	
中间群	蚓状肌	指深屈肌腱	第2~5指近节指骨背面和伸肌腱	屈掌指关节、伸指间关节	
	骨间掌侧肌	第2、4、5掌骨	第2、4、5近节指骨底	第2、4、5指内收	
	骨间背侧肌	第1~5掌骨相对缘	第2~4近节指骨底	第2、4、5指外展	

12. 髋肌小结

肌群	名称	起点	止点	作用	神经支配
前群	髂腰肌	髂肌:髂窝 腰大肌:腰椎体侧面	股骨小转子	屈髋关节并使其旋外	腰神经
	阔筋膜张肌	髂前上棘	髂胫束	紧张阔筋膜	臀上神经
后群	臀大肌	髂骨、骶骨后面	股骨臀肌粗隆	伸髋关节并使其旋外	臀下神经
	臀中、小肌	髂骨外面	股骨大转子	外展髋关节	臀上神经
	梨状肌	骶骨前面	股骨大转子	使髋关节外展、旋外	骶丛分支

笔记

13. 大腿肌小结

肌群	名称	起点	止点	作用	神经支配
前群	缝匠肌	髂前上棘	胫骨上端内侧面	屈髋关节、屈膝关节	股神经
	股四头肌	股直肌:髂前下棘 股内侧肌:股骨粗线 股外侧肌:股骨粗线 股中间肌:股骨前面	胫骨粗隆	伸膝关节,股直肌又能屈髋关节	
内侧群	股薄肌	耻骨支、坐骨支	胫骨上端内侧面	内收、外展髋关节	闭孔神经
	耻骨肌		股骨粗线		
	长收肌				
	短收肌				
	大收肌				
后群	股二头肌	长头:坐骨结节 短头:股骨粗线	腓骨头	伸髋关节、屈膝关节	坐骨神经
	半腱肌	坐骨结节	胫骨上端内侧面		
	半膜肌		胫骨内侧髁后面		

14. 小腿肌小结

肌群	名称	起点	止点	作用	神经支配
前群	胫骨前肌	胫、腓骨上端及骨间膜前面	内侧楔骨和第1跖骨底	足背屈、内翻	腓深神经
	踇长伸肌		踇趾远节趾骨底	伸踇趾、足背屈	
	趾长伸肌		2~5趾中远节趾骨	伸2~5趾、足背屈	
外侧群	腓骨长肌	腓骨外侧面	第1跖骨底	足跖屈、足外翻	腓浅神经
	腓骨短肌		第5跖骨底		
后群	小腿三头肌	腓肠肌:股骨内外侧髁后面 比目鱼肌:胫、腓骨上端后面	跟骨结节	足跖屈、腓肠肌又能屈膝关节	胫神经
	趾长屈肌	胫、腓骨后面及骨间膜后面	第2~5趾远节趾骨底	屈2~5趾、足跖屈	
	胫骨后肌		足舟骨、3块楔骨	足跖屈、足内翻	
	踇长屈肌		踇趾远节趾骨底	屈踇趾、足跖屈	

15. 足肌小结

肌群		名称	起点	止点	作用	神经支配
足背肌		趾短伸肌	跟骨上面和外侧面	第2～4趾近节趾骨底	伸2～4趾	腓深神经
		姆短伸肌		姆趾近节趾骨底	伸姆趾	
足底肌	内侧群	姆展肌	跗骨	姆趾近节趾骨底	外展姆趾	足底内侧神经
		姆短屈肌			屈姆趾	
		姆收肌			内收姆趾	
	外侧群	小趾展肌		小趾近节趾骨底	外展小趾	足底外侧神经
		小趾短屈肌			屈小趾	
	中间群	趾短屈肌	跟骨	第2～5趾中节趾骨	屈第2～5趾	足底内侧神经
		足底方肌		趾长屈肌腱		足底外侧神经
		蚓状肌	趾长屈肌腱	第2～5趾伸肌腱	屈跖趾关节、伸趾关节	足底内、外侧神经
		骨间足底肌	第3～5跖骨底	第3～5趾近节趾骨底	内收3～5趾	足底外侧神经
		骨间背侧肌	跖骨相对缘	第2～4趾近节趾骨底	外展第2～4趾	

（牛晓军　高书亮　李伊为　李一帆）

复习思考题

1. 颅前窝、颅中窝、颅后窝各有哪些孔裂？上述孔裂中有何结构通过？

2. 为什么当足跖屈时,踝关节更容易受伤？

3. 比较肩关节和髋关节在结构上有何不同？

4. 以下临床表现,最有可能是何肌瘫痪造成的？

（1）笑时口角歪向右上侧,左侧眼睑不能闭合。

（2）左上肢不能外展。

（3）左手各指间夹纸无力,轻轻一拽就可将指缝间的纸片拽出;2～5指外展无力。

（4）手背向下抬起左前臂时,左手下垂。

（5）左踝关节不能伸,向前迈步时足尖下垂。

第二章

消化系统

学习目的

　　通过消化系统的学习,掌握各器官位置、形态结构和毗邻,了解它们的主要功能,为后续课程的学习奠定基础。

学习要点

　　口腔的结构;咽的分布、结构及交通;食管的位置和狭窄;胃的位置、形态和结构;小肠和大肠的分部及区别;阑尾的位置;直肠和肛管的结构。肝的位置、形态和肝外胆道的组成;胰的位置、分部。腹膜的概念及形成的结构。

　　消化系统 alimentary system 由消化管和消化腺组成(图 2-1)。**消化管 alimentary canal** 是从口腔至肛门的粗细不等的弯曲管道,包括口腔、咽、食管、胃、小肠(十二指肠、空肠、回肠)和大肠(盲肠、阑尾、结肠、直肠、肛管)。临床上通常把从口腔到十二指肠的一段,称**上消化道**,空肠到肛门的一段,称**下消化道**。**消化腺 alimentary gland** 按位置和形态大小分为大消化腺和小消化腺两种。大消化腺是独立存在的器官,如大唾液腺、肝、胰等。小消化腺则是散在于消化管壁内的小腺体,如唇腺、颊腺、食管腺、胃腺和肠腺等。

　　消化系统的主要功能是摄取食物,进行物理性和化学性消化,吸收其中的营养物质,以维持机体的新陈代谢,并将剩余的糟粕排出体外。此外,口腔、咽还参与呼吸、发音和语言等功能活动。

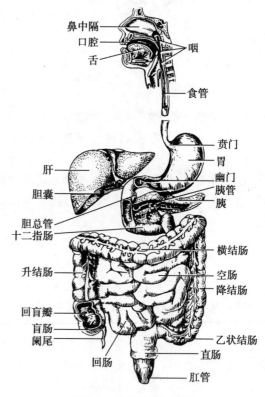

图 2-1　消化系统模式图

【消化管的一般结构】

消化管各段的形态和功能不同,其构造也各有特点,但整体来看,多数消化管的管壁由内向外可分为黏膜、黏膜下层、肌层和外膜四层(图2-2)。

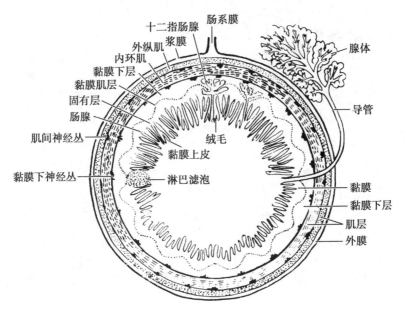

图2-2 消化管模式图(十二指肠横切面)

1. **黏膜** 黏膜是消化管的最内层结构,由上皮、固有膜和黏膜肌层构成。黏膜大部分为单层柱状上皮,具有保护、分泌、吸收等功能。小肠的黏膜和部分的黏膜下层向肠腔内突出,形成黏膜皱襞,可以加大消化和吸收的面积。

2. **黏膜下层** 黏膜下层位于黏膜与肌层之间,由疏松结缔组织构成,可使黏膜有一定移动性。内含丰富的血管、淋巴管和神经等。

3. **肌层** 大多数消化管肌层由平滑肌组成,平滑肌一般分为内环、外纵两层。环肌和纵肌的交替收缩和舒张,可推动食物逐渐下移。在某些部位,环形平滑肌增厚形成括约肌。

4. **外膜** 外膜是消化管的最外层,大部分消化管外膜为间皮和结缔组织构成的浆膜。浆膜不仅有保护和固定功能,还能分泌浆液,减少器官之间的摩擦。

【胸部标志线和腹部分区】

内脏大部分器官位于胸腔、腹腔和盆腔内。为了准确描述胸腹腔脏器的位置和体表投影,通常在胸、腹部体表划出一些标志线和分区(图2-3):

1. 胸部标志线

(1) **前正中线**:沿身体前面正中所作的垂直线。

(2) **胸骨线**:沿胸骨最宽处的外侧缘所作的垂直线。

(3) **锁骨中线**:经锁骨中点向下所作的垂直线。

(4) **胸骨旁线**:经胸骨线与锁骨中线之间的中点所作的垂直线。

(5) **腋前线**:沿腋前襞向下所作的垂直线。

(6) **腋中线**:经腋窝中点向下所作的垂直线。

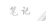

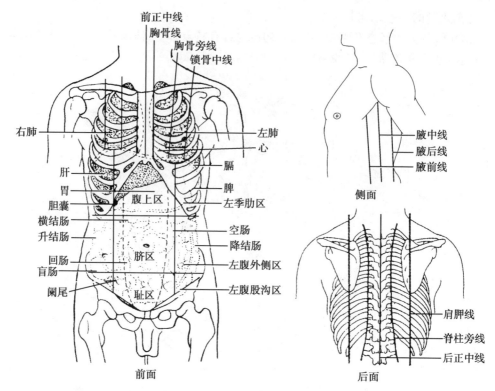

图 2-3　胸、腹部标志线和腹部分区

（7）**腋后线**：沿腋后襞向下所作的垂直线。

（8）**肩胛线**：经肩胛骨下角所作的垂直线。

（9）**后正中线**：经身体后面的正中所作的垂直线。

2. **腹部分区**　为了便于描述腹腔脏器的位置,常用两条水平线和两条垂直线将腹部划分为9个区(图2-3)。两条**水平线**:上水平线是通过左、右肋弓最低点(即第10肋最低点)的连线,下水平线是通过左、右髂结节之间的连线。两条**垂直线**是通过左、右腹股沟韧带中点向上所作的垂直线。由以上四条线可将腹部分为三部9个区。两条水平线将腹部分为腹上部、腹中部和腹下部,再由两条垂直线与上述两条水平线相交,则把腹部分为9个区,即腹上部分成中间的**腹上区**和左、**右季肋区**,腹中部分成中间的**脐区**和左、**右腹外侧区**(腰区),腹下部分成中间的**耻区**(腹下区)和左、**右腹股沟区**(髂区)。

第一节　消　化　管

一、口腔

口腔 oral cavity 是消化管的起始部,其前壁为口唇,侧壁为颊,上壁为腭,下壁为口腔底。口腔向前以口裂通体外,向后经咽峡通咽腔(图2-4)。口腔被上、下颌牙弓分为两部分,牙弓与唇颊之间的腔隙,称**口腔前庭**;牙弓以内的部分,称**固有口腔**。上、下颌咬合时,口腔前庭可经第3磨牙后方的间隙与固有口腔相通。

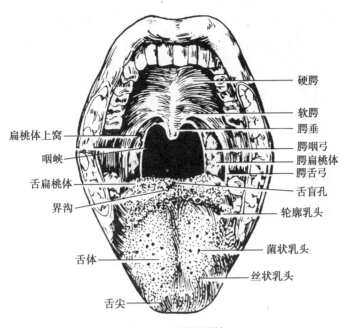

图2-4 口腔及咽峡

（一）口唇

口唇 oral lips 由皮肤、口轮匝肌和黏膜构成。正常颜色为红色,当缺氧时呈绛紫色,临床上称发绀。分**上唇**和**下唇**,二者围成**口裂**,口裂两端是**口角**。在上唇的外面正中处有一纵行的浅沟,称**人中**。上唇的外面两侧,各有一条斜行浅沟,称**鼻唇沟**。

（二）颊

颊 cheek 为口腔的侧壁,由皮肤、颊肌和颊黏膜构成。在平对上颌第二磨牙处的颊黏膜上,可见一圆形黏膜隆起,称**腮腺管乳头**,其中央有腮腺导管的开口。

（三）腭

腭 palate 为口腔顶,分隔鼻腔与口腔,可分硬腭和软腭两部分。**硬腭**为腭的前2/3,以骨质为基础,表面覆盖黏膜;**软腭**为腭的后1/3,由骨骼肌和黏膜组成。软腭斜向后下,其后缘中央有一下垂的乳头状突起,称**腭垂**(悬雍垂)。自腭垂向两侧,有两条弓形黏膜皱襞(图2-4),前方的一对连于舌根,称**腭舌弓**;后方的一对连于咽的侧壁,称**腭咽弓**。

（四）咽峡

咽峡 isthmus of fauces 是口腔通向咽腔的门户,由腭垂、两侧腭舌弓和舌根共同围成(图2-4)。

（五）牙

牙 teeth 是人体内最坚硬的器官,嵌入上、下颌骨牙槽内,分别排列成**上牙弓**和**下牙弓**,具有咀嚼食物和辅助发音等作用。

1. **牙的形态和组织** 牙的形态虽然有差异,但每个牙可分为牙冠、牙颈和牙根三部分(图2-5)。**牙冠**是露在牙龈外面的部分,洁白而有光泽。**牙根**是嵌入牙槽内的部分,借牙周膜与牙槽骨紧密相连;牙根尖端有一小孔,称**牙根尖孔**,内有神经、血管、淋巴管出入。**牙颈**为牙冠与牙根之间稍细的部分,外包以**牙龈**。牙龈、牙周膜和牙槽骨

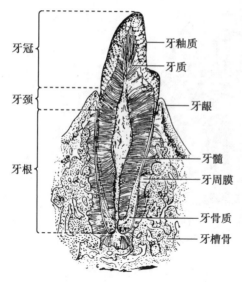

图2-5 牙的形态和构造（下颌切牙矢状切面）

三者合称**牙周组织**,对牙有保护和固定的作用。

牙由牙质、牙釉质、牙骨质和牙腔组成。**牙质**致密坚硬,位于牙的内部,是构成牙的主体。在牙冠的表面,覆有一层洁白的**牙釉质**,它是人体最坚硬的组织;在牙根和牙颈的表面包有一层**牙骨质**,其结构类似于骨质。牙的内腔称**牙腔**,包括牙冠、牙颈内的**牙冠腔**和牙根内的**牙根管**两部分;牙腔内充满**牙髓**,牙髓由神经、血管、淋巴管和结缔组织组成。

2. **出牙和牙式** 人的一生先后出两组牙。第一组称**乳牙**,自出生后6个月开始萌出,2~3岁内出齐,分为**乳切牙**、**乳尖牙**和**乳磨牙**,共20个。第二组称**恒牙**,6~7岁开始萌出替换乳牙,12岁左右出齐,分为**切牙**、**尖牙**、**前磨牙**、**磨牙**(图2-6)。但第3磨牙长出较晚,约18~30岁萌出,故称**迟牙**(智牙),迟牙有的人可终生不出,因此恒牙数28~32个均属正常。切牙、尖牙、前磨牙只有1个牙根,下磨牙有2个牙根,上磨牙有3个牙根。

临床上为了准确而简便地记录各个牙在口腔中的部位,常以被检查者的体位为标准,用横线表示上、下牙的分界,以纵线表示左、右侧的分界。用罗马数字表示乳牙,以阿拉伯数字表示恒牙,这种记录方式称**牙式**。牙式记录如下:

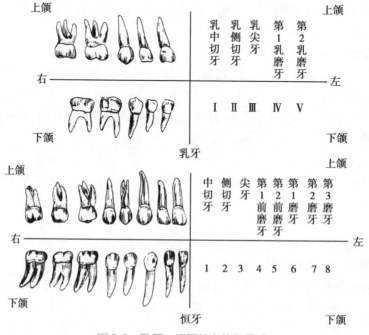

图2-6 乳牙、恒牙的名称和牙式

（六）舌

舌 tongue 位于口腔底,以骨骼肌为基础,表面覆以黏膜构成。舌有协助咀嚼、吞咽食物、辅助发音和感受味觉等功能。

1. **舌的形态** 舌上面中后部有一向前开放的"Ｖ"字形的**界沟**,将舌分为后 1/3 的**舌根**和前 2/3 的**舌体**。舌体的前端称**舌尖**(图 2-4)。舌下面正中线有一纵行的黏膜皱襞连于口腔底,称**舌系带**(图 2-7)。在舌系带根部的两侧各有一小黏膜隆起,称**舌下阜**,其顶端有下颌下腺管和舌下腺大管的共同开口。由舌下阜向两侧延伸,各有一黏膜隆起,称**舌下襞**,其深面有舌下腺。

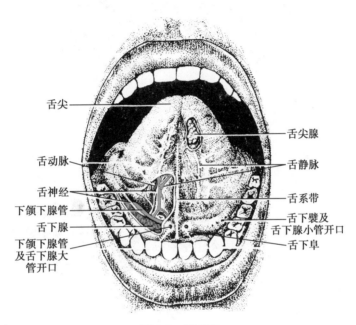

图 2-7 舌下面

2. **舌黏膜** 湿润呈淡红色,被覆于舌的表面。舌上面的黏膜上有许多小突起,称**舌乳头**。按其形状可分为丝状乳头、菌状乳头和轮廓乳头等(图 2-4)。**丝状乳头**数量最多,体积最小,呈白色丝绒状,具有一般感觉功能。**菌状乳头**数量较少,为红色钝圆形小突起,散在于丝状乳头之间,内含味蕾,司味觉。**轮廓乳头**最大,有 7～11 个,排列于界沟前方,含有味蕾,司味觉。正常情况下,丝状乳头脱落的上皮细胞碎片与食物残渣等成分黏附于舌的表面,形成薄白色的舌苔。

3. **舌肌** 为骨骼肌,可分为舌内肌和舌外肌(图 2-8)。**舌内肌**有舌纵肌、舌横肌和舌垂直肌三种,收缩时可改变舌的形状。**舌外肌**起自舌附近各骨,止于舌内,收缩时可改变舌的位置。舌外肌中最重要的一对为**颏舌肌**,它起自下颌骨体的内面,呈扇形止于舌体中线两侧;两侧颏舌肌同时收缩使舌伸出口腔(吐舌),单侧收缩时可使舌尖伸向对侧;如一侧颏舌肌瘫痪,伸舌时,舌尖歪向患侧。

（七）大唾液腺

在口腔周围有三对大唾液腺,即腮腺、下颌下腺、舌下腺(图 2-9)。分泌的唾液具有湿润、清洁口腔、调和食物及消化淀粉等作用。

1. **腮腺 parotid gland** 最大,略呈三角形,位于耳郭的前下方。**腮腺管**由腮腺的

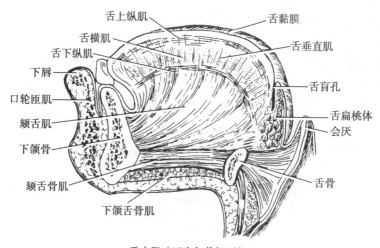

舌上纵肌　舌黏膜
舌横肌
舌下纵肌　舌垂直肌
下唇
口轮匝肌　舌盲孔
颏舌肌
下颌骨　舌扁桃体　会厌
颏舌骨肌　舌骨
下颌舌骨肌

舌内肌（正中矢状切面）

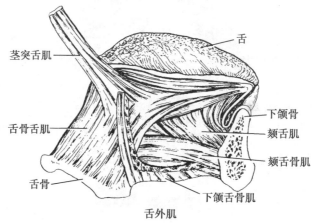

茎突舌肌　舌
舌骨舌肌　下颌骨　颏舌肌　颏舌骨肌
舌骨　下颌舌骨肌

舌外肌

图2-8　舌肌

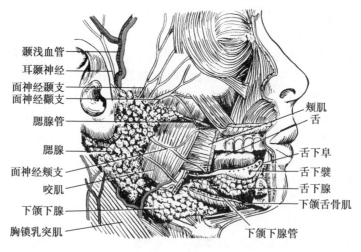

颞浅血管
耳颞神经
面神经颞支
面神经颧支　颊肌
腮腺管　舌
腮腺　舌下阜
面神经颊支　舌下襞
咬肌　舌下腺
下颌下腺　下颌舌骨肌
胸锁乳突肌　下颌下腺管

图2-9　大唾液腺

前缘穿出,在颧弓下一横指处紧贴咬肌表面前行,至咬肌前缘处弯转向内侧,穿过颊肌,开口于平对上颌第 2 磨牙颊黏膜的腮腺管乳头。临床上小儿麻疹早期可在腮腺管开口周围出现灰白色的斑点。

2. **下颌下腺 submandibular gland** 呈卵圆形,位于下颌体后部的内面,其导管自腺的内侧面发出,开口于舌下阜。

3. **舌下腺 sublingual gland** 最小,呈杏核状,位于舌下襞的深面。舌下腺的大导管开口于舌下阜,另有 5~15 条小导管直接开口于舌下襞。

二、咽

(一)咽的形态和位置

咽 pharynx 为上宽下窄、前后略扁的漏斗形肌性管道,是消化管和呼吸道的共同通道(图2-10)。上起自颅底,下至第 6 颈椎体下缘的高度续于食管,全长约 12cm。咽位于第 1~6 颈椎的前方,鼻腔、口腔和喉腔之后,两侧是颈部的大血管和神经。

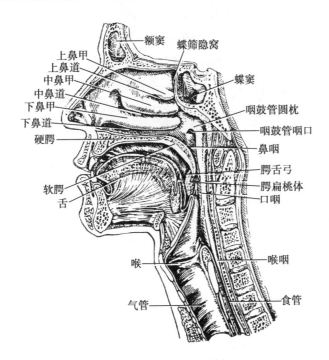

图 2-10 头颈部正中矢状切面

(二)咽的分部和结构

咽以软腭后缘和会厌上缘为界分为鼻咽、口咽和喉咽三部分(图2-10)。

1. **鼻咽 nasopharynx** 位于鼻腔的后方,为颅底至软腭后缘之间的一段,向前借鼻后孔与鼻腔相通。在其两侧壁约平下鼻甲后方 1cm 处有**咽鼓管咽口**,咽腔经该口通过咽鼓管与中耳的鼓室相通;该口平时是关闭的,当吞咽或用力张口时,该口开放,空气可经此通过咽鼓管进入鼓室,以维持鼓膜两侧的气压平衡。咽鼓管咽口的前、上、后方有半环状的隆起,称**咽鼓管圆枕**。在圆枕与咽后壁之间有一纵行深窝,称**咽隐窝**,是鼻咽癌的好发部位。

笔记

2. **口咽 oropharynx** 位于口腔的后方,为软腭后缘与会厌上缘之间的一段,向前借咽峡与口腔相通。在其侧壁上,腭舌弓和腭咽弓之间有一凹窝,称**扁桃体窝**,窝内容纳**腭扁桃体**。腭扁桃体是淋巴器官,具有防御功能。

3. **喉咽 laryngopharynx** 位于喉的后方,为会厌上缘平面至第 6 颈椎下缘之间的一段,向前经喉口通喉腔,向下通食管。在喉口两侧与咽侧壁之间有一对深窝,称**梨状隐窝**,是异物易滞留的部位。

咽壁的肌层为骨骼肌,包括咽缩肌和咽提肌。**咽缩肌**主要有**咽上、中、下缩肌**,**咽提肌**插入咽上、中缩肌之间(图 2-11)。吞咽时,咽缩肌由上而下依次收缩,将食团推入食管。咽提肌收缩可使咽、喉上提,以协助吞咽和封闭喉口。

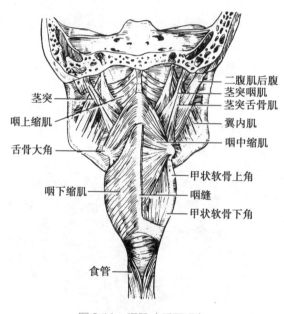

图 2-11 咽肌(后面观)

三、食管

(一)食管的形态和位置

食管 esophagus 是一前后略扁的肌性管道,是消化管各部中最狭窄的部分,长约 25cm。食管上端于第 6 颈椎体下缘水平接续咽,下端至第 11 胸椎左侧连于胃的贲门,依其行程可分颈、胸、腹三部(图 2-12)。颈部长约 5cm,在气管颈部的后方、脊柱的前方下行,经胸廓上口入胸腔。胸部最长,约 18~20cm,先行于气管胸部与脊柱之间,继而经过左主支气管之后,沿胸主动脉右侧下行,至第 9 胸椎平面斜跨胸主动脉的前方至其左侧,然后穿膈的食管裂孔入腹腔。腹部最短,长仅 1~2cm,由膈的食管裂孔处至胃的贲门。

(二)食管的狭窄

食管全长有三个生理性狭窄(图 2-12)。

1. **第一狭窄** 位于咽与食管相续处,正对第 6 颈椎体下缘平面,距中切牙 15cm。

2. **第二狭窄** 位于食管与左主支气管交叉处,平第 4、5 胸椎之间,距中切牙

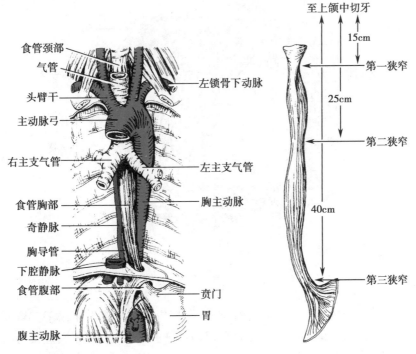

图 2-12 食管的位置和狭窄

约 25cm。

3. **第三狭窄** 位于食管穿过膈的食管裂孔处,平第 10 胸椎平面,距中切牙约 40cm。

这些狭窄处是食管异物易滞留的部位,也是食管癌和食管静脉曲张的好发部位。

四、胃

胃 stomach 是消化管中最膨大的部分,上连食管,下续十二指肠。具有受纳食物、分泌胃液和激素,对蛋白质进行初步消化的功能。胃的位置、形态因年龄、性别、体型、体位和充盈不同而有所差异。

（一）胃的形态和分部

1. **胃的形态** 成年人的胃,空虚时可缩成管状,充盈则呈球囊形,容量可达到 1500ml。胃有两口、两壁、两缘(图 2-13)。胃的近端与食管相连处是胃的入口称**贲门**,胃的远端接续十二指肠处是胃的出口称**幽门**。**胃前壁**朝向前上方,**胃后壁**朝向后下方。上缘凹向右上方称**胃小弯**,该弯的最低点弯曲成角状,称**角切迹**;下缘大部分凸向左下方称**胃大弯**。

2. **胃的分部** 胃通常分为胃底、胃体、贲门和幽门四部(图 2-13)。靠近贲门的部分称**贲门部**。自贲门向左上方膨出的部分,称**胃底**。角切迹与幽门之间的部分,称**幽门部**。幽门部靠近幽门的一段呈管状,称**幽门管**,幽门管与角切迹之间的部分称**幽门窦**。胃底与幽门部之间的广大区域,称**胃体**。

（二）胃的位置和毗邻

胃中等充盈时,约 3/4 位于左季肋区,1/4 位于腹上区;贲门约在第 11 胸椎的左

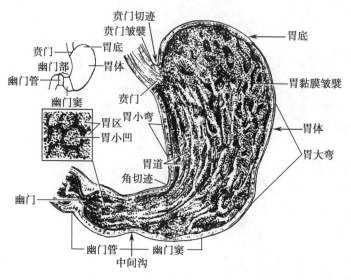

图 2-13　胃的形态、分部

侧,幽门约在第 1 腰椎的右侧。当胃特别充盈时,胃大弯可降至脐以下。胃前壁的右侧部被肝左叶遮盖,左侧部被左肋弓遮盖,只有中间一块三角形区域直接与腹前壁相贴,该部位于剑突下,是胃触诊的部位。胃后壁与左肾、左肾上腺及胰相邻。胃底与膈、脾相贴,胃大弯的后下方有横结肠横过。

（三）胃壁的结构

胃壁由内向外分为黏膜、黏膜下层、肌层和外膜四层。胃黏膜呈淡红色,有丰富的胃腺。胃空虚时,黏膜形成许多不规则的皱襞;充盈时则皱襞减少。在胃小弯处皱襞多为纵行,在贲门和幽门附近的皱襞则呈放射状排列,在幽门处的黏膜向内形成环状皱襞,称**幽门瓣**(图 2-13),有阻止胃内容物进入十二指肠的作用。黏膜下层由疏松结缔组织构成,内含丰富的血管、淋巴管和神经丛。胃的肌层比较发达,由外纵、中环、内斜三层平滑肌交织而成。在幽门处环形肌明显增厚,形成**幽门括约肌**(图 2-14),有延缓胃的排空和阻止肠内容物逆流入胃的功能。胃的外膜为浆膜。

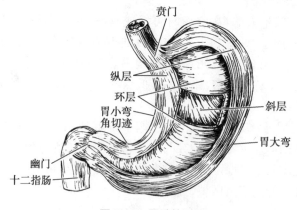

图 2-14　胃壁的肌层

五、小肠

小肠 small intestine 是消化管中最长的一段,上起于胃的幽门,下接续盲肠,全长约 5~7m,可分为十二指肠、空肠和回肠三部。小肠是进行消化和吸收的重要器官,并具有内分泌功能(图 2-1)。

(一)十二指肠

十二指肠 duodenum 为小肠的起始段,长约 25cm。上端起于幽门,下端续于空肠,呈"C"字形包绕胰头,可分为上部、降部、水平部和升部(图 2-15)。

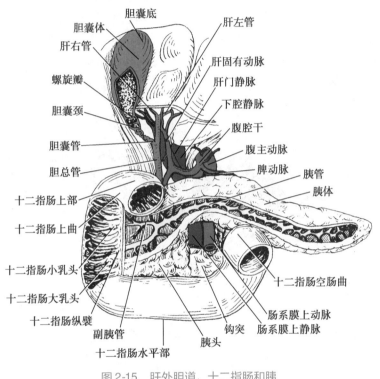

图 2-15 肝外胆道、十二指肠和胰

1. **上部** 长约 5cm,在第 1 腰椎右侧起于幽门,水平向右,至肝门下方、胆囊颈附近急转向下,续于降部。上部左侧与幽门相连接的一段肠壁较薄,黏膜光滑无环状襞,称**十二指肠球**,是十二指肠溃疡的好发部位。

2. **降部** 长约 7~8cm,起自十二指肠上部,沿第 1~3 腰椎和胰头的右侧垂直下行,达第 3 腰椎体下缘处又急转向左,移行于水平部。在降部肠腔的后内侧壁上有一纵行的黏膜皱襞,称**十二指肠纵襞**,是由斜穿肠壁的胆总管使黏膜隆起而形成的;此襞下端的乳头状隆起,称**十二指肠大乳头**,距中切牙约 75cm,为肝胰壶腹的开口处。在大乳头稍上方,有时可见**十二指肠小乳头**,是副胰管的开口处。

3. **水平部** 又称下部,长约 10cm,起自十二指肠降部,在第 3 腰椎平面向左,横过下腔静脉至腹主动脉的前面、第 3 腰椎体左前方,移行为升部。

4. **升部** 最短,长约 2~3cm,起自水平部的末端,斜向左上方,至第 2 腰椎体左侧急转向下,移行为空肠。十二指肠与空肠之间形成比较恒定的弯曲称**十二指肠空肠**

曲,被一条由少量平滑肌和结缔组织构成的**十二指肠悬韧带**(Treitz 韧带)固定于腹后壁。十二指肠悬韧带是腹部外科手术中确认空肠起始的重要标志。

(二)空肠和回肠

空肠 jejunum 和**回肠** ileum 位于腹腔的中、下部,上端起于十二指肠空肠曲,下端于右髂窝接续盲肠,全长被腹膜包裹,周围为大肠所环绕。空肠约占空、回肠全长的近侧 2/5,主要占据腹腔的左上部(左腹外侧区和脐区);回肠约占全长的远侧 3/5,主要占据腹腔的右下部(脐区和右腹股沟区)。

空、回肠的形态结构不完全一致,但变化是逐渐发生的,故两者之间无明显界限。一般而言,空肠管径较粗,管壁较厚,血管较丰富,颜色较红润,黏膜环状皱襞密而高,黏膜内有许多散在的**孤立淋巴滤泡**;而回肠则管径较细,管壁较薄,血管较少,颜色较淡,黏膜环状皱襞疏而低,黏膜内除有孤立淋巴滤泡以外,还有**集合淋巴滤泡**。集合淋巴滤泡是由孤立淋巴滤泡汇集而成。这些淋巴滤泡具有防御功能,肠伤寒时细菌常侵犯回肠集合淋巴滤泡,从而导致肠出血或肠穿孔(图 2-16)。

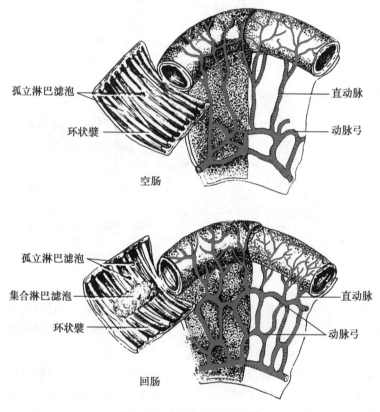

图 2-16 空肠与回肠的比较

六、大肠

大肠 large intestine 是消化管的末段,全长约 1.5m。分为盲肠、阑尾、结肠、直肠和肛管五部分,其主要功能为吸收水分、维生素和无机盐,并将食物残渣形成粪便,排出体外。

除阑尾、直肠和肛管以外,盲肠和结肠的表面具有以下 3 个特征性结构(图 2-17):一是沿肠的表面排列有三条纵行的**结肠带**,是由纵行平滑肌增厚而成;二是由肠壁上的许多横沟隔开而成的环形囊状突起,称**结肠袋**;三是在结肠带附近由于浆膜下脂肪聚集,形成了许多大小不等的脂肪突起,称**肠脂垂**。这 3 个特征可作为识别盲肠和结肠的标志。

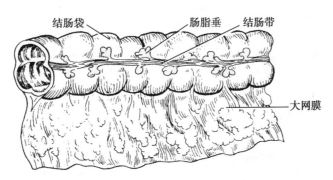

图 2-17 结肠的特征(横结肠)

（一）盲肠

盲肠 caecum 是大肠的起始部,位于右髂窝内,长约 6～8cm。盲肠下端是膨大的盲端,上续升结肠,其左侧有**回盲口**连通回肠(图 2-18)。在回盲口的上、下缘各有一半月形的黏膜皱襞,称**回盲瓣**,此瓣的作用为阻止小肠内容物过快地流入大肠,以利食糜在小肠内充分消化吸收,又可防止盲肠内容物逆流回小肠。在回盲口的下方约 2cm 处,有阑尾的开口。

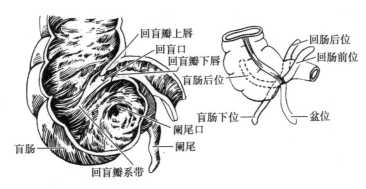

图 2-18 盲肠和阑尾

（二）阑尾

阑尾 vermiform appendix 是一条细长的盲管,形如蚯蚓,又称蚓突,一般长 6～8cm。阑尾的内腔狭小,经阑尾口通盲肠。

阑尾尖端为游离盲端,游动性较大,故阑尾的位置较不恒定,以盆位者多见,其次为盲肠后位及盲肠下位,回肠前位和后位较少见。因为三条结肠带最后都汇集于阑尾根部,故沿结肠带向下追踪,是寻找阑尾的可靠方法。

阑尾根部附于盲肠下端后内侧壁,位置较固定,其体表投影:通常在脐与右髂前上棘连线的中、外 1/3 交界处,称**麦氏点(McBurney 点)**(图 2-19)。急性阑尾炎时,此点

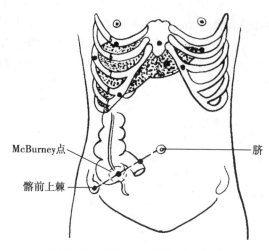

图 2-19 阑尾根部和肝的体表投影

可有压痛或反跳痛。

（三）结肠

结肠 colon 为介于盲肠和直肠之间的肠管。按其所在位置和形态,分为升结肠、横结肠、降结肠和乙状结肠四部分(图 2-1)。

1. **升结肠 ascending colon** 在右髂窝内起自盲肠上端,沿腹后壁右侧上升,至肝右叶下面转向左移行为横结肠。升结肠移行为横结肠处的弯曲,称**结肠右曲(肝曲)**。升结肠无系膜,借结缔组织贴附于腹后壁,故升结肠活动性很小。

2. **横结肠 transverse colon** 由结肠右曲呈弓状向左行,至脾下方转折向下,移行为降结肠。横结肠移行为降结肠处的弯曲,称**结肠左曲(脾曲)**。横结肠由横结肠系膜连于腹后壁,活动性较大。

3. **降结肠 descending colon** 起自结肠左曲,沿腹后壁左侧下降,至左髂嵴处移行为乙状结肠。降结肠借结缔组织固定于腹后壁,活动性很小。

4. **乙状结肠 sigmoid colon** 在左髂嵴处接降结肠,向下进入盆腔,至第 3 骶椎水平续于直肠。乙状结肠借乙状结肠系膜固定于盆腔左后壁,故有较大的活动性。有时可因乙状结肠系膜过长而造成肠扭转。

（四）直肠

直肠 rectum 位于盆腔内,上端平第 3 骶椎处接乙状结肠,下端至盆膈处续为肛管。直肠后面与骶骨和尾骨相邻。在直肠前面,男性毗邻膀胱、前列腺、精囊等,在女性毗邻子宫和阴道。因此男、女性直肠指诊时,可触及直肠前方的器官,如前列腺、子宫等。

直肠在矢状面上观察,可见有两个弯曲:上段与骶骨前面的曲度一致,形成一凸向后的弯曲,称**直肠骶曲**;下段绕过尾骨尖前面转向后下方,形成一凸向前的弯曲,称**直肠会阴曲**(图 2-20)。直肠下段肠腔膨大,称**直肠壶腹**。直肠壶腹内面有 2～3 条半月形黏膜皱襞,称**直肠横襞**。其中最大而恒定的一条直肠横襞,在直肠壶腹上份的前右侧壁,距肛门约 7cm。直肠横襞主要有支持粪便的功能。临床进行直肠镜检查时,应顺着直肠的弯曲插入,避免伤及直肠横襞(图 2-21)。

（五）肛管

肛管 anal canal 为盆膈以下的消化管,长约 3～4cm,上端于盆膈处与直肠相连,下端开口于肛门。肛管上段的黏膜形成 6～10 条纵行的皱襞称**肛柱**。连接各肛柱下端的半

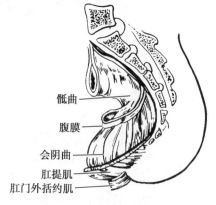

图 2-20 直肠的位置和弯曲

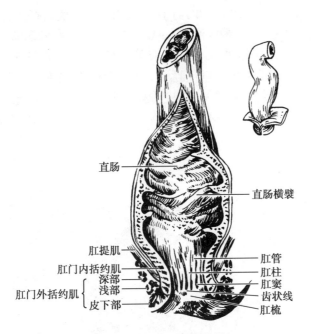

图 2-21　直肠和肛管的构造

月形黏膜皱襞称**肛瓣**。两相邻的肛柱与肛瓣围成一开口向上的小凹陷称**肛窦**。肛窦内易潴留粪屑,引起肛窦炎甚至肛瘘。各肛柱下端和肛瓣共同连成一锯齿状的环形线**称齿状线(肛皮线)**。它是皮肤和黏膜的分界线。齿状线下方有一宽约 1cm 的环状带,表面光滑并略有光泽称**肛梳(痔环)**。在齿状线以上的黏膜下和肛梳的皮下有丰富的静脉丛。当这些静脉丛淤血曲张时,即形成痔;临床上将齿状线以上的痔,称内痔;齿状线以下的痔,称外痔。肛梳下缘有一环状线,称**白线**;白线适对肛门内、外括约肌的交界处,临床肛门指诊时,触及此处是一环状沟。

在肛管处的环形平滑肌特别增厚,形成**肛门内括约肌**。肛门内括约肌的周围有环形的骨骼肌,称**肛门外括约肌**,肛门外括约肌受意志支配,有较强的控制排便功能(图2-21)。

第二节　消化腺

一、肝

肝 liver 是人体最大的消化腺,成人肝的重量约为 1350g(男性为 1230~1450g,女性为 1100~1300g),约占体重的 1/50。新生儿肝相对较大,相当于自身体重的 1/20。肝的血液供应十分丰富,活体的肝呈棕红色,质软而脆,受暴力打击易破裂出血。

(一)肝的形态

肝呈楔形,可分为上、下两面,前、后两缘。肝的上面膨隆,与膈相邻,故又称为**膈面**。在肝的上面,有**镰状韧带**附着,借此将肝分为**肝左叶**和**肝右叶**。肝右叶大而厚,左叶小而薄。肝的下面,称**脏面**。脏面凹凸不平,与许多内脏相邻。脏面有一呈"H"形的沟,即左、右纵沟和横沟。右纵沟的前半有一凹窝,称**胆囊窝**,容纳胆囊;右纵沟的后半部分有下腔静脉通过,称**腔静脉沟**。左纵沟的前半部内有**肝圆韧带**,此韧带由胎儿时期脐静脉闭锁而成;左纵沟的后半部内有**静脉韧带**,是胎儿时期静脉导管的遗迹。肝下面中间部位的横沟为**肝门**,有肝门静脉,肝固有动脉,肝左、右管和神经、淋巴管等出入。出入肝门的这些结构被结缔组织包绕,构成**肝蒂**。肝的前缘(也称下缘)锐利,在胆囊窝处,肝前缘有一胆囊切迹,胆囊底常在此处露出。肝的后缘钝圆(图 2-22、图2-23)。

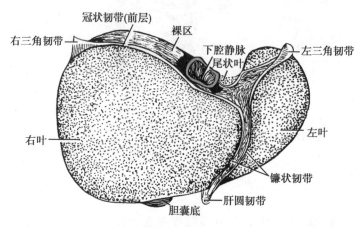

图 2-22 肝的上面

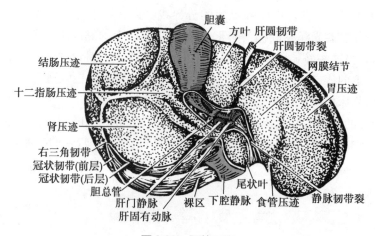

图 2-23 肝的下面

（二）肝的位置和体表投影

1. **肝的位置** 肝大部分位于右季肋区和腹上区,小部分位于左季肋区(图 2-3、图2-19)。肝大部分被肋弓所覆盖,仅有一小部分在腹上区左、右肋弓间露出于剑突之下,故在腹上区,剑突下 3～5cm 范围内,触及肝下缘属正常。但 3 岁以下的健康幼儿,由于腹腔容积较小,而肝脏的体积相对较大,肝的下缘常低于右肋弓下 1.5～2.0cm,到 7 岁以后,在右肋弓下不能触及到肝。

2. **肝的体表投影**

（1）肝上界:在右侧腋中线处起自第 7 肋,由此向左上至右锁骨中线处平第 5

肋,在前正中线处平胸剑结合,至左锁骨中线平第5肋间隙。此上凸弧线即为肝上界的体表投影(图2-19)。

(2)肝下界:在右侧腋中线处起自第10肋,再沿右肋弓下缘向左上,至右侧第8、9肋软骨结合处离开右肋弓,进入腹上区,经剑突下3~5cm处继续向左上,至左肋弓第7、8肋软骨结合处,进入左季肋区,连于上界左端(图2-19)。

(三)肝外胆道

肝外胆道是指肝门之外的胆道系统而言,包括胆囊和输胆管道两部分。

1. 胆囊 gallbladder 位于肝右叶下面的胆囊窝内,上面借结缔组织与肝相连,下面有腹膜覆盖。胆囊略呈鸭梨形,长约8~12cm,可分为底、体、颈、管四部分(图2-24)。**胆囊底**为突向前下方的盲端,多露出于肝前缘,其体表投影相当于右侧腹直肌外侧缘与右肋弓相交处。当胆囊发炎时,此处可有压痛。**胆囊体**占胆囊中央大部分,与胆囊底间没有明确的分界线,约在肝门右侧缘续于胆囊颈。**胆囊颈**细而短,常以直角弯向左,与胆囊管相连。**胆囊管**是胆囊颈的延续,最后与肝总管会合,形成胆总管。胆囊颈和胆囊管的黏膜向内呈螺旋状隆起,构成**螺旋襞**。螺旋襞可控制胆汁的出入,胆囊结石易嵌顿于此。

胆囊有贮存和浓缩胆汁的功能,胆囊收缩可促进胆汁的排泄。

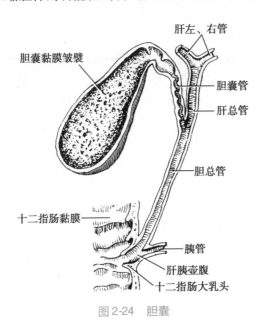

肝左、右管
胆囊黏膜皱襞
胆囊管
肝总管
胆总管
十二指肠黏膜
胰管
肝胰壶腹
十二指肠大乳头

图2-24 胆囊

2. 输胆管道 包括肝左管、肝右管、肝总管、胆囊管及胆总管。

肝细胞产生的胆汁在肝内流入胆小管,胆小管逐渐汇合成**肝左管**和**肝右管**,肝左、右管出肝门后汇合成**肝总管**。肝总管末端与位于其右侧的**胆囊管**汇合,共同形成**胆总管**(图2-25)。胆总管长4~8cm,管径宽约0.6~0.8cm。胆总管走行于肝十二指肠韧带内,肝固有动脉的右侧,肝门静脉前方,向下经十二指肠上部的后方,至胰头与十二指肠降部之间下行,在进入十二指肠降部的左后壁处,与胰管汇合,形成略膨大的**肝胰壶腹**(Vater 壶腹),开口于十二指肠大乳头。在肝胰壶腹的壁内有环形平滑肌,称**肝胰壶腹括约肌**(Oddi 括约肌)。此肌有控制胆汁和胰液排出的作用。

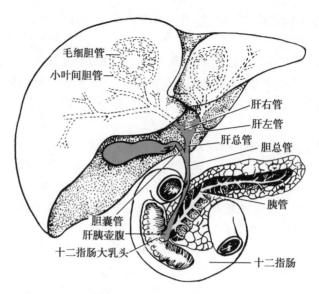

图 2-25 输胆管道模式图

二、胰

(一) 胰的形态和分部

胰 pancreas 是人体第二大消化腺,重约 100g,腺体略呈三棱柱状,分为头、体、尾三部分(图 2-15、图 2-25)。**胰头**较宽大,被十二指肠所包绕;**胰体**是胰的中间大部分,横跨下腔静脉、腹主动脉、左肾及左肾上腺前面;**胰尾**是左端狭细部,伸向左上方抵达脾门。

胰管位于胰的实质内,自胰尾沿胰的长轴右行,沿途汇集各小叶导管,最后与胆总管合并,开口于十二指肠大乳头。有时在胰头上部,胰管上方常有一条**副胰管**开口于十二指肠小乳头。

(二) 胰的位置

胰位于胃的后方,在第 1、2 腰椎水平横贴于腹后壁,前面有腹膜覆盖。胰的前面与胃相邻;后面有下腔静脉、胆总管、肝门静脉和腹主动脉等重要结构。

腺由外分泌部和内分泌部组成。其外分泌部分泌胰液,内含多种消化酶(如蛋白酶、脂肪酶、淀粉酶等),有分解蛋白质、脂类和糖类的作用。其内分泌部即**胰岛**,散在于胰实质内,主要分泌胰岛素,调节血糖浓度。

第三节 腹 膜

腹膜 peritoneum 是覆盖于腹、盆腔壁内面及脏器表面的半透明浆膜。衬于腹、盆腔壁内面的腹膜称**壁腹膜**(腹膜壁层),由壁腹膜返折并覆盖于腹、盆腔脏器表面的腹膜称**脏腹膜**(腹膜脏层)。壁腹膜和脏腹膜相互返折移行,共同围成不规则的潜在性腔隙称**腹膜腔**,腔内含有少量浆液。男性腹膜腔为封闭的腔隙,女性腹膜腔可借输卵管腹腔口,经输卵管、子宫、阴道与外界相通(图 2-26)。

腹膜腔和腹腔在解剖学上是两个不同的概念。腹腔是指膈以下、盆膈以上、腹前

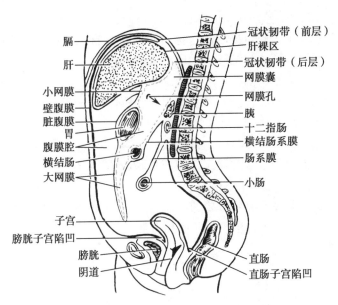

图 2-26　腹膜腔正中矢状切面示意图（女性）

外侧壁和腹后壁围成的腔。而腹膜腔则指脏腹膜和壁腹膜之间的潜在性腔隙,是套在腹腔内的腔隙。腹、盆腔脏器均位于腹腔之内,腹膜腔之外。因此,在学习中应对腹膜腔和腹腔的概念要有准确的理解。

腹膜具有分泌、吸收、保护、支持、修复等功能。上腹部的腹膜吸收能力较强,所以腹腔炎症或手术后的病人多采取半卧位,使有害液体流至下腹部,以减缓腹膜对有害物质的吸收。

一、腹膜与腹、盆腔脏器的关系

根据腹、盆腔脏器被腹膜覆盖的范围大小,可将腹、盆腔脏器分为三类(图 2-26、图 2-27)。

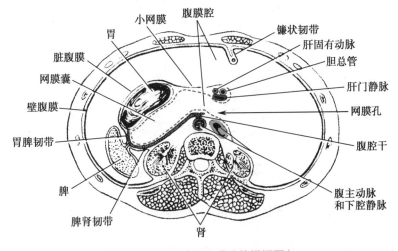

图 2-27　腹膜（经网膜孔的横切面）

（一）腹膜内位器官

脏器表面几乎都被腹膜包裹的器官称腹膜内位器官，如胃、十二指肠上部、空肠、回肠、盲肠、阑尾、横结肠、乙状结肠、脾、卵巢和输卵管等。

（二）腹膜间位器官

脏器表面大部分被腹膜包裹的器官称腹膜间位器官，如肝、胆囊、升结肠、降结肠、子宫、膀胱和直肠上段等。

（三）腹膜外位器官

脏器仅有一面被腹膜覆盖的器官称腹膜外位器官，如肾、肾上腺、输尿管，十二指肠降部、水平部和升部，直肠中、下段及胰等。

掌握脏器与腹膜的关系有着重要的临床意义，如腹膜内位器官的手术必须通过腹膜腔，而肾、输尿管等腹膜外位器官则不必打开腹膜腔便可进行手术，从而避免腹膜腔的感染和术后粘连。

二、腹膜形成的结构

壁腹膜与脏腹膜之间或脏腹膜之间互相返折移行，形成许多结构，这些结构不仅对器官起着支持和保护的作用，也是血管、神经等出入脏器的途径。

（一）网膜

网膜 omentum 薄而透明，可分为大网膜和小网膜（图 2-26、图 2-28）。

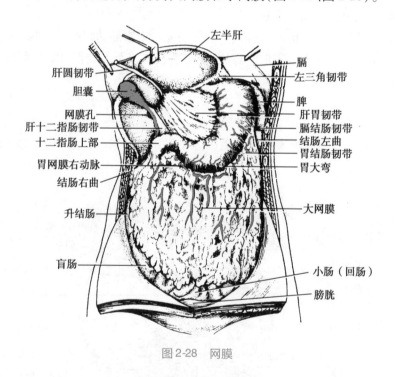

图 2-28　网膜

1. **小网膜 lesser omentum**　是由肝门移行到胃小弯和十二指肠上部的双层腹膜结构。从肝门连于胃小弯的部分称**肝胃韧带**，其内含有胃左、右血管、淋巴结、淋巴管及分布到胃的神经等。从肝门连于十二指肠上部的部分，称**肝十二指肠韧带**，其内有位于右前方的胆总管，位于左前方的肝固有动脉，以及两者后方的肝门静脉。小网膜的右缘游离,其后为**网膜孔**,经此孔可进入网膜囊(图2-27)。

2. **大网膜 greater omentum** 是连于胃大弯和横结肠之间的腹膜结构,形似围裙,遮盖于空、回肠和横结肠的前方。大网膜由四层腹膜构成,由经过胃前、后两面向下延伸的腹膜,在胃大弯处互相愈合,形成大网膜的前两层,并下降至脐平面稍下方,然后向后返折向上,形成大网膜的后两层,再从前后包裹横结肠,形成横结肠系膜,连于腹后壁。大网膜具有重要防御功能。当腹膜腔内有炎症时,大网膜可移动到病灶周围包裹病灶,以防止炎症扩散蔓延,故有"腹腔卫士"之称。

3. **网膜囊 omental bursa** 是小网膜和胃后壁与腹后壁的腹膜之间的一个扁窄间隙(图2-26),又称**小腹膜腔**,是腹膜腔的一部分。网膜囊以外的腹膜腔也称为**大腹膜腔**。二者间借**网膜孔**相通,网膜孔仅可容纳1~2指通过,是网膜囊和大腹膜腔之间的唯一通道。网膜囊是一个盲囊,位置较深,周围关系复杂,邻近器官的病变可相互影响。当胃后壁穿孔或某些炎症导致网膜囊内积液(脓)时,早期常局限于囊内,给诊断带来一定困难。晚期可因体位变化,经网膜孔流到腹膜腔的其他部位,引起炎症扩散。

(二)系膜

腹膜壁层和脏层相互连续移行,形成一些将器官系连并固定于腹、盆壁的双层腹膜结构,称为**系膜**。主要的系膜有肠系膜、阑尾系膜、横结肠系膜和乙状结肠系膜等(图2-29)。

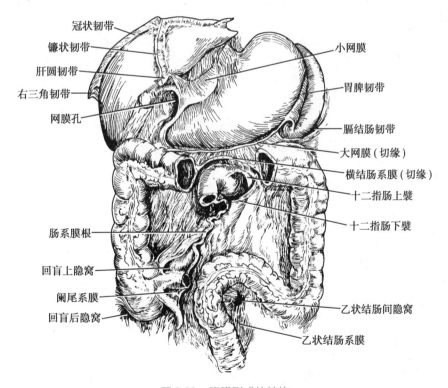

图2-29 腹膜形成的结构

1. **肠系膜 mesentery** 是将空肠和回肠连于腹后壁的双层腹膜结构,呈扇形。其附着于腹后壁的部分称为**小肠系膜根**,长约15cm,起自第2腰椎左侧,斜向右下,止于右骶髂关节前方。肠系膜的肠缘长达5~7m,连接到空、回肠。由于肠系膜根短和系膜肠缘长,故使空、回肠蟠曲成肠袢。肠系膜的两层腹膜间含有肠系膜血管、淋巴管、淋巴结、神经丛和脂肪等。

2. **阑尾系膜 mesoappendix** 呈三角形,将阑尾连于肠系膜下方。阑尾的血管行走于系膜的游离缘,故切除阑尾时,应从系膜游离缘进行血管结扎。

3. **横结肠系膜 transversemesocolon** 是将横结肠连于腹后壁的双层腹膜结构,其根部起自结肠右曲,向左沿胰体前缘到达结肠左曲。系膜内含有中结肠血管、淋巴管、淋巴结和神经丛等。

4. **乙状结肠系膜 sigmoid mesocolon** 是将乙状结肠连于左下腹的双层腹膜结构,其根部附着于左髂窝和骨盆左后壁。该系膜较长,故乙状结肠活动度较大,因而易发生肠扭转。系膜内含有血管、淋巴和神经丛等。

（三）盆腔内的腹膜陷凹

腹膜陷凹主要位于盆腔内,是腹膜在盆腔脏器之间移行转折而成的(图 2-26)。男性在直肠与膀胱之间有**直肠膀胱陷凹**。女性在膀胱与子宫之间有**膀胱子宫陷凹**,在直肠与子宫之间有**直肠子宫陷凹**(又称 Douglas 腔),与阴道后穹仅隔阴道后壁和腹膜。站立或坐位时,男性的直肠膀胱陷凹和女性的直肠子宫陷凹是腹膜腔的最低点,故腹膜腔内的积液多聚集于此。

学习小结

1. 牙的分类

	名称	牙冠形态	牙根数目	功能
分类	切牙	扁平呈凿形	单根	咬切食物
	尖牙	呈锥形	单根	咬紧、撕扯食物
	前磨牙	近似圆形	单根	辅助磨牙磨碎食物
	磨牙	方形	上颌三个根 下颌两个根	磨碎食物

2. 舌黏膜的结构

舌乳头	分布	形态	功能
丝状乳头	遍布舌背前2/3	色白、丝绒状	一般感觉
菌状乳头	散在丝状乳头之间	色红、呈钝圆形	感受味觉
轮廓乳头	界沟前方	中央隆起,周围有环状沟	感受味觉

3. 唾液腺的结构

名称	位置	形状	导管开口位置
腮腺	耳郭前下方	三角形	平对上颌第二磨牙的颊黏膜处
下颌下腺	下颌骨体内侧	卵圆形	舌下阜
舌下腺	舌下襞深面	扁平梭形	舌下阜

笔记

4. 咽的各部与交通

分部	位置	结构	交通
鼻咽	鼻腔后方,颅底至软腭后缘之间	咽鼓管咽口 咽隐窝	通鼻腔 通中耳鼓室
口咽	口腔后方,软腭后缘至会厌上缘之间	扁桃体窝 腭扁桃体	通口腔
喉咽	喉的后方,会厌上缘至第6颈椎下缘之间	梨状隐窝	通喉腔 通食管

5. 食管生理狭窄位置

狭窄	位置	椎骨高度	距中切牙距离
第一狭窄	咽与食管相续处	第6颈椎体下缘平面	15cm
第二狭窄	与左主支气管交叉处	第4、5胸椎之间平面	25cm
第三狭窄	穿过膈的食管裂孔处	第10胸椎平面	40cm

6. 十二指肠的分部

分部	位置	结构	长度（cm）
上部	起于幽门至肝门下方	十二指肠球部	5
降部	第1~3腰椎体的右侧	十二指肠纵襞 十二指肠大乳头 十二指肠小乳头	7~8
水平部	横跨第3腰椎前方	又称下部	10
升部	第2腰椎体左侧	十二指肠空肠曲 十二指肠悬韧带	2~3

7. 结肠的分部、位置及结构特点

分部	位置	结构特点
升结肠	右髂窝至肝右叶下方	形成结肠右曲,无系膜
横结肠	肝右叶下方至脾门下方	形成结肠左曲,有系膜
降结肠	脾门下方至左髂嵴处	无系膜
乙状结肠	左髂嵴处至第3骶椎水平	有系膜

8. 肝的体表投影

	右侧腋中线	右锁骨中线	前正中线	左锁骨中线
肝上界	第7肋	第5肋	剑胸结合处	第5肋间隙
肝下界	第10肋	右侧第8、9肋软骨结合处	剑突下3~5cm	右侧第7、8肋软骨结合处

9. 肝外胆道系统

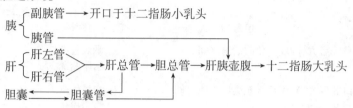

10. 腹膜与脏器的关系

类别	特点	器官
腹膜内位器官	脏器表面几乎都被腹膜包裹的器官	胃、十二指肠上部、空肠、回肠、阑尾、横结肠、乙状结肠、脾、卵巢和输卵管等
腹膜间位器官	脏器表面大部分被腹膜包裹的器官	肝、胆囊、升结肠、降结肠、子宫、膀胱和直肠上段等
腹膜外位器官	仅有一面被腹膜覆盖的器官	肾、肾上腺、输尿管,十二指肠降部、水平部和升部,直肠中、下段及胰

11. 系膜

名称	形态	根部附着部位
肠系膜	扇形	自第2腰椎左侧,斜向右下,至右骶髂关节前方
阑尾系膜	三角形	将阑尾连于肠系膜下方腹膜
横结肠系膜	横位	自结肠右曲,沿胰体前缘至结肠左曲
乙状结肠系膜	扇形	左髂窝和骨盆左后壁

(韩永明 刘海兴)

复习思考题

1. 试问为什么咀嚼麦芽时可感知甜味? 由何种结构感知?
2. 临床经口腔插胃管时,胃管经何途径至胃? 如何判断胃管到达胃?
3. 简述胃的形态和分部。
4. 腹腔手术如何运用解剖学知识来区别结肠和小肠?
5. 用箭头表示食物从口摄入至肛门排出的途径。
6. 简述胆汁的产生和排入十二指肠的途径?
7. 简述肝的形态结构。
8. 简述盆腔腹膜陷凹的构成及意义。

第三章

呼 吸 系 统

学习目的

通过呼吸系统的学习,掌握呼吸系统的组成及各器官的位置、形态结构和毗邻,了解各器官的主要功能,为后续课程的学习奠定基础。

学习要点

鼻的结构;喉的结构、位置;气管及主支气管的结构;肺的位置、形态和结构。胸膜和纵隔的概念及分部。

呼吸系统 respiratory system 由肺外呼吸道和肺组成(图3-1)。肺外呼吸道包括鼻、咽、喉、气管和主支气管。肺由肺实质和肺间质组成,肺实质包括肺内各级支气管和肺泡;肺间质包括血管、淋巴管、神经和结缔组织等。临床上常把鼻、咽、喉称为**上呼吸道**,把气管、主支气管和肺内各级支气管称为**下呼吸道**。

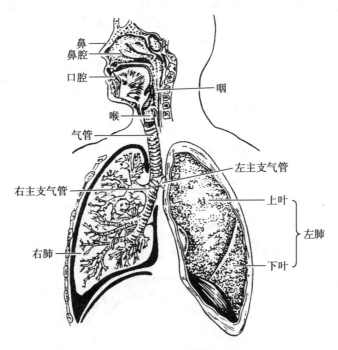

图3-1 呼吸系统模式图

呼吸系统的主要功能是进行机体与外界之间的气体交换,即吸入氧,呼出二氧化碳。此外,鼻还有嗅觉功能,喉还有发音功能。

第一节 肺外呼吸道

一、鼻

鼻 nose 是呼吸道的起始部分,包括外鼻、鼻腔和鼻旁窦三部分。也是嗅觉器官,并辅助发音。

(一)外鼻

外鼻 external nose 位于面部中央,呈三棱锥体形。外鼻上部狭窄,位于两眶之间,称为**鼻根**,向下延伸为隆起的**鼻背**,下端突出部分称**鼻尖**,鼻尖两侧的弧形扩大称**鼻翼**,当呼吸困难时,可见鼻翼扇动。外鼻下方的一对开口为**鼻孔**。

(二)鼻腔

鼻腔 nasal cavity 以骨和软骨作支架,内面覆以黏膜和皮肤。鼻腔被**鼻中隔**分为左、右两腔。向前经鼻孔通外界,向后经**鼻后孔**通鼻咽。鼻腔皮肤与黏膜分界处的弧形隆起称鼻阈,每侧鼻腔以鼻阈为界,可分为前下部的鼻前庭和后部的固有鼻腔。

1. **鼻前庭 nasal vestibule** 由鼻翼围成,内衬皮肤,生有鼻毛,借以滤过、净化空气。由于该处缺乏皮下组织,故发生疖肿时,疼痛较剧烈。

2. **固有鼻腔 proper nasal cavity** 是鼻腔的主要部分,由骨性鼻腔覆以黏膜构成。每侧鼻腔有底、顶和内、外侧壁。鼻腔底为腭,与口腔相邻;鼻腔顶隔筛板邻颅前窝,颅前窝筛板骨折时,脑脊液或血液可经鼻腔流出;鼻腔内侧壁为鼻中隔,由筛骨垂直板、犁骨及鼻中隔软骨被覆黏膜而成。鼻中隔居中者少见,多偏向左侧。鼻中隔前下部有一易出血区,此区黏膜下有丰富的毛细血管丛,外伤或空气干燥时易破裂出血,90%的鼻衄均发生于此。鼻腔外侧壁形态结构复杂,自上而下有卷曲的**上鼻甲**、**中鼻甲**和**下鼻甲**突向鼻腔。各鼻甲下方相应的裂隙分别称为**上鼻道**、**中鼻道**和**下鼻道**。上鼻道和中鼻道有鼻旁窦的开口,下鼻道的前部有鼻泪管的开口(图3-2、图3-3)。

固有鼻腔的黏膜据其结构和功能的不同,分为嗅区和呼吸区两部分。**嗅区**位于上鼻甲内侧面及其相对应的鼻中隔部分,富含嗅细胞,能感受嗅觉刺激。**呼吸区**为嗅区以外的部分,黏膜上皮有纤毛,黏膜内富含血管和黏液腺,对吸入的空气起净化、加温

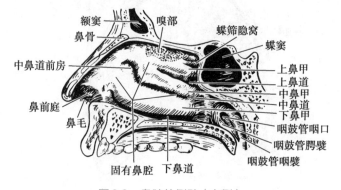

图3-2 鼻腔外侧壁(右侧)

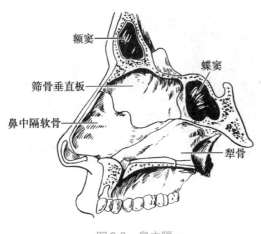

额窦

蝶窦

筛骨垂直板

鼻中隔软骨

犁骨

图 3-3　鼻中隔

及湿润作用。

（三）鼻旁窦

参见第一章第一节相关内容。

二、咽

参见第二章第一节相关内容。

三、喉

（一）喉的位置

喉 larynx 既是呼吸管道，又是发音器官。位于颈前部正中，位置表浅，前方被皮肤、浅筋膜、深筋膜和舌骨下肌群所覆盖，后方与喉咽相邻，两侧为颈部的大血管、神经和甲状腺左、右叶。

成年人喉平对第 4～6 颈椎体，女性和小儿略高。喉上通咽，下接气管。由于喉与舌骨和咽紧密相连，故喉的活动性较大，可随吞咽或发音而上下移动。

（二）喉的结构

喉是复杂的管状器官，由软骨、软骨间连结、喉肌和黏膜构成。

1. **喉软骨 laryngeal cartilages**　构成喉的支架，主要包括不成对的甲状软骨、环状软骨、会厌软骨和成对的杓状软骨（图 3-4）。

（1）**甲状软骨 thyroid cartilage**：是最大的喉软骨，位于舌骨的下方，环状软骨的上方，构成喉的前壁和外侧壁。甲状软骨由左、右对称的两块方形软骨板构成，两软骨板前缘融合处称**前角**，前角上端向前突出称**喉结**，在成年男性尤为明显。两软骨板后缘游离，向上、下各发出一对突起，分别称为**上角**和**下角**。上角借韧带与舌骨大角相连，下角与环状软骨构成环甲关节。

（2）**环状软骨 cricoid cartilage**：位于甲状软骨的下方，构成喉的底座。环状软骨形似指环，其前部低窄呈弓形，称**环状软骨弓**，平第 6 颈椎，是颈部重要标志；后部高宽呈板状，称**环状软骨板**。

环状软骨是喉软骨中唯一完整的软骨环，对保持呼吸道的通畅有重要作用。

（3）**会厌软骨 epiglottic cartilage**：形似树叶，上宽下窄，其上端斜向后上，游离于

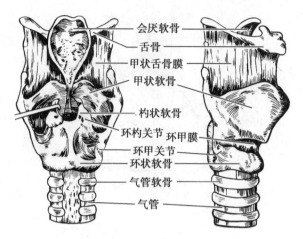

图 3-4 喉软骨及其连结

喉口上方,下端借韧带连于甲状软骨前角的后面。会厌软骨被覆黏膜而构成**会厌**,吞咽时,喉上提,会厌封闭喉口,防止食物误入喉腔。

（4）**杓状软骨 arytenoid cartilage**:左右各一,位于环状软骨板上方,近似三棱锥体形,尖朝上,底朝下,底与环状软骨上缘形成环杓关节。杓状软骨底有两个突起,向前的突起,称**声带突**,有声韧带附着;向外侧的突起,称**肌突**,有喉肌附着。

2. **喉软骨的连结** 喉软骨的连结包括关节和膜性连结两种。关节有环甲关节和环杓关节,膜性连结主要有弹性圆锥。

（1）**环甲关节 cricothyroid joint**:由甲状软骨下角与环状软骨板侧面的关节面构成,可使甲状软骨绕冠状轴做前倾和复位的运动,使声带紧张或松弛。

（2）**环杓关节 cricoarytenoidjoint**:由杓状软骨底与环状软骨板上缘的关节面构成,可使杓状软骨绕垂直轴做旋转运动,使声带突向内、外侧移动,从而使声门缩小或开大。

（3）**弹性圆锥 conus elasticus**:又称**环甲膜**,为弹性纤维组成的膜状结构。其下缘附着于环状软骨上缘,上缘游离,张于甲状软骨前角后面与杓状软骨声带突之间,称**声韧带**,是发音的主要结构。弹性圆锥前部较厚,张于甲状软骨下缘中部和环状软骨弓上缘之间的部分,称为**环甲正中韧带**。因该处位置表浅,急性喉阻塞时,可在此穿刺或切开,以建立暂时的通气道(图 3-5)。

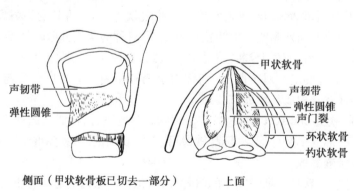

侧面（甲状软骨板已切去一部分） 上面

图 3-5 弹性圆锥

102

　　3. 喉肌 muscles of larynx 　喉肌为骨骼肌,附着于喉软骨的表面,其主要功能是通过运动喉的关节和软骨,紧张或松弛声带,调节声门裂大小及喉口的开合等(图3-6~图3-9)。喉肌的名称、起止和作用见表3-1。

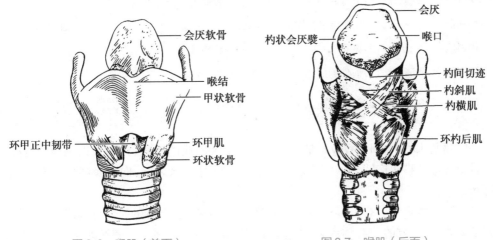

图 3-6 喉肌(前面)　　　　　　　　　图 3-7 喉肌(后面)

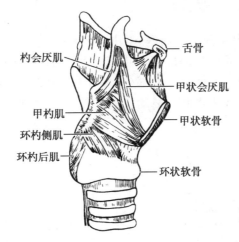

图 3-8 喉肌(侧面,右侧甲状软骨板已切去)

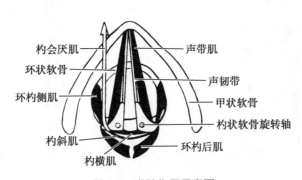

图 3-9 喉肌作用示意图

表 3-1 喉肌的名称、起止和作用

名称	起点	止点	作用
环杓后肌	环状软骨板后面	杓状软骨肌突	开大声门、紧张声韧带
环杓侧肌	环状软骨弓上缘和外面	杓状软骨肌突	缩小声门裂
杓横肌	肌束横行连于两侧杓状软骨的后面		缩小声门裂和喉口
杓斜肌	杓状软骨肌突	对侧杓状软骨尖	缩小喉口和声门裂
环甲肌	环状软骨弓前外侧面	甲状软骨下缘	紧张声韧带
甲杓肌	甲状软骨前角的后面	杓状软骨声带突	松弛声韧带、缩小声门裂

4. **喉腔 laryngeal cavity** 是由喉软骨为支架围成的腔隙,内面衬以黏膜,其黏膜与咽和气管黏膜相连续。喉腔位于喉口至环状软骨下缘之间,向上经喉口与咽相通,向下通气管。

喉腔的两侧壁上有上、下两对呈矢状位的黏膜皱襞,上方的一对称**前庭襞**,与发音无直接关系;下方的一对称**声襞**,内含声韧带和声带肌,三者合称**声带**。两侧前庭襞之间的裂隙称**前庭裂**,两侧声襞及杓状软骨基底部之间的裂隙称**声门裂**,裂是喉腔最狭窄的部位。声门裂前 2/3 称**膜间部**,与发音有关,为喉癌的好发部位;后 1/3 称**软骨间部**,是喉结核的好发部位。

喉腔借前庭襞和声襞分为喉前庭、喉中间腔和声门下腔三部分。**喉前庭**是前庭襞以上的部分;**喉中间腔**是前庭襞和声襞之间的部分,喉中间腔向两侧突出的隐窝称**喉室**;**声门下腔**是声襞以下的部分(图 3-10、图 3-11)。声门下腔的黏膜下组织较疏松,炎症时易发生水肿。婴幼儿的喉腔狭窄,喉水肿容易引起喉阻塞,导致呼吸困难。

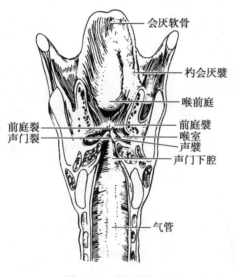

图 3-10 喉冠状切面

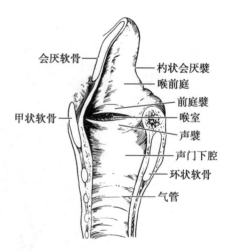

图 3-11 喉正中矢状切面

四、气管和主支气管

（一）气管

气管 trachea 位于食管的前方,上端平第 6 颈椎体下缘,起自环状软骨下缘,向下至胸骨角平面(平对第 4、5 胸椎之间),分为左、右主支气管,分叉处称**气管杈**,气管杈内面有一向上突出的半月形纵嵴,称**气管隆嵴**,常略偏向左侧,是支气管镜检查的定位标志。

气管由 14~16 个"C"形的气管软骨环以及连结各软骨环之间的平滑肌和结缔组织构成,其内面衬有黏膜。气管的后壁缺少软骨,由平滑肌和纤维结缔组织构成的膜壁所封闭(图 3-12)。

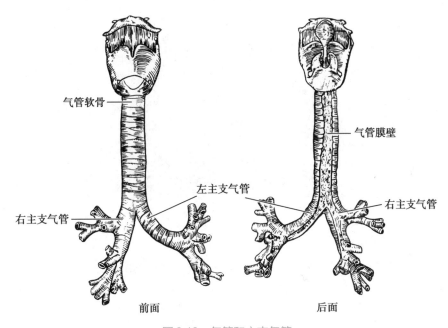

图 3-12 气管和主支气管

气管按其行程和位置可分为颈段和胸段。**颈段**较短,沿颈前正中线下行,在颈静脉切迹上方可摸到。在第 2~4 气管软骨环前方有甲状腺峡部,两侧与颈部大血管和甲状腺左、右叶相邻。后方紧贴食管。**胸段**较长,位于后纵隔内,两侧纵隔胸膜之间。前方有胸腺、左头臂静脉和主动脉弓;后方仍紧贴食管。临床急救常在第 3~5 气管软骨处沿正中线做气管切开术。

（二）主支气管

主支气管 principal bronchus 是指气管杈至肺门之间的管道,左、右各一,分别称为左主支气管和右主支气管。**左主支气管**细而长,走向较水平;**右主支气管**粗而短,走向较垂直。故气管异物多坠入右主支气管。

第二节 肺

肺 lungs 为呼吸系统最重要的器官,是进行气体交换的场所,表面光滑,质软呈海绵状,富有弹性。婴幼儿肺呈淡红色,随着年龄增长,吸入的尘埃沉积于肺内,故成人的肺可变为暗红或深灰色,老年人的肺可变为蓝黑色。肺内含空气,故可浮于水中。未经呼吸的肺质地硬实,入水则下沉。法医学上借此判断新生儿的死亡时间。

一、肺的位置和形态

肺位于胸腔内,纵隔的两侧,膈的上方,左、右各一。左肺因心偏左,故较狭长,右肺因肝的影响,位置相对较高,故较短宽。肺呈半圆锥形,具有一尖、一底、两面和三缘(图3-13、图3-14)。

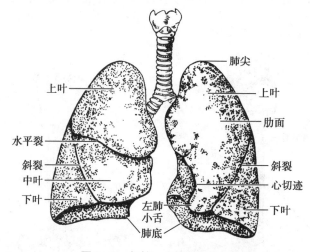

图 3-13 气管、主支气管和肺

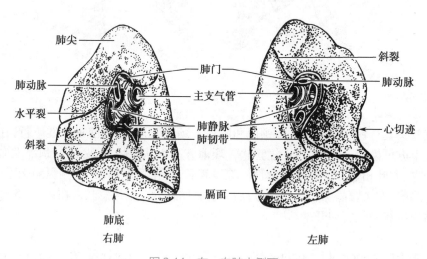

图 3-14 左、右肺内侧面

肺尖圆钝,经胸廓上口向上突至颈根部,高出锁骨内侧段上方 2~3cm,故在锁骨上方针刺或臂丛阻滞麻醉时,要避免刺伤肺尖造成气胸。**肺底**向上凹陷,与膈相贴,又称**膈面**。外侧面广阔圆隆,贴近肋和肋间隙,又称**肋面**。内侧面朝向纵隔,又称**纵隔面**,其中央凹陷处称**肺门**,有主支气管、肺动脉、肺静脉、淋巴管和神经等出入,这些出入肺的结构被结缔组织和胸膜包绕构成**肺根**。

肺的**前缘**薄锐,右肺前缘近于垂直,左肺前缘下部有一明显凹陷,称**心切迹**,其下方向内下的突起称**左肺小舌**。肺的**后缘**圆钝,贴于脊柱两侧。肺的**下缘**也较薄锐,伸入膈与胸壁之间。

左肺由自后上斜向前下的**斜裂**分为上、下 2 叶。右肺除有斜裂外,其上方还有一条起自斜裂后部水平向前的**水平裂**,故右肺被斜裂和水平裂分为上、中、下 3 叶(图 3-13、图 3-14)。

二、肺内支气管和支气管肺段

左、右主支气管在肺门处分出**肺叶支气管**,肺叶支气管入肺后再分为**肺段支气管**,此后反复分支,越分越细,形似树枝,故称**支气管树**。支气管分支可达 23~25 级,最后连于肺泡。

支气管肺段是指每一个肺段支气管及其所属的肺组织,简称为**肺段**。一般左、右肺各分为 10 个肺段。由于支气管肺段的结构和功能相对独立,故临床上常以支气管肺段为单位进行手术切除。

第三节 胸膜和纵隔

一、胸膜

(一)胸膜的概念

胸膜 pleura 是覆于胸壁内面和肺表面的一层浆膜,薄而光滑,可分为脏、壁两层。**脏胸膜**紧贴于肺的表面并伸入肺裂内,构成肺外膜,故又称肺胸膜。**壁胸膜**贴于胸壁内面、膈上面和纵隔侧面。脏、壁胸膜在肺根处相互移行,在左、右两肺周围各形成一个完全封闭的潜在性腔隙,称**胸膜腔**(图 3-15)。腔内呈负压,有少量浆液,可减少呼吸时胸膜间的摩擦。

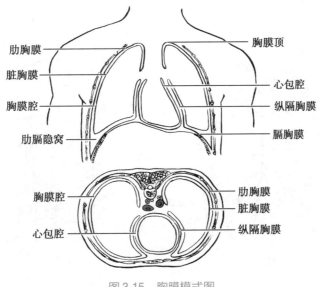

肋胸膜　胸膜顶
脏胸膜
胸膜腔　心包腔
　　　纵隔胸膜
肋膈隐窝　膈胸膜

胸膜腔　肋胸膜
　　　脏胸膜
心包腔　纵隔胸膜

图 3-15　胸膜模式图

（二）壁胸膜的分部

壁胸膜据其所覆盖的部位可分为四部分,即肋胸膜、膈胸膜、纵隔胸膜和胸膜顶。**肋胸膜**紧贴于胸壁内面;**膈胸膜**覆盖于膈的上面;**纵隔胸膜**贴于纵隔的两侧面;**胸膜顶**覆盖于肺尖上方,向上突出于胸廓上口达颈根部,其最高点高出锁骨内侧段上方2～3cm。

在壁胸膜相互移行转折处,可形成潜在的间隙,即使在深吸气时,肺缘也不能伸入其内。其中最重要的间隙为**肋膈隐窝**,由肋胸膜与膈胸膜转折形成,呈半环形,是胸膜腔的最低点。胸膜腔积液常集聚于此,该隐窝可因胸膜粘连而消失。

（三）胸膜和肺的体表投影

1. **肺的体表投影** 两肺尖和肺前缘的体表投影均起自锁骨内侧段上方2～3cm处,斜向下内方,经胸锁关节后方至胸骨角中点,两肺前缘靠拢,右肺前缘由此垂直下行,至右侧第6胸肋关节处右转,移行于右肺下缘;左肺前缘垂直下行至左侧第4胸肋关节处沿左肺心切迹弯向左下,至左侧第6肋软骨中点处移行于左肺下缘。

两肺下缘的体表投影基本相同,右肺下缘起自第6胸肋关节的后方,左肺下缘起自第6肋软骨中点,两侧均斜向外下,在锁骨中线与第6肋相交,在腋中线与第8肋相

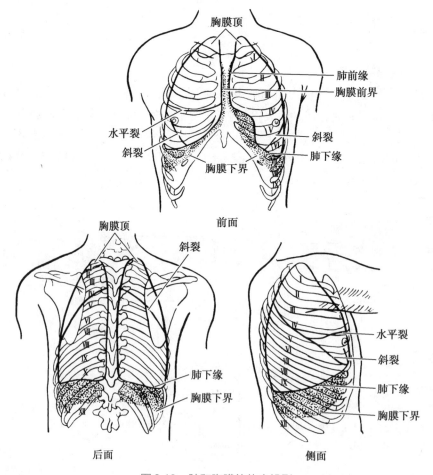

图 3-16 肺和胸膜的体表投影

交,在肩胛线与第 10 肋相交,最后在接近后正中线处,平第 10 胸椎棘突。

2. 胸膜的体表投影 两侧胸膜顶和胸膜前界与两肺尖和肺前缘的体表投影基本一致。两侧胸膜下界的体表投影也基本一致,一般比两肺下缘低两个肋的距离(图 3-16)。右侧胸膜下界起自第 6 胸肋关节后方,左侧胸膜下界起自第 6 肋软骨后方,两侧均斜向外下方,在锁骨中线与第 8 肋相交,在腋中线与第 10 肋相交,在肩胛线与第 11 肋相交,在接近后正中线处,平第 12 胸椎棘突。

二、纵隔

纵隔 mediastinum 是两侧纵隔胸膜之间所有器官和组织结构的总称。纵隔前界为胸骨,后界为脊柱胸段,两侧为纵隔胸膜,上界为胸廓上口,下界为膈。纵隔呈矢状位,上窄下宽,稍偏向左,这是由于心偏左的缘故。

纵隔通常以胸骨角平面(平对第 4 胸椎体下缘)分为**上纵隔**和**下纵隔**。下纵隔又以心包为界分为前纵隔、中纵隔和后纵隔 3 部分。**前纵隔**位于胸骨与心包前壁之间;**后纵隔**位于心包后壁与脊柱之间;**中纵隔**位于前、后纵隔之间,即相当于心包的位置(图 3-17)。

上纵隔内主要有胸腺、左右头臂静脉、上腔静脉、膈神经、迷走神经、喉返

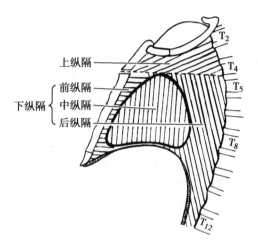

图 3-17 纵隔的分部示意图

神经、主动脉弓及其三大分支、食管、气管、胸导管和淋巴结等。前纵隔内仅有少量结缔组织和淋巴结。中纵隔内主要有心包、心和出入心的大血管根部以及淋巴结等。后纵隔内主要有胸主动脉、奇静脉及其属支、气管杈及左、右主支气管、食管、胸导管、迷走神经、交感干和淋巴结等。

学习小结

1. **鼻腔黏膜特点及功能**

分部	位置	活体颜色	功能
嗅区	位于上鼻甲以及相对应的鼻中隔处	呈浅淡黄色	内含嗅细胞,感受嗅觉
呼吸区	除嗅区以外的部位	呈淡红色	对吸入空气有加温、湿润和净化作用

2. 鼻旁窦小结

鼻旁窦		位置	开口部位	形态特点
蝶窦		蝶骨体内	蝶筛隐窝	邻近垂体窝
筛窦	前小房 中小房 后小房	筛骨迷路内	前组→中鼻道 中组→中鼻道 后组→上鼻道	邻近眶腔
上颌窦		上颌骨体内	中鼻道	窦口高于窦底,不易引流
额窦		眉弓深面	中鼻道	窦口向下

3. 喉腔侧壁结构与分部

	名称	位置
侧壁	前庭襞	上方呈矢状位皱襞
	声襞	下方呈矢状位皱襞
	前庭裂	前庭襞之间的裂隙
	声门裂	声襞及杓状软骨之间的裂隙
分部	喉前庭	前庭襞以上的部分
	喉中间腔	前庭襞和声襞之间的部分
	声门下腔	声襞以下的部分

4. 左、右主支气管的区别

名称	管径	形态	走向	气管异物
左主支气管	细	较长	较水平	不易坠入
右主支气管	粗	较短	较垂直	易坠入

5. 左、右肺的比较

名称	形态	心切迹	分叶
左肺	较狭长	有	借斜裂分上、下2叶
右肺	较短宽	无	借斜裂和水平裂分上、中、下3叶

6. 壁胸膜的分部

分部	部位	特点
肋胸膜	胸壁内面	与胸壁结合疏松,易剥落
膈胸膜	膈的上面	与膈紧密相贴
纵隔胸膜	纵隔两侧	中部包绕肺根,移行于脏胸膜
胸膜顶	肺尖上方	高出锁骨内侧段上方2~3cm

笔记

7. 胸膜下界和肺下缘体表投影

	锁骨中线	腋中线	肩胛线	接近后正中线处
肺下缘	第 6 肋	第 8 肋	第 10 肋	平第 10 胸椎棘突
胸膜下界	第 8 肋	第 10 肋	第 11 肋	平第 12 胸椎棘突

8. 纵隔的位置及分区

位置		分区	
界线	结构	名称	所含内容
前界	胸骨	上纵隔	胸腺、头臂静脉、上腔静脉、膈神经、迷走神经、主动脉弓、食管、气管和胸导管等
后界	脊柱胸段		
两侧界	纵隔胸膜	前纵隔	少量结缔组织和淋巴结等
上界	胸廓上口	中纵隔	心包、心和出入心的大血管根部、淋巴结等
下界	膈	后纵隔	胸主动脉、奇静脉、左右主支气管、食管、胸导管、迷走神经、交感干和淋巴结等

下纵隔 涵盖前纵隔、中纵隔、后纵隔三个分区。

（罗友华）

复习思考题

1. 咽是消化管和呼吸道的共同通道，试问食物、空气如何各司其道？
2. 气管异物为何多坠入右主支气管？
3. 简述肺的形态、分叶。
4. 简述胸膜和肺下界的体表投影。

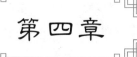

第四章

泌 尿 系 统

学习目的

通过泌尿系统的学习,掌握各器官位置、形态结构和毗邻,了解该系统的主要功能,为后续课程的学习奠定基础。

学习要点

肾的形态和位置,肾的被膜和肾的内部结构;输尿管的位置和毗邻,输尿管分段与狭窄。膀胱的形态、位置和膀胱壁的结构。

泌尿系统 urinary system 由肾、输尿管、膀胱及尿道组成(图 4-1)。肾产生的尿

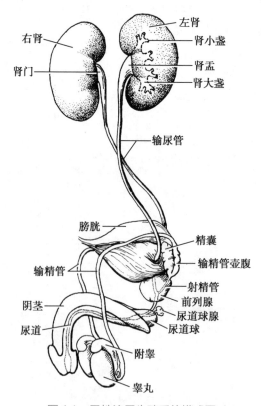

图 4-1　男性泌尿生殖系统模式图

液出肾后,经输尿管输送至膀胱暂时贮存,至一定量时可产生尿意,通过膀胱收缩,经尿道排出体外。其主要功能是排出机体在新陈代谢中产生的废物(如尿素、尿酸)和多余的水分等,从而调节体液中某些物质的浓度,维持电解质平衡,保持机体内环境的平衡和稳定,保证新陈代谢的正常进行。此外,肾还有内分泌功能,可产生如肾素、促红细胞生成素等多种生物活性物质,对机体的生理功能起重要调节作用。

第一节 肾

一、肾的形态

肾 kidney 为成对的实质性器官,形似蚕豆,新鲜时呈红褐色,质地柔软,表面光滑。成人肾的重量为 120~150g。肾分为上、下端,前、后面和内、外侧缘。上端宽而薄,下端窄而厚。前面较凸,后面较平。外侧缘隆凸,内侧缘中部凹陷称**肾门**,是肾盂、肾血管、神经和淋巴管等出入的部位。通过肾门的结构被结缔组织包裹成束称**肾蒂**。肾蒂内各结构的排列关系,自前向后依次为肾静脉、肾动脉、肾盂;自上向下依次为肾动脉、肾静脉、肾盂。由于下腔静脉靠近右肾,故右肾蒂较左肾蒂短。由肾门伸入肾内的腔隙称**肾窦**,主要容纳肾盂、肾盏、肾的神经、血管及脂肪组织等(图4-2)。

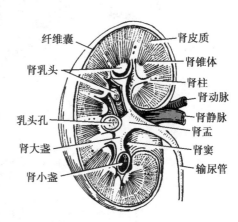

图 4-2 左肾冠状切面(前面)

二、肾的位置和毗邻

肾是腹膜外位器官,位于腹腔后上部,左、右各一,呈"八"字形分列于脊柱的两侧(图4-3)。成人的左肾较右肾高1~2cm,平第11胸椎下缘至第2腰椎下缘;右肾比左肾低半个椎体高度。在两肾后方,左、右第12肋分别斜过左肾的中部和右肾的上部。肾门平第一腰椎椎体,距正中线约5cm。临床上常将竖脊肌外侧缘与第12肋相交的区域称**肾区**(脊肋角),肾患某些疾病时,叩击或触压此区可引起疼痛(图4-4)。

肾的位置因年龄、性别和个体差异而不同。女性肾略低于男性,儿童低于成人。肾的位置也可随呼吸运动而有轻度的上、下移动。

三、肾的内部结构

在肾的冠状切面上(图4-2),肾实质分为**肾皮质 renal cortex** 和**肾髓质 renal medulla**。**肾皮质**主要位于肾实质的浅层,但有些部位可向深部突入肾髓质之间,形成**肾柱**。肾皮质厚约0.5~1.5cm,富含血管,新鲜标本呈红褐色,主要由肾小体和肾小管组成。**肾髓质**位于肾皮质的深部,血管较少,色淡红,主要由15~20个**肾锥体**构成。肾锥体在切面上呈三角形,底朝向皮质,尖端钝圆,称**肾乳头**,伸向肾窦。有时2~3个

笔记

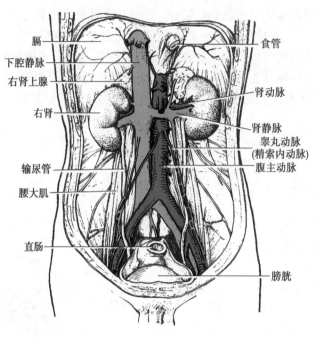

图 4-3　肾和输尿管

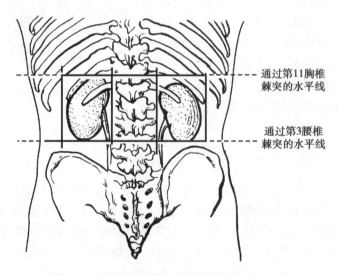

图 4-4　肾与肋骨、椎骨的位置关系（后面观）

肾锥体合成一个肾乳头。肾乳头上有许多小孔称**乳头孔**，肾脏生成的尿液由此排入肾小盏。

肾窦内的膜状管道由包绕肾乳头的**肾小盏**开始，向肾门方向走行，并依次汇合成**肾大盏**及扁漏斗形的**肾盂**。每肾约有 7~8 个肾小盏，2~3 个肾大盏，1 个肾盂。肾盂出肾门后行向下方，至第 2 腰椎体上缘高度移行为输尿管。

四、肾的被膜

肾的外面包有 3 层被膜，由内向外依次为纤维囊、脂肪囊和肾筋膜（图 4-5）。

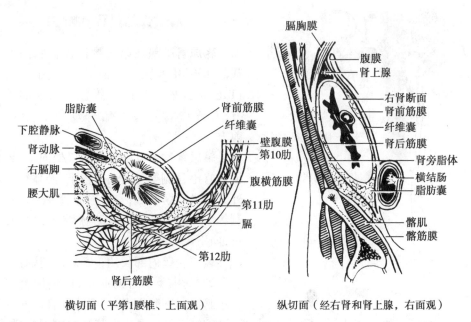

图 4-5　肾的被膜

（一）纤维囊

纤维囊主要由致密结缔组织和弹性纤维构成。质薄而坚韧,覆盖于肾表面。正常情况下,纤维膜与肾表面连结疏松,易于剥离,但在某些病理状态时,可与肾表面粘连。肾外伤或部分切除时,应缝合此膜。

（二）脂肪囊

脂肪囊是包裹在肾及肾上腺周围的脂肪组织,并在肾门处延入肾窦内,填充肾窦内管道之间的空隙。脂肪囊对肾有保护和支持作用。临床上做肾囊封闭时,即将药液注入此囊内。

（三）肾筋膜

肾筋膜位于脂肪囊之外,分为前、后两层,包裹肾及肾上腺。两层肾筋膜在肾上腺上方和肾外侧缘愈着,在肾下方两层分开,其间有输尿管通过。在肾内侧,肾筋膜前层紧贴腹主动脉和下腔静脉前面越过,与对侧肾筋膜相连续;后层与腰大肌筋膜相融合。自肾筋膜深面发出许多结缔组织小束,穿脂肪囊连至纤维囊,起固定作用。当发生肾周围积脓时,脓液易沿肾筋膜开放处向下蔓延。

肾的被膜、肾蒂、肾周围器官、腹膜及腹内压等因素对维持肾的正常位置起重要作用。

第二节　输　尿　管

输尿管 ureter 位于腹膜的后方,为成对细长的肌性管道,管壁内平滑肌发达,有利于推送尿液下输膀胱。成人输尿管长约 20～30cm,起于肾盂下端,终于膀胱。根据输尿管的行程,由上向下可依次分为腹部、盆部和壁内部 3 部(图 4-3,图 4-6)。

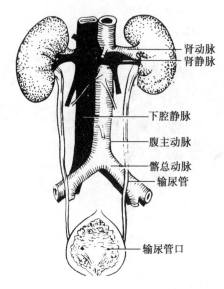

肾动脉
肾静脉
下腔静脉
腹主动脉
髂总动脉
输尿管
输尿管口

图4-6　肾、输尿管及膀胱

一、输尿管的行程和毗邻

输尿管腹部在第 2 腰椎体上缘高度与肾盂相连,沿腰大肌前面下行,至小骨盆入口处,左输尿管越过左髂总动脉末端的前方,右输尿管越过右髂外动脉起始处的前方。

输尿管盆部自小骨盆入口处向下,男性输尿管沿盆侧壁弯曲向前内下,经输精管后外方交叉至膀胱底;女性输尿管在子宫颈外侧约 2.5cm 处,经子宫动脉后下方交叉而过,向下内达膀胱底。

输尿管壁内部长约 1.5cm,在膀胱底外上角处,向内下斜穿膀胱壁,以**输尿管口**开口于膀胱。膀胱空虚时,两输尿管口间距约 2.5cm。膀胱充盈时,内压升高引起壁内部管腔闭合,阻止尿液由膀胱向输尿管逆流。由于输尿管的蠕动,尿液仍可不断地进入膀胱。

二、输尿管的狭窄

输尿管全长有 3 处狭窄:**上狭窄**位于输尿管起始处,即与肾盂移行的部位,口径约 0.2cm;**中狭窄**位于小骨盆入口,输尿管跨过髂血管处,口径约 0.3cm;**下狭窄**位于膀胱壁内,口径约 0.1 ~ 0.2cm。这些狭窄是尿路结石容易嵌留的部位。

第三节　膀　胱

膀胱 urinary bladder 是贮存尿液的囊状肌性器官,其形状、大小、位置以及壁的厚度均随尿液充盈程度和年龄不同而变化。一般情况下,成人的膀胱容量约为 300 ~ 500ml,最大可达 800ml,新生儿的膀胱容量约为成人的 1/10,老年人因膀胱肌张力降低而容量增大,女性的膀胱容量小于男性。

一、膀胱的形态

空虚的膀胱近似锥体形,分为尖、体、底、颈 4 部(图4-7),各部间无明显界线。**膀胱尖**细小,朝向前上方。**膀胱底**朝向后下,其上外侧角处有左右输尿管斜穿膀胱壁。**膀胱体**位于膀胱尖与膀胱底之间。**膀胱颈**位于膀胱最下部,与前列腺(男)或尿生殖膈(女)相邻。

二、膀胱的位置和毗邻

成人的膀胱位于盆腔内,居耻骨联合的后方。膀胱空虚时,其上界不超过耻骨联合上缘。充盈后,膀胱体积增大,变为卵圆形,超出耻骨联合上缘,此时由腹前壁折向膀胱上面的腹膜随之上移,膀胱前下壁直接与腹前壁相贴(图4-8)。临床上,让病人

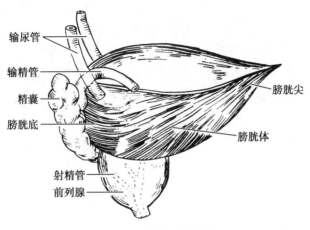

图 4-7　男性膀胱侧面观

憋尿后,在耻骨联合上缘经腹前壁进行膀胱穿刺或手术,可不经腹膜腔而直达膀胱,避免伤及腹膜和污染腹膜腔。

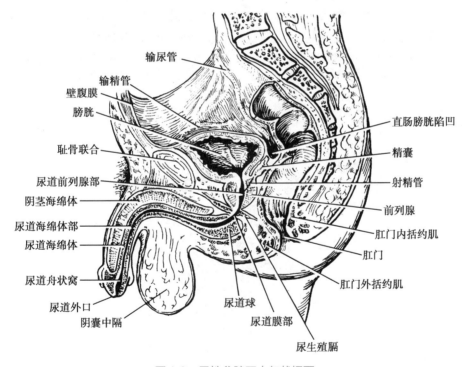

图 4-8　男性盆腔正中矢状切面

男、女性膀胱的毗邻不同。膀胱底后方,在男性与精囊、输精管末端和直肠相邻;在女性与子宫、阴道相邻。膀胱下方,男性邻接前列腺,女性邻接尿生殖膈(图 4-8、图 4-9)。

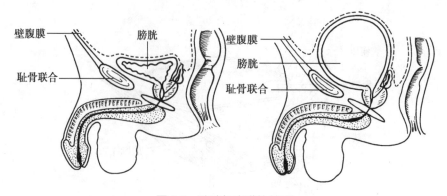

图 4-9　膀胱与腹膜的关系

三、膀胱壁的结构

膀胱壁由黏膜、黏膜下组织、肌织膜和外膜构成（图 4-10）。在膀胱底的内面，位于 2 个输尿管口和 1 个尿道内口之间的三角形区域，称为**膀胱三角** trigone of bladder，此区的黏膜与膀胱肌织膜结合紧密，始终处于光滑状态，是膀胱结核和肿瘤的好发部位。在膀胱三角的底（即上边界），两侧输尿管口之间的横行黏膜皱襞称为**输尿管间襞**，活体观察呈苍白色，是膀胱镜检查时寻找输尿管口的标志。除膀胱三角外，其他部位的黏膜与膀胱肌层疏松结合，在膀胱空虚时形成许多皱襞，充盈后皱襞消失。

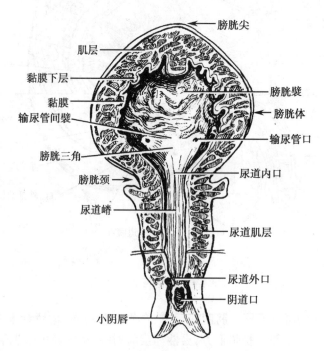

图 4-10　女性膀胱及尿道冠状切面（前面观）

第四节 尿 道

男、女性尿道的形态和功能不完全相同,男性尿道兼具排尿和排精的双重作用,男性尿道在男性生殖系统中叙述。

女性尿道 female urethra 较男性尿道短而直,平均管径亦较男性略宽。其长度为3~5cm,直径为0.6cm。上端起自尿道内口,经耻骨联合后下方与阴道前壁之间下行,穿过尿生殖膈,开口于阴道前庭的**尿道外口**。尿道外口为矢状位裂隙,位于阴蒂头的后方,阴道口的前方(图4-10)。尿道通过尿生殖膈处,有骨骼肌形成的**尿道阴道括约肌**环绕,该肌有控制排尿和缩紧阴道的作用。由于女性尿道较短直,阴道前庭处又常有致病菌聚集,故易引起尿路感染。

学习小结

1. 肾的位置

		与椎体的关系	与第12肋的关系
左肾	上端	平第11胸椎体下缘	斜过其中部
	下端	平第2腰椎体下缘	
右肾	上端	平第12胸椎体上缘	斜过其上部
	下端	平第3腰椎体下缘	

2. 肾的被膜

被膜	位置	结构特点	功能
纤维囊	肾实质表面	薄而坚韧,易剥离	保护肾实质
脂肪囊	在肾、肾上腺周围	延伸入肾窦内	保护和支持肾
肾筋膜	脂肪囊外面	分前后两层	对肾起固定作用

3. 输尿管的狭窄

狭窄名称	狭窄部位	管径(cm)
上狭窄	位于输尿管起始处	0.2
中狭窄	位于小骨盆上口,跨髂血管处	0.3
下狭窄	位于膀胱壁内	0.1~0.2

(黄继锋)

复习思考题

1. 肾冠状切面可看见什么结构?
2. 简述左、右肾的区别。

笔记

3. 肾被膜包括什么？肾位置的固定因素是什么？

4. 输尿管分为哪几段？结石容易嵌顿在哪些部位？

5. 肾产生的尿液经何途径排出体外？

6. 男、女尿道有哪些特点和区别？

第五章

生 殖 系 统

📖 学习目的

　　通过生殖系统的学习,掌握各器官的位置、形态结构和毗邻,了解它们的主要功能,为后续课程的学习奠定基础。

学习要点

　　睾丸的位置及形态结构;附睾的位置及形态结构;输精管的行程、位置和分部;精索组成;男性尿道的分部、狭窄、弯曲;前列腺和精囊腺的位置及形态。卵巢的位置及形态结构;输卵管的形态、位置和分部;子宫的位置、形态结构和固定装置;女性乳房的形态结构。

　　生殖系统分为男性生殖器与女性生殖器,它们均由内生殖器和外生殖器两部分组成。内生殖器由生殖腺、生殖管道和附属腺组成。外生殖器显露于体表,主要为两性的交接器官。

　　生殖系统的功能是产生生殖细胞,繁衍后代和分泌性激素。

第一节　男性生殖器

　　男性内生殖器包括生殖腺、输精管道和附属腺 3 部分(图 5-1)。男性的生殖腺为睾丸,是产生精子和分泌雄性激素的器官。输精管道为附睾、输精管和射精管,男性尿道兼有排精的功能。由睾丸产生的精子,先贮存于附睾内,射精时经输精管、射精管和尿道排出体外。附属腺体包括精囊、前列腺和尿道球腺,它们的分泌物参与组成精液,供给精子营养并增加精子的活动力。男性外生殖器包括阴囊和阴茎,阴囊容纳睾丸和附睾,阴茎是男性的交接器官。

一、男性内生殖器

(一)睾丸

　　1. 睾丸的位置和形态　　**睾丸** testis 位于阴囊内,左、右各一(图 5-2),为略扁的卵圆形实质

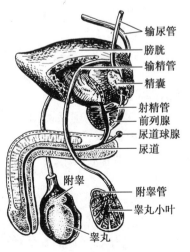

图 5-1　男性生殖器概况

（图注：输尿管、膀胱、输精管、精囊、射精管、前列腺、尿道球腺、尿道、附睾、附睾管、睾丸小叶、睾丸）

笔记

121

性器官,表面光滑。睾丸可分为内、外侧面,上、下端和前、后缘。前缘游离,后缘与附睾、输精管下段接触,有血管、神经和淋巴管等出入。

2. 睾丸的结构 睾丸表面有一层厚而致密的结缔组织膜,包被整个睾丸,称**睾丸白膜**。在睾丸后缘,白膜增厚并突入睾丸内形成**睾丸纵隔**。从睾丸纵隔发出许多**睾丸小隔**呈放射状伸入睾丸实质并与白膜相连,将其分隔成100~200个锥体形的**睾丸小叶**。每个小叶内含有2~4条盘曲的**精曲小管**,精曲小管在小叶的尖部汇合成精直小管。各小叶内的精直小管进入睾丸纵隔后,相互吻合成**睾丸网**。由睾丸网发出12~15条**睾丸输出小管**,经睾丸后缘上部进入附睾头(图5-2)。

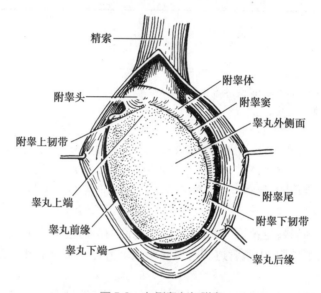

图5-2 左侧睾丸与附睾

睾丸的精曲小管上皮能产生精子。精曲小管之间的间质细胞能分泌雄性激素。

(二)附睾

附睾 epididymis 为成对的器官,呈新月形,紧贴睾丸的后缘和上端。上端膨大而钝圆,称**附睾头**,中部为**附睾体**,下端变细为**附睾尾**。睾丸输出小管进入附睾后,弯曲盘绕成膨大的附睾头,其末端最后汇合成一条**附睾管**。此管迂回盘曲于附睾体和附睾尾内,最后转向后上,移行为输精管(图5-2)。

附睾可储存和运送精子,其分泌物可供给精子营养,使精子进一步成熟。附睾是结核的好发部位。

(三)输精管、射精管和精索

1. **输精管 ductus deferens**(图5-3) 是附睾管的直接延续,长约50cm。管壁较厚,肌层发达而管腔细小,活体触摸时呈坚实的圆索状。输精管行程较长,按其部位可分为4部。

(1)**睾丸部**:起于附睾尾,沿睾丸后缘上升,至睾丸上端处移行为精索部。

(2)**精索部**:介于睾丸上端与腹股沟管皮下环之间,此部位置表浅,易于触及,是临床上进行输精管结扎的常用部位。

(3)**腹股沟管部**:是输精管位于腹股沟管内的部分。

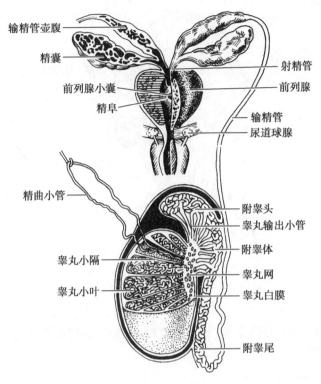

图5-3 睾丸、附睾的结构及排精途径

（4）**盆部**：是输精管最长的一段。输精管出腹环后，沿骨盆侧壁行向后下方，经输尿管末端前方，沿精囊内侧至膀胱底的后面，两侧输精管在此逐渐靠近。输精管末端扩大形成**输精管壶腹**。壶腹的下端逐渐变细，与精囊的排泄管汇合成射精管。

精索 spermatic cord 为位于睾丸上端至腹股沟管腹环之间的一对柔软的圆索状结构。精索的主要结构有输精管、睾丸动脉、蔓状静脉丛、神经丛和淋巴管等，其表面有被膜包裹。

2. **射精管 ejaculatory duct** 由输精管壶腹的末端与精囊腺的排泄管汇合而成，长约2cm，向前下穿前列腺实质，开口于尿道的前列腺部（图5-3）。

（四）精囊

精囊 seminal vesicle 又称**精囊腺**，是一对长椭圆形的囊状器官（图5-3、图5-4），表面凹凸不平，位于膀胱底的后方及输精管壶腹的外侧。精囊排泄管与输精管壶腹的末端汇合成射精管。精囊分泌的液体参与精液的组成。

（五）前列腺

前列腺 prostategland 为单个的实质性器官（图5-3、图5-4），位于膀胱与尿生殖膈之间，包绕男性尿道的起始部。前方为耻骨联合，后方为直肠壶腹。前列腺由腺组织和平滑肌纤维等构成，表面包有坚韧的筋膜鞘，称前列腺囊。

前列腺呈前后略扁的栗子形，上端宽大为**前列腺底**，下端尖细为**前列腺尖**，男性尿道在前列腺底处穿入前列腺，经前列腺实质，由前列腺尖穿出。底与尖之间为**前列腺体**，体后面平坦，其正中线上有一纵行浅沟，称**前列腺沟**，临床经肛门指检可触及前列腺沟。前列腺肥大时此沟变浅或消失。前列腺的分泌物为乳白色的液体，是精液的主

笔记

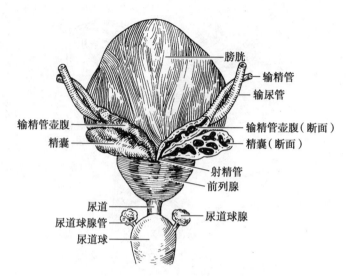

图 5-4 前列腺、精囊和尿道球腺（后面观）

要组成部分。

老年人前列腺组织逐渐萎缩，结缔组织增生，形成病理性肥大，压迫尿道，引起排尿困难甚至尿潴留。

（六）尿道球腺

尿道球腺 bulbourethral gland 为一对豌豆大小的腺体（图 5-3、图 5-4），位于尿道球的后上方，埋藏于尿生殖膈内。其排泄管细长，开口于尿道球部。其分泌物参与组成精液。

精液 semen 是由睾丸产生的精子和各附属腺、输精管道分泌的液体组成，呈乳白色，弱碱性，适于精子的生存和活动。正常成年男性，一次射精约 2 ~ 5ml，含精子约 3 亿 ~ 5 亿个。

二、男性外生殖器

（一）阴囊

阴囊 scrotum 是位于阴茎与会阴之间的皮肤囊袋。阴囊的皮肤薄而柔软，易于伸展，颜色深暗，成人生有少量阴毛。阴囊壁由皮肤和肉膜构成。**肉膜**是阴囊的浅筋膜，含致密的结缔组织及平滑肌纤维，外界温度的变化可引起平滑肌的舒缩，以调节阴囊内的温度，有利于精子的生长发育。肉膜在正中线向深部发出阴囊中隔，将阴囊腔分为左、右两部，其内各容纳一侧的睾丸和附睾（图 5-5）。

阴囊肉膜的深面尚有包绕睾丸、附睾和精索的被膜，它们分别是腹前壁各层结构的延续。由外向内为：①**精索外筋膜**：是腹外斜肌腱膜的延续；②**提睾肌**：来自腹内斜肌和腹横肌，随精索下行并包绕睾丸，有上提睾丸的作用；③**精索内筋膜**：来自腹横筋膜；④**睾丸鞘膜**：来自胚胎时的腹膜鞘突。出生后，鞘突与腹膜腔相通的部分闭锁形成**鞘韧带**。鞘突下端包绕睾丸和附睾，形成**睾丸鞘膜**。此膜分为壁层和脏层，脏层紧贴在睾丸和附睾的表面，于后缘处反折移行为壁层。脏、壁两层之间为**鞘膜腔**，腔内含少量浆液，利于睾丸在阴囊内活动。在病理情况下鞘膜腔内液体增多，形成睾丸鞘膜腔积液。

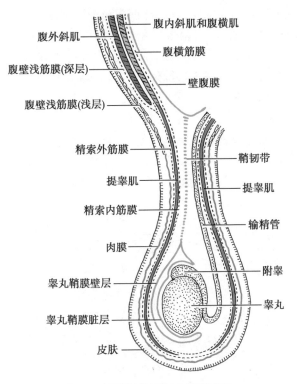

图 5-5 阴囊结构及其内容模式图

（二）阴茎

阴茎 Penis 分为头、体、根 3 部分。阴茎的后端为**阴茎根**,附着于耻骨下支和坐骨支上,为阴茎的固定部。中部呈圆柱形的为**阴茎体**,以韧带悬于耻骨联合的前下方,为阴茎的可动部。阴茎的前端膨大为**阴茎头**,又称龟头,其尖端处有呈矢状位的**尿道外口**。头与体的移行部变细为**阴茎颈**(图 5-6、图 5-7)。

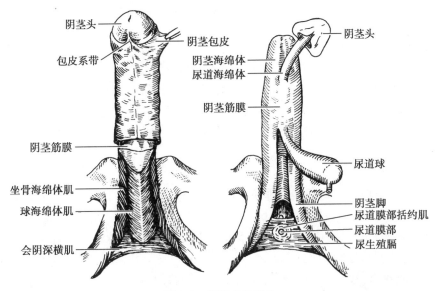

图 5-6 阴茎的海绵体

阴茎主要由 3 个柱状的海绵体构成,外面包裹筋膜和皮肤。其中**阴茎海绵体**位于阴茎的背侧(前上面),左、右各一,两者紧密结合,其前端变细,嵌入阴茎头后面的陷窝内,构成阴茎的主体(图 5-6)。其后端左、右分离,称为**阴茎脚**,分别附着于两侧的耻骨下支和坐骨支。另一个为**尿道海绵体**,位于阴茎海绵体的腹侧(后下面),尿道贯穿其全长。尿道海绵体的前端膨大成为**阴茎头**,中部呈圆柱形,向后逐渐增大成为**尿道球**,位于两侧阴茎脚之间。

每个海绵体的外面都包裹有一层坚厚的纤维膜,此膜富于伸展性,称为**海绵体白膜**。海绵体的内部是由许多海绵体小梁和小梁间的腔隙构成,腔隙相互通连,并与动、静脉直接相通(图 5-7)。当腔隙充血时,阴茎即变粗变硬而勃起。

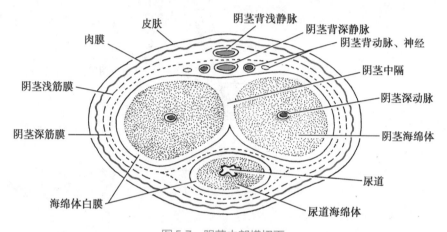

图 5-7　阴茎中部横切面

阴茎的皮肤薄而柔软,皮下无脂肪组织,易于伸缩。皮肤自阴茎颈处向前反折游离,形成包绕阴茎头的双层环形皮肤皱襞,称**阴茎包皮**。包皮的前端游离缘围成**包皮口**。在阴茎头腹侧的中线上,有一连于包皮与尿道外口下端的皮肤皱襞,称**包皮系带**。当进行包皮环切手术时,应注意避免损伤包皮系带,以免影响阴茎的正常勃起。

包皮的长度在个体差异较大,幼儿的包皮较长,包被整个阴茎头。随着年龄的增长,包皮逐渐向后退缩,包皮口也随之扩大,阴茎头自然外露。在成年人,若包皮覆盖尿道外口,但能上翻露出尿道外口和阴茎头者,称为**包皮过长**;若包皮口过小,包皮完全包着阴茎头且不能翻开时,称为**包茎**。上述的两种情况,都会因包皮腔内易积存污物而发生炎症,长期刺激可诱发阴茎癌。因此,应尽早将过长的包皮进行手术切除。

三、男性尿道

(一)男性尿道的分部

男性尿道 male urethra 具有排尿和排精的功能。起于膀胱的尿道内口,终于阴茎头的尿道外口。成年人尿道长约 16～22cm,平均管径为 0.5～0.7cm。按其行程可分为前列腺部、膜部和海绵体部 3 部(图 5-8)。临床上把前列腺部和膜部称为后尿道,海绵体部称为前尿道。

1. **前列腺部 prostatic part**　为尿道穿过前列腺的一段,长约 3cm,管腔呈梭形,其中部最宽。此部后壁上有一纵行隆起,称尿道嵴,嵴上有一对射精管的细小开口。尿

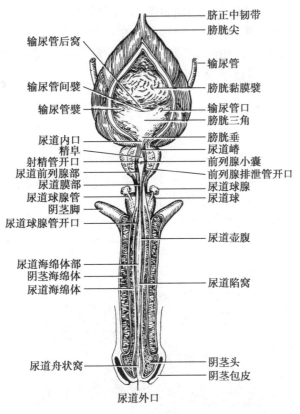

脐正中韧带
膀胱尖
输尿管后窝
输尿管
输尿管间襞
膀胱黏膜襞
输尿管襞
输尿管口
膀胱三角
尿道内口
膀胱垂
精阜
尿道嵴
射精管开口
前列腺小囊
尿道前列腺部
前列腺排泄管开口
尿道膜部
尿道球腺
尿道球腺管
尿道球
阴茎脚
尿道球腺管开口
尿道壶腹
尿道海绵体部
阴茎海绵体
尿道海绵体
尿道陷窝
尿道舟状窝
阴茎头
阴茎包皮
尿道外口

图 5-8 膀胱与男性尿道

道嵴两侧的黏膜面上,有许多小孔,为前列腺管的开口。

2. **膜部 membranous part** 为尿道穿过尿生殖膈的一段,长约 1.2cm,管径最细,是尿道的最短、最狭窄部。膜部位置较固定,周围有**尿道膜部括约肌**环绕,可控制排尿。

3. **海绵体部 cavernous part** 为尿道纵穿尿道海绵体的部分,长约 15cm,是尿道最长的一段。此段的起始部,在尿道球内的尿道扩大称为**尿道球部**,尿道球腺开口于此。在阴茎头内尿道略扩大形成**尿道舟状窝**。从舟状窝向外至尿道外口,尿道又逐渐缩小而形成尿道的狭窄部。

（二）男性尿道的狭窄、扩大与弯曲

男性尿道粗细不一,有 3 个狭窄、3 个扩大和 2 个弯曲(图 5-8)。3 个狭窄分别是尿道内口、尿道膜部和尿道外口,以尿道外口最窄。尿道结石常易嵌顿在这些狭窄部位。3 个扩大分别位于尿道前列腺部、尿道球部和尿道舟状窝。2 个弯曲:一个为**耻骨下弯**,位于耻骨联合下方,包括尿道前列腺部、膜部和海绵体部的起始处,形成凹面向上的弯曲,此弯曲恒定不能改变;另一个为**耻骨前弯**,位于耻骨联合的前下方,由阴茎根与阴茎体之间的部分构成。如将阴茎向上提起,此弯曲可变直而消失。临床上进行男性尿道插入导尿管操作时,即采取这种位置。

第二节 女性生殖器

女性内生殖器包括生殖腺、生殖管道和附属腺。卵巢为女性生殖腺,是产生卵子

127

和分泌雌性激素的器官,生殖管道为输卵管、子宫和阴道。卵巢内的卵泡成熟后,卵子排入腹膜腔,再经输卵管腹腔口进入输卵管。在管内受精后,移行于子宫腔内发育成为胎儿,胎儿成熟后经阴道娩出。附属腺主要为前庭大腺。女性外生殖器即**女阴**,包括阴阜、大阴唇、小阴唇、阴道前庭、阴蒂和前庭球等。

一、女性内生殖器

(一)卵巢

卵巢 ovary 为成对的实质性器官,位于盆腔内,髂内、外动脉起始部之间的夹角处(图5-9)。卵巢呈扁卵圆形,可分为内、外侧面,上、下端和前、后缘。内侧面朝向盆腔,与小肠相邻,外侧面贴靠盆腔侧壁。上端钝圆与输卵管末端接触,并借**卵巢悬韧带**连于盆壁。下端借**卵巢固有韧带**连于子宫,卵巢前缘有系膜附着,有血管、神经等出入,后缘游离(图5-10)。

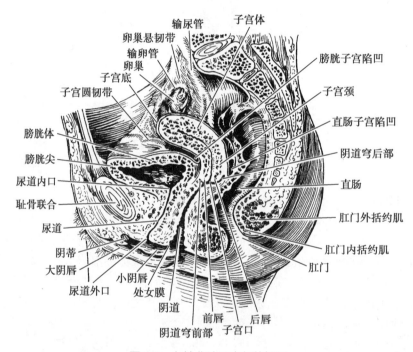

图5-9 女性盆腔正中矢状切面

卵巢的大小和形状随年龄而异。幼女卵巢较小,表面光滑,性成熟期卵巢最大。此后由于多次排卵,卵巢表面出现瘢痕而凹凸不平。35~40岁卵巢开始缩小,50岁左右随月经的停止而逐渐萎缩。

(二)输卵管

输卵管 uterine tube 是一对输送卵子的肌性管道,长约10~14cm,连于子宫底的两侧,包裹在子宫阔韧带上缘内(图5-10)。输卵管内侧端通子宫腔,外侧端开口于腹膜腔。输卵管由内侧向外侧可分为如下4部:

1. **输卵管子宫部** 为输卵管穿行于子宫壁内的一段,以**输卵管子宫口**通子宫腔。

2. **输卵管峡** 紧靠子宫底的一段,短直而狭窄,壁厚,血管分布较少,是输卵管结

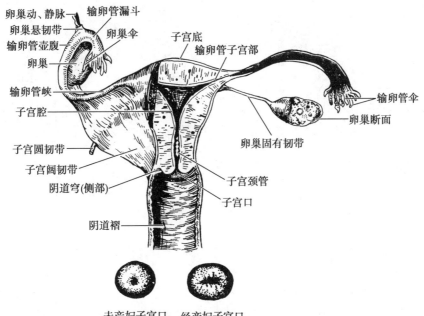

图 5-10 女性内生殖器（前面）

扎术的常选部位。

3. **输卵管壶腹** 此部管径粗，行程长而弯曲，约占输卵管全长的 2/3。血供较丰富，卵子通常在此部受精。卵子与精子结合为受精卵后，经输卵管子宫口入子宫，植入子宫内膜发育成胎儿。若受精卵未能迁移入子宫而停留在输卵管或植入腹膜腔内发育，即为宫外孕。

4. **输卵管漏斗** 为输卵管外侧端呈漏斗状膨大的部分，向后下弯曲并覆盖在卵巢的后缘及内侧面。漏斗末端的中央有**输卵管腹腔口**，开口于腹膜腔。输卵管腹腔口周围，其边缘形成许多长短不一的指状突起，称**输卵管伞**，盖于卵巢表面，其中有一较长者附于卵巢上，称**卵巢伞**，有引导卵细胞进入输卵管腹腔口的作用。临床上常以输卵管伞作为识别输卵管的标志。

（三）子宫

子宫 uterus（图 5-10）为一壁厚、腔小的肌性器官，具有产生月经和孕育胎儿的作用。

1. **子宫的形态** 成年未孕子宫呈前后稍扁的倒置鸭梨形，长约 8cm，最宽处约 4cm，厚约 2～3cm。子宫与输卵管相接处称**子宫角**。子宫自上而下分为 3 部（图 5-11）。两侧输卵管子宫口连线以上的圆凸部分，称**子宫底**；子宫底向下移行为**子宫体**；子宫下端较窄而呈圆柱状的部分为**子宫颈**，成人长 2.5～3cm。子宫颈下端插入阴道的部分，称**子宫颈阴道部**；在阴道以上的部分，称**子宫颈阴道上部**。子宫颈为肿瘤的好发部位。

子宫体与子宫颈之间较为狭细的部分称**子宫峡**。非妊娠时，子宫峡不明显，长约 1cm；妊娠期间子宫峡逐渐伸展变长可达 7～11cm，形成子宫下段，此时峡壁变薄，产科常在此处进行剖宫术。

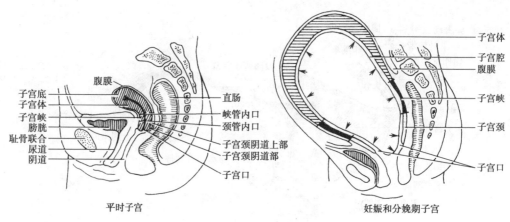

图 5-11 子宫的分部和位置

子宫内腔较为狭窄,分为上、下两部。上部在子宫体内,称**子宫腔**。子宫腔呈前后略扁的三角形腔隙。底在上,底的两侧接输卵管子宫口,尖向下通子宫颈管。下部在子宫颈内,称**子宫颈管**。子宫颈管呈梭形,其上端通子宫腔,下端开口称**子宫口**,通阴道。未产妇的子宫口为圆形,边缘光滑整齐;分娩后的子宫口则呈横裂状,前、后缘分别称为**前唇**和**后唇**。

2. 子宫壁的结构 子宫壁分为 3 层,从外向内由浆膜、肌层和黏膜构成。浆膜又称子宫外膜,为腹膜的脏层;肌层最厚,由平滑肌构成;内层为黏膜,称**子宫内膜**。子宫内膜随着月经周期而增长和脱落,脱落后的子宫内膜由阴道流出成为月经,约 28 天为一个月经周期。

3. 子宫的位置 子宫位于盆腔的中央,在膀胱与直肠之间。下端突入阴道,两侧连有输卵管、卵巢和子宫阔韧带。子宫底位于小骨盆入口平面以下,子宫颈下端在坐骨棘平面稍上方。当膀胱空虚时,成人子宫的正常位置是轻度的前倾前屈位。**前倾**指子宫向前倾斜,其长轴与阴道的长轴形成向前开放的钝角,略大于 90°。**前屈**是指子宫体与子宫颈之间形成向前开放的钝角,约 170°。人体直立时,子宫体伏于膀胱上面。子宫的位置可随膀胱与直肠的充盈程度而发生变化。子宫的后方是直肠,故临床上可通过肛门指诊检查子宫的大小和位置。

4. 子宫的固定装置 固定子宫的结构主要是子宫周围的韧带(图 5-12)。

(1) **子宫阔韧带 broad ligament of uterus**(图 5-10):位于子宫两侧,略呈冠状位,由子宫前后面的腹膜自子宫侧缘向两侧延伸至盆腔侧壁所形成的双层腹膜皱襞。子宫阔韧带上缘游离,包裹输卵管。子宫阔韧带的前层覆盖子宫圆韧带,后层覆盖卵巢和卵巢固有韧带。前、后层之间的疏松结缔组织内有子宫的血管、神经和淋巴管等。此韧带可限制子宫向两侧移动。

(2) **子宫圆韧带 round ligament of uterus**:起于子宫角的前下方,在阔韧带前层的覆盖下向前外侧弯行,穿经腹股沟管,止于阴阜和大阴唇的皮下。此韧带由结缔组织和平滑肌纤维构成,主要维持子宫的前倾位。

(3) **子宫主韧带 cardinal ligament of uterus**:位于子宫阔韧带的基底部,自子宫颈两侧延伸至骨盆侧壁。此韧带由结缔组织和平滑肌纤维构成,是防止子宫下垂的主要结构。

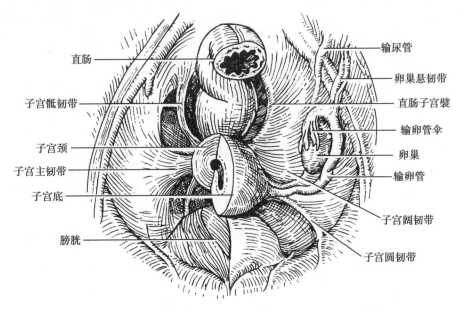

图 5-12　子宫的固定装置模式图

（4）**子宫骶韧带 sacro-uterine ligament**：起自子宫颈阴道上部的后面，向后弯行，绕过直肠的两侧，止于第 2、3 骶椎前面的筋膜。此韧带由结缔组织和平滑肌纤维构成，向后上牵引子宫颈，主要维持子宫前屈位。

除上述韧带外，盆底肌、尿生殖膈、阴道及周围的结缔组织对子宫正常位置的维持也起很大的作用。如果这些固定装置薄弱或受损，可导致子宫位置异常或子宫脱垂。

（四）阴道

阴道 vagina 为连接子宫与外生殖器的肌性管道，富于伸展性，是女性的交接器官，也是排出月经和娩出胎儿的通道。阴道有前壁、后壁和侧壁，前、后壁互相贴近。阴道的下部较窄，其下端以**阴道口**开口于阴道前庭。处女的阴道口周围附有黏膜皱襞称**处女膜**，处女膜破裂后，阴道口周围留有处女膜痕。阴道的上部较宽阔，包绕子宫颈阴道部，形成环形的凹陷称**阴道穹**。阴道穹分为前部、后部和两侧部，以阴道穹后部最深，它与直肠子宫陷凹之间仅隔以阴道后壁和腹膜。当该陷凹积液或积血时，临床上可经此处进行穿刺或引流，以协助诊断和治疗。阴道位于小骨盆中央，前有膀胱和尿道，后邻直肠和肛管。

（五）前庭大腺

前庭大腺 greater vestibular gland 又称巴氏腺，位于前庭球后端的深面，形如豌豆，以细小的腺管开口于阴道口的两侧，其分泌物有润滑阴道口的作用。

二、女性外生殖器

女性外生殖器，即**女阴 vulva**，包括以下结构（图 5-13）。

（一）阴阜

阴阜 mons pubis 为耻骨联合前方的皮肤隆起，皮下富有脂肪，性成熟后生长有阴毛。

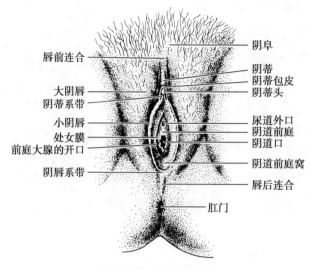

唇前连合

大阴唇
阴蒂系带

小阴唇
处女膜
前庭大腺的开口

阴唇系带

阴阜

阴蒂
阴蒂包皮
阴蒂头

尿道外口
阴道前庭
阴道口

阴道前庭窝

唇后连合

肛门

图 5-13　女性外生殖器

（二）大阴唇

大阴唇 greater lip of pudendum 为一对纵长隆起的皮肤皱襞,两侧大阴唇的前后端互相连合,形成**唇前连合**和**唇后连合**。

（三）小阴唇

小阴唇 lesser lip of pudendum 为一对较薄的皮肤皱襞,位于大阴唇的内侧,表面光滑无毛。其前端延伸为**阴蒂包皮**和**阴蒂系带**,后端两侧互相会合,形成**阴唇系带**。

（四）阴道前庭

阴道前庭 vaginal vestibule(图 5-13)为位于两侧小阴唇之间的裂隙,其前部有较小的尿道外口,后部有较大的阴道口,阴道口两侧有前庭大腺导管的开口。

（五）阴蒂

阴蒂 clitoris(图 5-14)由两个**阴蒂海绵体**构成,相当于男性的阴茎海绵体,也可分为脚、体、头 3 部。阴蒂脚附着耻骨下支和坐骨支,两侧阴蒂脚向前结合形成**阴蒂体**,其表面有阴蒂包皮包绕,**阴蒂头**露于表面,富含神经末梢,感觉敏锐。

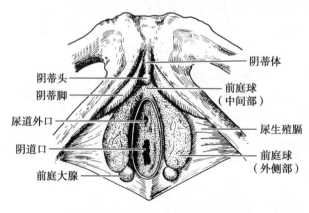

阴蒂头
阴蒂脚

尿道外口

阴道口

前庭大腺

阴蒂体

前庭球
（中间部）

尿生殖膈

前庭球
（外侧部）

图 5-14　阴蒂、前庭球和前庭大腺

（六）前庭球

前庭球 bulb of vestibule（图 5-14）相当于男性的尿道海绵体，呈蹄铁形。外侧部较大，位于大阴唇的深面，中间部较细小，位于尿道外口与阴蒂体之间的皮下。

【附一】女乳房

乳房 mamma 为人类和哺乳动物特有的结构。男性乳房不发达，女性乳房于青春期开始发育，妊娠和哺乳期的乳房有分泌活动，老年妇女的乳腺萎缩。

1. 形态和位置　成年未哺乳妇女的乳房呈半球形，紧张而富有弹性，位于胸前部，在胸大肌和胸筋膜的表面，在第 3～6 肋之间，内侧至胸骨旁线，外侧可达腋中线。乳房中央有**乳头**，平对第 5 肋或第 4 肋间隙，其上有输乳管的开口。乳头周围颜色较深的环形区域称**乳晕**，乳晕处有乳晕腺和皮脂腺，可分泌脂性物质润滑乳头，尤其在哺乳期，腺体分泌功能增强，对乳头起保护作用（图 5-15）。

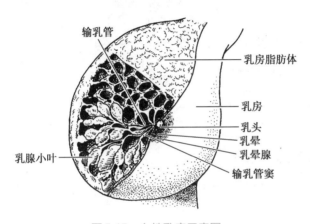

图 5-15　女性乳房示意图

2. 结构　乳房由皮肤、乳腺和结缔组织构成。乳腺被结缔组织分隔成 15～20 个**乳腺叶**，每个乳腺叶又分为若干**乳腺小叶**。每一个乳腺叶内有一条**输乳管**，由该腺叶中各乳腺小叶的导管汇合而成，开口于乳头。乳腺叶和输乳管呈放射状排列在乳头周围，临床进行乳房浅部脓肿切开手术时，应尽量做放射状切口，以减少对乳腺叶和输乳管的损伤（图 5-16）。乳房皮肤与乳腺深面的深筋膜之间，有许多结缔组织小束相连，这些小束称**乳房悬韧带**或 **Cooper 韧带**，对乳房有支持作用。当乳腺癌时，Cooper 韧带缩短，牵引皮肤出现不同程度的凹陷，类似橘皮，临床上称橘皮样变，是乳腺癌早期的常见体征。

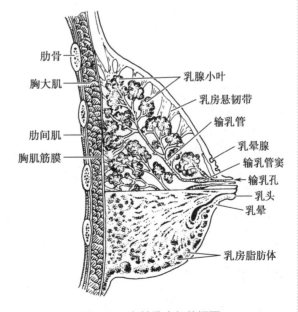

图 5-16　女性乳房矢状切面

133

【附二】会阴

（一）会阴的位置和分部

会阴 perineum 有狭义和广义之分。狭义的会阴是指肛门和外生殖器之间的区域。妇女分娩时,需保护会阴,即指此区而言。广义的会阴是指封闭骨盆下口的全部软组织,近似菱形,前界为耻骨联合下缘,两侧界为耻骨下支、坐骨支、坐骨结节和骶结节韧带,后界为尾骨尖。通过左、右坐骨结节的连线,将会阴分为前、后两个三角形区域。前区称**尿生殖区**(或称尿生殖三角),在男性有尿道穿过,女性有尿道和阴道穿过。后区称**肛区**(或称肛门三角),有肛管通过(图 5-17)。

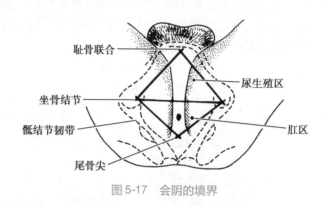

图 5-17　会阴的境界

（二）会阴的层次结构

1. 浅层结构　会阴的层次结构在尿生殖区和肛区基本相同,均由皮肤、浅筋膜和浅层肌构成。

会阴的皮肤正中线有一条深色的会阴缝。在肛区浅筋膜内有富含脂肪的大量疏松结缔组织。在尿生殖区,浅筋膜分两层。浅层含脂肪组织,与腹前壁下部浅筋膜及下肢浅筋膜相续;深层呈膜状,称**会阴浅筋膜**(Colles 筋膜),向后附着于尿生殖膈后缘,两侧附着于坐骨和耻骨,向前续连于腹前壁下部浅筋膜深层,在男性与阴囊的浅筋膜相连续。

会阴的浅层肌位于浅筋膜的深部。在尿生殖区内有**会阴浅横肌**、**球海绵体肌**和**坐骨海绵体肌**。在肛区内有**肛门外括约肌**。大部分会阴肌肉均附着于**会阴中心腱**(会阴体),此腱位于外生殖器与肛门之间的深部(即狭义会阴的深部),具有加固盆底,承托盆腔脏器的作用,女性此腱发育明显,在产科有重要意义。

2. 深层结构　会阴深层结构主要是尿生殖膈和盆膈,两者共同封闭骨盆下口。

（1）尿生殖膈:**尿生殖膈**由**会阴深横肌**、**尿道括约肌**(女性为**尿道阴道括约肌**)及覆盖其上、下面的**尿生殖膈上筋膜**和**尿生殖膈下筋膜**共同构成。尿生殖膈位于尿生殖区深部,封闭骨盆下口的前下方部位。尿生殖膈在男性有尿道通过,在女性有尿道和阴道通过。

（2）盆膈:**盆膈**由肛提肌、尾骨肌及覆盖其上、下面的**盆膈上筋膜**和**盆膈下筋膜**共同构成,封闭骨盆下口的大部分。盆膈后部有肛管通过,前部留有盆膈裂孔,由尿生殖膈封闭。

（三）坐骨肛门窝

坐骨肛门窝又名**坐骨直肠窝**,位于肛管与两侧坐骨之间,为一对上小下大的楔形腔隙,在冠状切面上呈三角形。窝顶上达盆膈下筋膜与闭孔筋膜的会合处;窝底为肛门周围的皮肤;内侧壁为肛门外括约肌、肛提肌和盆膈下筋膜;外侧壁为坐骨、闭孔内肌及其筋膜和臀大肌下缘,向前可伸入尿生殖膈与盆膈之间。

坐骨肛门窝被大量脂肪组织所填充。当肛门周围感染时,坐骨肛门窝易发生脓肿,脓液可穿入肛管或穿通皮肤,形成肛瘘。

阴部神经及阴部内血管贴于坐骨肛门窝外侧壁走行,并在此发出分支,分布于会阴诸结构。会阴部手术时,常在坐骨肛门窝内进行阴部神经阻滞麻醉。

学习小结

1. 生殖系统的组成

	男性		女性	
	器官名称	功能	器官名称	功能
生殖腺	睾丸	产生精子,分泌男性激素	卵巢	产生卵细胞,分泌女性激素
输送管道	附睾	贮精	输卵管	输送卵子,受精部位
	输精管	输送精子	子宫	孕育胎儿,产生月经
	射精管	射精	阴道	排出月经,交接器官,娩出胎儿
	尿道	排尿、排精		
附属腺体	精囊	分泌物参与组成精液	前庭大腺	分泌物湿润阴道
	前列腺			
	尿道球腺			
外生殖器	阴囊	保护睾丸、附睾	女阴	阴阜、大阴唇、小阴唇、阴蒂、阴道前庭、前庭球
	阴茎	交接器官		

2. 输精管的分部及特点

分部	位置	特点
睾丸部	起于附睾尾,至睾丸上端	最短,位于阴囊内
精索部	睾丸上端与腹股沟管皮下环之间	位置浅表,易于触摸
腹股沟管部	位于腹股沟管内	较短
盆部	腹股沟管腹环至膀胱底	最长,输精管末段扩大形成输精管壶腹

3. 男性尿道的分部、位置及结构特点

分部	位置	长度	结构特点
前列腺部	贯穿前列腺的部分	3cm	管腔中部扩大有射精管和前列腺排泄管开口
膜部	穿尿生殖膈的部分	1.2cm	为尿道最短、最狭窄部,周围有尿道膜部括约肌环绕
海绵体部	贯穿尿道海绵体的部分	15cm	后端有尿道球部,前端有尿道舟状窝

笔记

4. 男、女尿道的区别

性别	长度	管径	弯曲	分部	扩大	功能
男	16~22cm	0.5~0.7cm	耻骨下弯 耻骨前弯	前列腺部 膜部 海绵体部	前列腺部 尿道球部 尿道舟状窝	排尿 排精
女	3~5cm	0.6cm	较直	不分部	无扩大	排尿

5. 输卵管的分部

分部	位置	结构特点
输卵管子宫部	为贯穿子宫壁的一段	经输卵管子宫口通子宫腔
输卵管峡	紧靠子宫底的一段	短、直、狭窄而壁厚,结扎术的常选部位
输卵管壶腹	输卵管中间的最长一段	径粗而弯曲,血供丰富,是卵细胞受精的部位
输卵管漏斗	为输卵管外侧端一段	末端有输卵管腹腔口通腹膜腔,该口的边缘有输卵管伞

6. 子宫周围的韧带

韧带名称	位置	组织结构	功能
子宫阔韧带	位于子宫两侧	双层腹膜	限制子宫向两侧移动
子宫圆韧带	子宫阔韧带和腹股沟管内	结缔组织和平滑肌纤维	维持子宫的前倾位
子宫主韧带	子宫阔韧带的基底部	结缔组织和平滑肌纤维	防止子宫下垂
子宫骶韧带	子宫颈阴道上部向后,止于骶椎前面	结缔组织和平滑肌纤维	维持子宫前屈位

(李新华)

复习思考题

1. 输精管可分为几部?何处结扎输精管?怎样确认输精管?
2. 简要说明精子的产生和排出途径。
3. 男尿道全长分几部?有哪些狭窄和弯曲?给男病人导尿时应注意什么?
4. 男性肾盂结石的患者,结石排出体外要依次经过哪些狭窄?
5. 输卵管位于何处?分几部?各有何临床意义?
6. 子宫的位置、形态如何?子宫内腔分几部?

第六章

循 环 系 统

学习目的

通过循环系统的学习,要求对心血管系统和淋巴系统有更深的认识,在学习中注意心是整个循环系统的动力器官,动脉和静脉与心相连接,血液在心的作用下有序流动;了解淋巴回流,为后续课程的学习奠定基础。

学习要点

血液循环的路径;心的位置、外形、各腔结构、心的传导系、心的血管分布及心的体表投影;肺循环的动脉和静脉;体循环的动脉;体循环的静脉(浅静脉和肝门静脉)。毛细淋巴管、淋巴管、淋巴干和淋巴导管(胸导管)、局部淋巴结。脾和胸腺的位置、形态和主要功能。

循环系统又称为脉管系统,包括心血管系统和淋巴系统,是人体内执行运输功能的一套封闭的管道系统。心血管系统由心、动脉、毛细血管和静脉组成,其内有血液循环流动。淋巴系统由淋巴管道、淋巴器官和淋巴组织组成,其内有淋巴向心流动,最后汇入心血管系统。

循环系统的主要功能是将营养物质和氧气输送到身体各器官、组织和细胞,同时将各器官、组织和细胞的代谢产物及二氧化碳运送至肾、肺和皮肤等器官排出体外,以保证机体新陈代谢的正常进行。此外,内分泌器官所分泌的激素也通过循环系统输送至相应的靶器官和靶细胞,调节其生理功能。淋巴系统还能产生淋巴细胞和抗体,参与机体的免疫反应。

第一节　心血管系统

一、心血管系统的组成

心血管系统包括心、动脉、毛细血管和静脉。**心 heart** 是循环系统的动力器官。在神经、体液的调节下,有节律地收缩和舒张,如同一个泵将血液从静脉吸入,由动脉射出,从而推动血液在血管内循环流动。**动脉 artery** 是输送血液离心的血管。动脉由心室发出,反复分支达全身各器官组织,最后移行为毛细血管。**毛细血管 capillary** 是连于动、静脉之间呈网状的微细血管。毛细血管是血液与组织、细胞间进行物质及气体交换的场所。**静脉 vein** 是引导血液回心的血管。小静脉起自毛细血管,在回心的过程中不断接纳属支,汇合成中静脉、大静脉,最终注入心房。

笔记

二、血液循环的径路

血液由心室射出,经动脉、毛细血管和静脉返回心房,这种周而复始的循环流动称为**血液循环**。依循环途径的不同,可将血液循环分为体循环和肺循环两种(图6-1)。

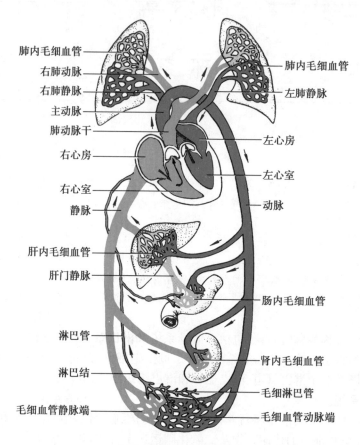

肺内毛细血管
右肺动脉
右肺静脉
主动脉
肺动脉干
右心房
右心室
静脉
肝内毛细血管
肝门静脉
淋巴管
淋巴结
毛细血管静脉端

肺内毛细血管
左肺静脉
左心房
左心室
动脉
肠内毛细血管
肾内毛细血管
毛细淋巴管
毛细血管动脉端

图6-1 循环系统示意图

1. **体循环**(**大循环**)systemic circulation 心室收缩时,动脉血由左心室射入主动脉,经主动脉的各级分支到达全身各处的毛细血管,在此与周围组织、细胞进行物质和气体交换。再经各级静脉,最后经上、下腔静脉和冠状窦返回右心房。体循环的特点是循环路径长,流经范围广,以动脉血滋养全身各部,并将全身各部的代谢产物和二氧化碳运回心。

2. **肺循环**(**小循环**)pulmonary circulation 心室收缩时,静脉血由右心室射入肺动脉干,经肺动脉各级分支到达肺泡毛细血管网,进行气体交换,含氧丰富的动脉血,再经肺静脉流入左心房。肺循环的特点是循环路径较短,只通过肺,主要功能是进行气体交换。

三、血管吻合和侧支循环

人体的血管除动脉经毛细血管和静脉互相沟通外,动脉与动脉之间,静脉与静脉之间,都可彼此直接连通,形成血管吻合。这些吻合对调节血流量,保证器官的血液供应有着重要的作用。

　　此外,较大的动脉还发出与主干平行的**侧副管**,它自主干近端发出,且与主干远端的返支汇合形成侧支吻合。正常情况下,侧副管的管腔较细,血流量很小,若主干血流受阻(如结扎或血栓),侧副管可逐渐增粗,替代主干发挥运血的作用,形成**侧支循环**(图6-2),从而使缺血部位得到一定程度的代偿,故而对恢复组织、器官的血液供应具有重要意义。

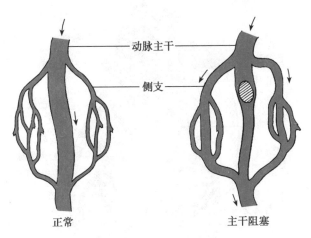

图6-2　侧支吻合与侧支循环

四、心

(一)心的位置

　　心是一个中空的肌性器官,位于胸腔中纵隔内,外面覆以心包,约2/3位于身体正中矢状面的左侧,1/3在其右侧。心的上方为出入心的大血管;下方隔着心包与膈相邻;两侧与纵隔胸膜和肺相邻(图6-3);前方大部分被肺和胸膜遮盖,仅下部一个小区域借心包与胸骨体下部及左侧第4~6肋软骨相邻,此区称为**心包裸区**,此处为临床抢救病人时心内注射的部位;后方平对第5~8胸椎,与食管、迷走神经和胸主动脉等毗邻。

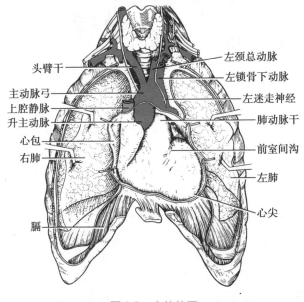

图6-3　心的位置

139

（二）心的外形

心形似倒置的圆锥体，稍大于本人拳头。可分为一尖、一底、两面、三缘，表面有三条浅沟（图6-4、图6-5）。

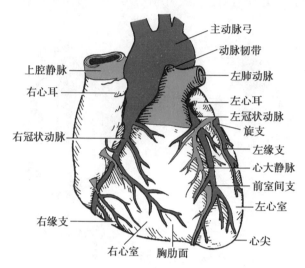

图6-4　心的外形及血管（胸肋面）

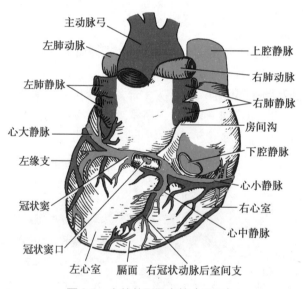

图6-5　心的外形及血管（膈面）

心尖朝向左前下方，圆钝而游离，由左心室构成。活体在左侧第5肋间隙，锁骨中线内侧1~2cm处可扪及心尖的搏动，是心脏听诊最常用的部位。**心底**朝向右后上方，由左、右心房构成，与出入心的大血管相连。**胸肋面**朝向前上方，大部分由右心房和右心室构成。**膈面**朝向后下方，邻接膈，由左、右心室构成。**右缘**垂直向下，由右心房构成。**左缘**钝圆，主要由左心室构成。**下缘**接近水平位，由右心室和左心室构成。

心表面有三条浅沟，可作为心腔在心表面的分界，心的血管行于沟内。**冠状沟接近冠状位，形似环形**，前方被肺动脉干所中断，是心房与心室在心表面的分界。在心室的胸肋面和膈面各有一条自冠状沟延伸至心尖右侧的浅沟,分别称为**前室间沟**和**后室间沟**,两沟在心下缘相连,是左、右心室在心表面的分界线。

（三）心的各腔

心有四个腔,即两个心房和两个心室。左、右心房间有**房间隔**,左、右心室间有**室间隔**,因此心的左、右两侧互不相通。

1. **右心房 right atrium**　为心的右上部分,其向左前方突出部称**右心耳**,内面有近乎平行排列的梳状肌。当心功能发生障碍时,此处血流缓慢,易形成血栓。按血流方向,右心房有 3 个入口:上方有**上腔静脉口**,接纳上半身的血液回右心房;下方有**下腔静脉口**,接纳下半身的血液回右心房;在下腔静脉口与右房室口之间有**冠状窦口**,接纳心壁的血液回右心房。出口为**右房室口**,右心房的血液由此流入右心室（图 6-6）。在房间隔右侧面的下部有一椭圆形的浅窝,称**卵圆窝**,是胚胎时期卵圆孔闭锁后的遗迹。胎儿时期左、右心房由此相通,出生后此孔逐渐封闭,若不闭锁,即房间隔缺损,约占先天性心脏病的 10% ~20% 。

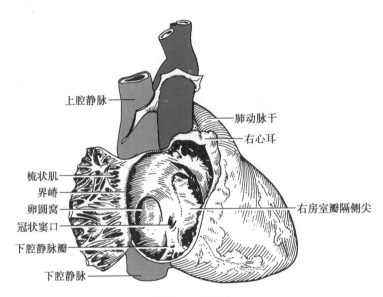

图 6-6　右心房

2. **右心室 right ventricle**　位于右心房的左前下方,构成心胸肋面的大部。右心室的入口即**右房室口**,口周缘的纤维环上附有 3 片三角形的瓣膜,称**三尖瓣**（**右房室瓣**）,垂向心室,分别为前尖、后尖和隔侧尖。瓣膜的边缘连有数条**腱索**,分别附着于心室壁上的**乳头肌**（图 6-7、图 6-8）。当心室收缩时,三尖瓣受血流推挤,封闭右房室口,由于腱索的牵拉,瓣膜不致翻向心房,可防止血液向右心房逆流。在功能上纤维环、三尖瓣、腱索和乳头肌是一个整体,称**三尖瓣复合体**。

右心室向左上方延伸的部分逐渐变细,形似倒置的漏斗,称**动脉圆锥**,其上端即右心室的出口,称**肺动脉口**,口周围的纤维环上附有 3 个袋状的瓣膜,称**肺动脉瓣**,其袋口朝向肺动脉一侧（图 6-7）。当心室收缩时,血流冲开瓣膜,进入肺动脉;当心室舒张时,3 个袋状瓣膜被血液充盈而关闭,防止血液从肺动脉逆流入右心室。

3. **左心房 left atrium**　位于右心房的左后方,构成心底的大部,其向右前方突出

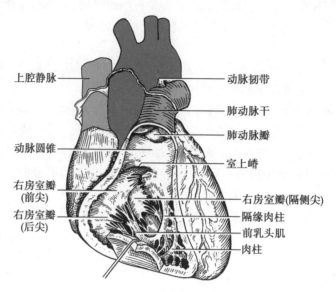

图 6-7 右心室

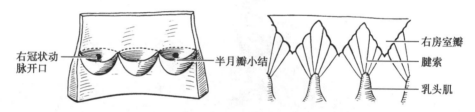

图 6-8 心瓣膜示意图

的部分称**左心耳**,内有梳状肌。左心房有 4 个入口为左、右各一对**肺静脉口**,出口是下方的**左房室口**,左心房的血液由此流向左心室(图 6-9)。

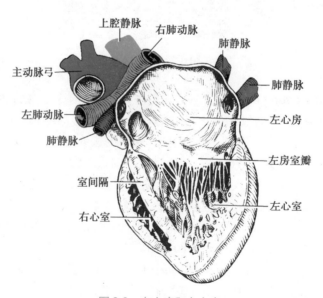

图 6-9 左心房和左心室

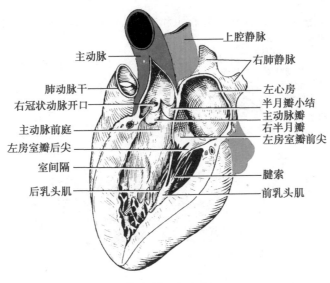

上腔静脉
主动脉
右肺静脉
肺动脉干
右冠状动脉开口
左心房
半月瓣小结
主动脉瓣
右半月瓣
主动脉前庭
左房室瓣前尖
左房室瓣后尖
室间隔
腱索
后乳头肌
前乳头肌

图6-10　左心室

4. **左心室** left ventricle 位于右心室的左后下方,构成心尖及心左缘。左心室的入口即左房室口,口周围的纤维环上附有 2 片近似三角形的瓣膜称**二尖瓣**(左房室瓣),分为前尖和后尖,瓣膜的边缘也有数条腱索连到乳头肌上(图 6-10)。左心室的乳头肌较右心室强大,为前、后两组。纤维环、二尖瓣、腱索和乳头肌在功能上是一个整体,称**二尖瓣复合体**,其功能与右心室的相同。出口位于前内侧部,称**主动脉口**,口周围的纤维环上也有 3 个袋口向上的半月形瓣膜,称**主动脉瓣**,其形态与功能均与肺动脉的瓣膜相同。

心室出入口处的瓣膜,对保证血液定向流动起到很重要的作用。当心室收缩时,二尖瓣和三尖瓣关闭,主动脉瓣和肺动脉瓣开放,血液由心室射入动脉。当心室舒张时,二尖瓣和三尖瓣开放,主动脉瓣和肺动脉瓣关闭,血液由心房进入心室(图 6-11)。

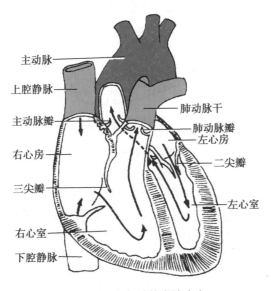

主动脉
上腔静脉
主动脉瓣
肺动脉干
肺动脉瓣
左心房
右心房
二尖瓣
三尖瓣
左心室
右心室
下腔静脉

图6-11　心各腔的血流方向

（四）心的构造

1. 心壁的构造 心壁由心内膜、心肌和心外膜构成（图6-12、图6-13）。

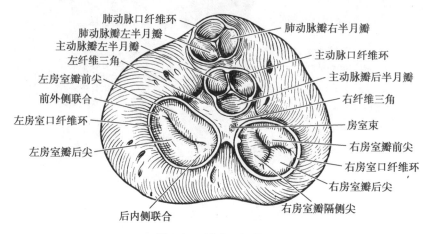

肺动脉口纤维环
肺动脉瓣左半月瓣
主动脉瓣左半月瓣
左纤维三角
左房室瓣前尖
前外侧联合
左房室口纤维环
左房室瓣后尖
后内侧联合

肺动脉瓣右半月瓣
主动脉口纤维环
主动脉瓣后半月瓣
右纤维三角
房室束
右房室瓣前尖
右房室口纤维环
右房室瓣后尖
右房室瓣隔侧尖

图6-12 瓣膜和纤维环

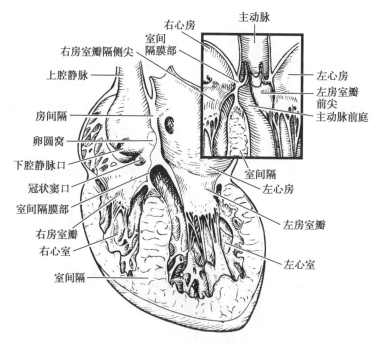

右心房
室间隔膜部
右房室瓣隔侧尖
上腔静脉
房间隔
卵圆窝
下腔静脉口
冠状窦口
室间隔膜部
右房室瓣
右心室
室间隔

主动脉
左心房
左房室瓣前尖
主动脉前庭
室间隔
左心房
左房室瓣
左心室

图6-13 房间隔和室间隔

（1）**心内膜** endocardium：是衬于心房和心室壁内面的一层光滑的薄膜，与血管的内膜相连续，并在房室口和动脉口处折叠形成瓣膜。

（2）**心肌** myocardium：由心肌细胞（心肌纤维）构成，可分为心房肌和心室肌。心房肌较薄，心室肌肥厚，尤以左心室最厚，其约是右心室的三倍。心房肌与心室肌在房室口处被纤维环隔开而不连续，因此心房肌与心室肌的收缩是不同步的。

（3）**心外膜** epicardium：是心肌外面的一层光滑的浆膜，即浆膜心包的脏层。

2. 房间隔和室间隔

房间隔位于左、右心房之间，由两层心内膜夹少量心肌细胞和结缔组织构成（图

6-13）。**室间隔**位于左、右心室之间。可分为两部，下方大部分为**肌部**；上方小部分缺乏肌质称**膜部**（图6-13），此处是室间隔缺损的好发部位，约占先天性心血管疾病的17.8%。

3. **心纤维环** 由致密结缔组织构成，质地坚韧而有弹性，位于房室口、肺动脉口和主动脉口的周围，为心肌和心瓣膜的附着处。

（五）心的传导系统

心的传导系统位于心壁内，由特殊分化的心肌细胞构成。主要功能是产生和传导冲动，控制心的节律性活动。包括窦房结、房室结、房室束、左右束支和心内膜下支（图6-14）。

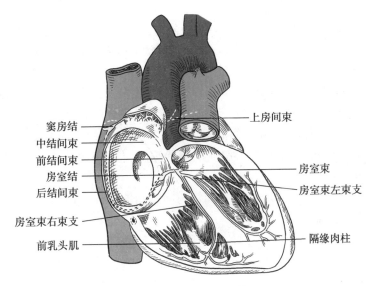

窦房结
中结间束
前结间束
房室结
后结间束
房室束右束支
前乳头肌

上房间束
房室束
房室束左束支
隔缘肉柱

图6-14 心的传导系统

1. **窦房结 sinuatrial node** 呈长椭圆形，位于上腔静脉与右心耳交界处，心外膜的深面，是心的正常起搏点，具有自动节律性，窦房结发放的节律性冲动传向心房和房室结。

2. **房室结 atrioventricular node** 呈扁椭圆形，位于房间隔下部右侧，冠状窦口的前上方的心内膜深面。自房室结前下方发出房室束入室间隔。房室结的主要功能是将窦房结传来的冲动传向心室，而且还是重要的次级起搏点，许多复杂的心律失常即发生于此。

关于窦房结产生的兴奋经何种途径传至心房肌和房室结，目前尚无充分的形态学证据证实。但从生理学的角度证明，其间有**前结间束**、**中结间束**和**后结间束**三条途径相连。

3. **房室束 atrioventricular bundle** 又称His束，自房室结发出后入室间隔膜部，至室间隔肌部上缘分为左、右束支。

4. **左、右束支** 分别沿室间隔左、右侧心内膜深面下行到左、右心室。左束支在下行中又分为前支和后支，分别分布到左心室的前壁和后壁。左、右束支在心内膜深面分为许多细小的分支，交织成网，称为**心内膜下支**（浦肯野Purkinje纤维网），且与普通的心肌细胞相连。

房室束、左、右束支和心内膜下支的功能是将心房传来的兴奋传播到整个心室肌。

（六）心的血管

1. **动脉** 心壁的血液供应主要来自左、右冠状动脉（图6-4、图6-5）。

（1）**左冠状动脉 left coronary artery**：发自升主动脉起始部的左侧，在肺动脉干与左心耳之间左行，随即分为前室间支和旋支。**前室间支**沿前室间沟下行，绕过心尖右侧至后室间沟，与右冠状动脉的后室间支吻合。沿途发出分支分布到左心室前壁、室间隔前2/3和右心室前壁小部分。**旋支**又称左旋支，沿冠状沟左行，至左心室膈面，分支分布到左心房、左心室侧壁和膈面。左冠状动脉主要分布到左心房、左心室、室间隔前2/3和右心室前壁一部分。

（2）**右冠状动脉 right coronary artery**：发自升主动脉起始部的右侧，经右心耳与肺动脉干之间进入冠状沟右行，绕过心右缘至冠状沟后部分为后室间支和右旋支。**后室间支**沿后室间沟下行，至心尖右侧与前室间支末梢吻合。**右旋支**较细小，继续向左行，分布于左心室隔壁的右侧部分。右冠状动脉主要分布到右心房、右心室、室间隔后1/3和左心室膈侧面的一部分，此外还分支分布到窦房结和房室结。

2. **静脉** 心的静脉绝大部分都汇集于冠状窦，再经冠状窦口注入右心房。

冠状窦 coronary sinus 位于心膈面的冠状沟内，左心房和左心室之间，其主要属支有3条（图6-4、图6-5）。

（1）**心大静脉**：起于心尖，在前室间沟与前室间支伴行，向后上行至冠状沟，再沿冠状沟左行达心膈面，注入冠状窦。

（2）**心中静脉**：在后室间沟内伴后室间支上行至冠状沟，注入冠状窦。

（3）**心小静脉**：在冠状沟内与右冠状动脉伴行，向左注入冠状窦。

此外尚有心前静脉直接注入右心房，心最小静脉直接注心房或心室腔。

（七）心包

心包 pericardium 为包裹心和出入心的大血管根部的锥形囊，可分为纤维心包和浆膜心包（图6-15）。

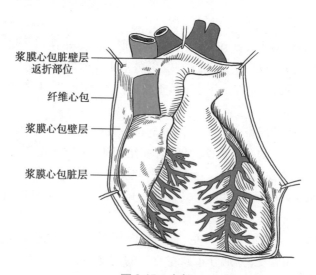

浆膜心包脏壁层
返折部位

纤维心包

浆膜心包壁层

浆膜心包脏层

图6-15 心包

1. **纤维心包 fibrouspericardium**　为心包外层,是坚韧的结缔组织囊,上方与出入心的大血管外膜相移行,下方与膈的中心腱愈着。

2. **浆膜心包 serous pericardium**　薄而光滑,位于纤维心包的内面,可分为脏、壁两层。壁层紧贴于纤维心包的内面;脏层覆盖在心肌的表面,构成心外膜。脏、壁两层在出入心的大血管根部相互移行,两层之间的潜在性腔隙称为**心包腔**,内含少量浆液。

心包对心具有保护作用,正常时能防止心的过度扩大,以保持血容量的恒定,由于纤维心包伸缩性甚小,若心包腔大量积液,则可限制心的舒张,影响静脉血回心。

（八）心的体表投影

心在胸前壁的体表投影可用四点及其连线来确定(图6-16)。

1. 左上点在左侧第2肋软骨下缘,距胸骨左缘1.2cm处。

2. 右上点在右侧第3肋软骨上缘,距胸骨右缘1.0cm处。

3. 左下点在左侧第5肋间隙,锁骨中线内侧1~2cm(距前正中线7~9cm)处,即心尖部。

4. 右下点在右侧第6胸肋关节处。

左、右上点的连线为心的上界;左、右下点的连线为心的下界;右上、下点的连线为心的右界,略向右凸;左上、下点的连线为心的左界,略向左凸。了解心的体表投影,对临床诊断心界是否正常有实用意义。

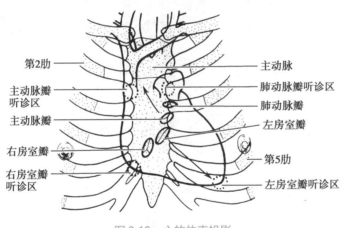

图6-16　心的体表投影

五、肺循环的血管

（一）肺循环的动脉

肺动脉干 pulmonary trunk 为一短粗的动脉干,位于心包内,长约5cm。起自右心室的肺动脉口,经主动脉起始部的前方向左后上方斜行,至主动脉弓的下方分为左、右肺动脉。**左肺动脉**较短,在左主支气管前方横行至左肺门处分两支进入左肺的上、下叶。**右肺动脉**较长,经升主动脉和上腔静脉后方横行向右,至右肺门处分3支进入右肺上、中、下叶。左、右肺动脉在肺内反复分支,与支气管的分支相伴行,最后在肺泡壁形成毛细血管网。

在肺动脉干分叉处稍左侧,有一条连于主动脉弓下缘的结缔组织索,称**动脉**

韧带（图 6-4），是胚胎时期动脉导管闭锁后的遗迹。动脉导管在出生后不久即闭锁，若在出生 6 个月后尚未闭锁，则称动脉导管未闭，是常见的先天性心脏病之一。

（二）肺循环的静脉

肺静脉 pulmonary veins 左、右各一对，分别为**左上、左下**肺静脉和**右上、右下**肺静脉。肺静脉均起自肺门，向内穿过心包，将含氧丰富的动脉血运回左心房。

六、体循环的血管

（一）体循环的动脉

1. **主动脉** aorta　为体循环的动脉主干，按行程分为升主动脉、主动脉弓和降主动脉（图 6-17）。

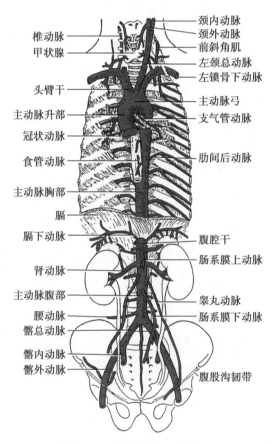

椎动脉
甲状腺
头臂干
主动脉升部
冠状动脉
食管动脉
主动脉胸部
膈
膈下动脉
肾动脉
主动脉腹部
腰动脉
髂总动脉
髂内动脉
髂外动脉

颈内动脉
颈外动脉
前斜角肌
左颈总动脉
左锁骨下动脉
主动脉弓
支气管动脉
肋间后动脉
腹腔干
肠系膜上动脉
睾丸动脉
肠系膜下动脉
腹股沟韧带

图 6-17　主动脉分部及其分支

（1）**升主动脉** ascending aorta：在胸骨左缘后方正对第 3 肋间处，起自左心室的主动脉口，然后斜向右上至右侧第 2 胸肋关节处移行为主动脉弓，在升主动脉起始部发出左、右冠状动脉。

（2）**主动脉弓** aortic arch：是主动脉的延续，呈弓形弯向左后方，跨过左肺根达第 4 胸椎体下缘，移行为降主动脉。在主动脉弓的凸侧，从右向左发出 3 大分支，即**头臂干、左颈总动脉**和**左锁骨下动脉**。头臂干为一粗短动脉干，上行至右侧胸锁关节后方分为**右颈总动脉**和**右锁骨下动脉**。

（3）**降主动脉** descending aorta：续于主动脉弓，沿脊柱左前方下降，穿膈主动脉裂孔入腹腔，下行至第4腰椎体下缘前方分为左、右髂总动脉。以膈为界，降主动脉又分为胸主动脉和腹主动脉。

2. 头颈部的动脉

（1）**颈总动脉** common carotid artery：是头颈部的动脉主干，左侧起自主动脉弓，右侧起自头臂干。两侧颈总动脉经胸锁关节后方，沿气管、喉和食管外侧，至甲状软骨上缘水平，颈总动脉分为颈内动脉和颈外动脉（图6-18）。颈总动脉与其外侧的颈内静脉、后方的迷走神经共同包裹在**颈动脉鞘**内。在颈总动脉分叉处有两个重要结构，即颈动脉窦和颈动脉小球。

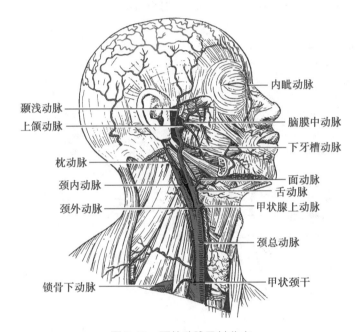

图6-18　颈外动脉及其分支

颈动脉窦 carotid sinus 为颈总动脉末端及颈内动脉起始部的膨大部分。壁内有特殊的感觉神经末梢，为**压力感受器**。当血压升高时，窦壁扩张，刺激压力感受器，可反射性引起心跳减慢，末梢血管扩张，血压下降。

颈动脉小球 carotid glomus 是一个扁椭圆形小体，借结缔组织连于颈总动脉分叉处后方，属**化学感受器**，可感受血液中二氧化碳和氧浓度的变化。当二氧化碳浓度升高时，可反射性地促使呼吸加深加快。

（2）**颈外动脉** external carotid arter：在甲状软骨上缘平面起自颈总动脉。先在颈内动脉前内侧，后经颈内动脉前方再转至外侧，上行穿腮腺至下颌颈处分为颞浅动脉和上颌动脉两终支。颈外动脉发出的主要分支有（图6-18）：

1）**甲状腺上动脉** superior thyroid artery：起自颈外动脉起始部，行向前下方，分布于喉和甲状腺上部。

2）**舌动脉** lingual artery：平舌骨大角处起于颈外动脉，行向前内，经舌骨舌肌深面，分布于舌、舌下腺和腭扁桃体等。

3) **面动脉 facial artery**：在舌动脉的稍上方起自颈外动脉，向前经下颌下腺深面，于咬肌前缘，绕下颌骨下缘达面部，沿口角和鼻翼外侧至内眦，改名为**内眦动脉**。面动脉分支分布于下颌下腺、面部和腭扁桃体等。面动脉在咬肌前缘，绕下颌角下缘处位置表浅，在活体可触及搏动。当面部出血时，可在此处压迫止血。

4) **颞浅动脉 superficial temporal artery**：在下颌颈处上行于外耳门前方及颧弓根部浅面至颞部皮下，其分支分布于腮腺和额、颞、顶部软组织。颞浅动脉在耳屏前方位置表浅，体表可触及搏动，当颞部和头顶部出血时，可在此处压迫止血。

5) **上颌动脉 maxillary artery**：于下颌颈深面向前内行于上颌骨后面，分支分布至外耳道、中耳、鼻腔、腭、咀嚼肌、牙及牙龈、硬脑膜等处。主要分支有**脑膜中动脉 middle meningeal artery**，在下颌颈深面发出，上行穿棘孔入颅中窝，分前、后两支分布于颅骨和硬脑膜。前支较大，经翼点内面，故翼点处骨折时易受损伤，引起硬膜外血肿。

（3）**颈内动脉 internalcarotid artery**：自颈总动脉发出后垂直上行至颅底，经颞骨岩部的颈动脉管入颅腔，分支分布于脑和视器（图6-19）。

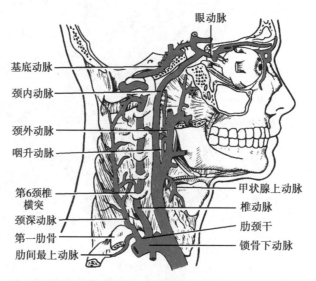

图6-19　颈内动脉和椎动脉

（4）**锁骨下动脉 subclavian artery**：左侧起于主动脉弓，右侧起于头臂干，从胸锁关节后方斜向外上至颈根部，跨经胸膜顶前方，穿斜角肌间隙，行至第1肋外缘续为腋动脉（图6-19、图6-20）。锁骨下动脉主要分支有：

1) **椎动脉 vertebral artery**：在前斜角肌内侧起自锁骨下动脉，向上穿过第6～1颈椎横突孔，经枕骨大孔入颅腔，分支分布于脑和脊髓。

2) **胸廓内动脉 internal thoracic artery**：在椎动脉起始处的相对侧发出，向下进入胸腔，沿第1～6肋软骨后方距胸骨外侧缘约1.2cm处下行，分支分布于胸前壁、心包、膈等处。其较大终支为**腹壁上动脉**，穿膈入腹直肌鞘，下行于腹直肌后面，分布于腹直肌。

3) **甲状颈干 thyrocervical trunk**：为一短干，在椎动脉的外侧起于锁骨下动脉，其主要分支有**甲状腺下动脉**，分布于甲状腺。

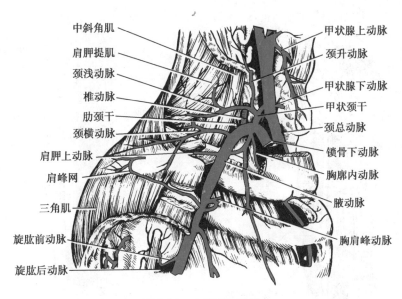

图6-20 右锁骨下动脉

左侧标注（从上到下）：中斜角肌、肩胛提肌、颈浅动脉、椎动脉、肋颈干、颈横动脉、肩胛上动脉、肩峰网、三角肌、旋肱前动脉、旋肱后动脉

右侧标注（从上到下）：甲状腺上动脉、颈升动脉、甲状腺下动脉、甲状颈干、颈总动脉、锁骨下动脉、胸廓内动脉、腋动脉、胸肩峰动脉

3. 上肢的动脉

（1）**腋动脉 axillary artery**：是锁骨下动脉的延续，行于腋窝，至背阔肌下缘移行为肱动脉。腋动脉的分支分布于肩关节、三角肌、胸肌、背阔肌和乳房等处（图6-21）。

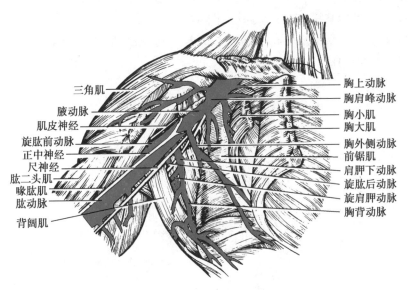

图6-21 腋动脉及其分支

左侧标注（从上到下）：三角肌、腋动脉、肌皮神经、旋肱前动脉、正中神经、尺神经、肱二头肌、喙肱肌、肱动脉、背阔肌

右侧标注（从上到下）：胸上动脉、胸肩峰动脉、胸小肌、胸大肌、胸外侧动脉、前锯肌、肩胛下动脉、旋肱后动脉、旋肩胛动脉、胸背动脉

（2）**肱动脉 brachial artery**：沿肱二头肌内侧沟下行至肘窝，平桡骨颈处分为尺、桡动脉（图6-22、图6-23）。肱动脉的主要分支有**肱深动脉**，经桡神经沟分布于肱三头肌。肱动脉在肘关节前面肱二头肌腱的内侧位置表浅，可触及其搏动，该处常为测量血压的听诊部位。

（3）**桡动脉 radial artery**：从肱动脉发出后，先走行在肱桡肌与旋前圆肌之间，后在肱桡肌与桡侧腕屈肌腱间下行，绕桡骨茎突转向手背，再穿第1掌骨间隙至手掌深

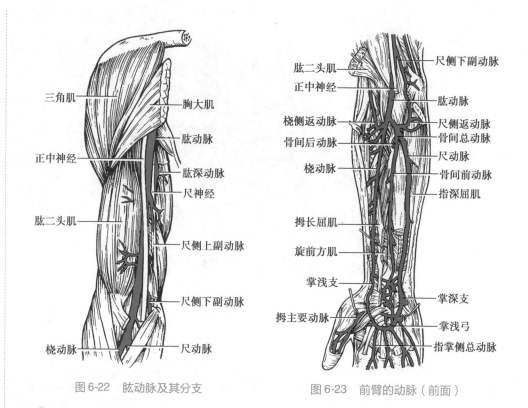

三角肌

胸大肌

肱动脉

正中神经

肱深动脉

尺神经

肱二头肌

尺侧上副动脉

尺侧下副动脉

桡动脉

尺动脉

图 6-22　肱动脉及其分支

肱二头肌

尺侧下副动脉

正中神经

肱动脉

桡侧返动脉

尺侧返动脉

骨间后动脉

骨间总动脉

桡动脉

尺动脉

骨间前动脉

指深屈肌

拇长屈肌

旋前方肌

掌浅支

掌深支

拇主要动脉

掌浅弓

指掌侧总动脉

图 6-23　前臂的动脉（前面）

面,其终支与尺动脉掌深支构成掌深弓(图 6-23、图 6-24)。桡动脉在腕上方桡侧腕屈肌腱外侧位置表浅,仅被皮肤和筋膜遮盖,可扪及搏动,是临床最常用的切脉点。桡动脉发出的主要分支有:

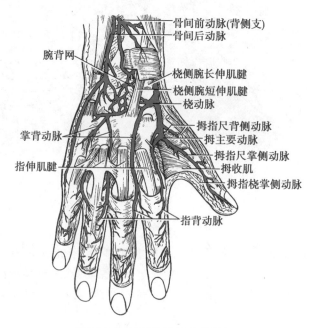

骨间前动脉(背侧支)

骨间后动脉

腕背网

桡侧腕长伸肌腱

桡侧腕短伸肌腱

桡动脉

拇指尺背侧动脉

拇主要动脉

拇指尺掌侧动脉

拇收肌

拇指桡掌侧动脉

掌背动脉

指伸肌腱

指背动脉

图 6-24　手部的动脉（背侧）

1)**掌浅支**:在桡腕关节处发出,穿鱼际肌或沿其表面至手掌,与尺动脉终支吻合成掌浅弓(图6-23、图6-25)。

2)**拇主要动脉**:于手掌深部发出,分3支分布于拇指掌面的两侧缘和示指桡侧缘(图6-24)。

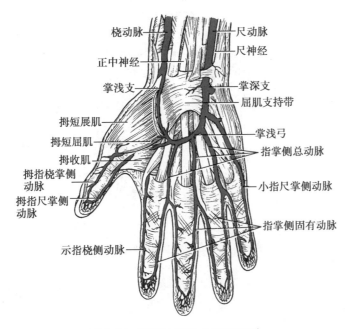

图6-25 手部的动脉(掌侧浅层)

桡动脉可出现行程异常,其主干在臂中部绕到桡骨背面下行,中医学中的"反关脉"即为此异常桡动脉。

(4)**尺动脉 ulnar artery**:从肱动脉发出后,在尺侧腕屈肌与指浅屈肌间下行,经豌豆骨桡侧至手掌(图6-23、图6-25、图6-26),其终支在掌腱膜深面与桡动脉掌浅支吻合成掌浅弓。尺动脉在行程中除发出分支至前臂肌和尺、桡骨外,至手掌后于豌豆骨远侧发出**掌深支**,穿小鱼际肌至手掌深部,与桡动脉终支吻合成掌深弓(图6-26)。

(5)**掌浅弓 superficial palmar arch**:由尺动脉终支和桡动脉掌浅支吻合而成。位于掌腱膜深面。在掌浅弓的凸缘发出3条**指掌侧总动脉**和1条**小指尺掌侧动脉**。前者每条再分为2支**指掌侧固有动脉**至第2~5指的相对缘,后者分布于小指掌面尺侧缘(图6-25)。

(6)**掌深弓 deep palmar arch**:由桡动脉终支和尺动脉掌深支吻合而成。位于屈指肌腱深面。弓的凸缘在掌浅弓近侧,约平腕掌关节高度。掌深弓的凸缘发出3条**掌心动脉**,分别与指掌侧总动脉吻合(图6-26)。

4. 胸部的动脉

胸主动脉 thoracic aorta是胸部的动脉主干,于第4胸椎体下缘续于主动脉弓,先沿脊柱左侧,后渐转向其前方下行,穿膈的主动脉裂孔后移行为腹主动脉。胸主动脉的分支有壁支和脏支(图6-27)。

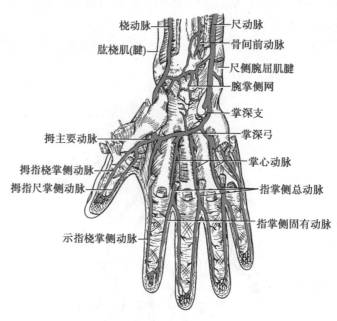

图 6-26 手部的动脉（掌侧深层）

（1）壁支：有成对的第 3~11 **肋间后动脉**（第 1、2 肋间后动脉来自锁骨下动脉的肋颈干）和**肋下动脉**（沿第 12 肋下缘走行），主要分布于胸壁和腹壁上部（图 6-27、图 6-28）。

（2）脏支：包括**支气管支**、**食管支**和**心包支**，分别分布于气管、食管、心包等处。

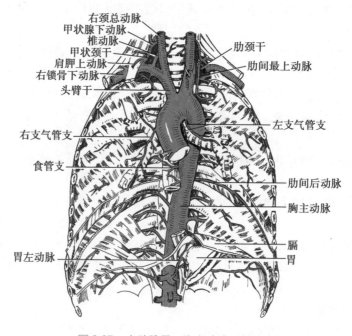

图 6-27 主动脉弓、胸主动脉及其分支

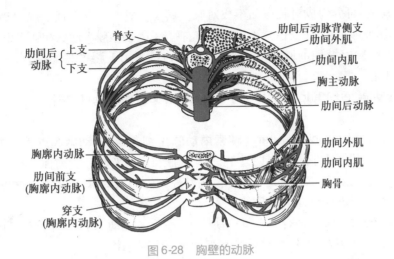

图 6-28　胸壁的动脉

5. 腹部的动脉

腹主动脉 abdominal aorta 是腹部的动脉主干。在膈的主动脉裂孔处续于胸主动脉,沿脊柱左前方壁腹膜之后下降,至第 4 腰椎下缘处分为左、右髂总动脉(图 6-29)。腹主动脉的分支分为壁支和脏支。

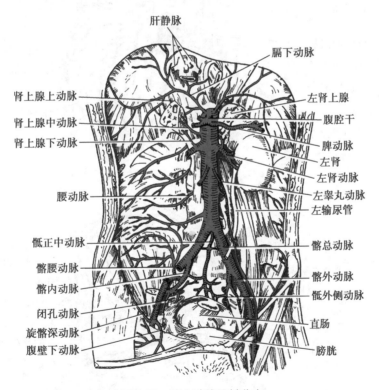

图 6-29　腹主动脉及其分支

（1）壁支:主要有**腰动脉**(4 对)、**膈下动脉**、**骶正中动脉**等,分布于腹后壁、脊髓、膈和盆腔。

（2）脏支：可分为成对脏支和不成对脏支两类。成对脏支有肾上腺中动脉、肾动脉、睾丸动脉或卵巢动脉（女性）；不成对脏支有腹腔干、肠系膜上动脉和肠系膜下动脉。

1）**肾上腺中动脉 middle suprarenal artery**：约平第 1 腰椎高度，起自腹主动脉，分布于肾上腺。

2）**肾动脉 renal artery**：约平第 1 腰椎下缘，起自腹主动脉，横向外侧，至肾门分为 4～5 支分布于肾。

3）**睾丸动脉 testicular artery（精索内动脉）**：细小，在肾动脉起点稍下方由腹主动脉前壁发出，沿腰大肌表面斜向外下，平第 4 腰椎高度跨输尿管前面，经腹股沟管入阴囊参与组成精索，分布于睾丸和附睾。在女性则为**卵巢动脉 ovarian artery**，经卵巢悬韧带入盆腔，分布于卵巢和输卵管。

4）**腹腔干 celiac trunk**：为一粗短动脉干，在膈的主动脉裂孔稍下方起自腹主动脉前壁，立即分为胃左动脉、肝总动脉和脾动脉（图 6-30、图 6-31）。

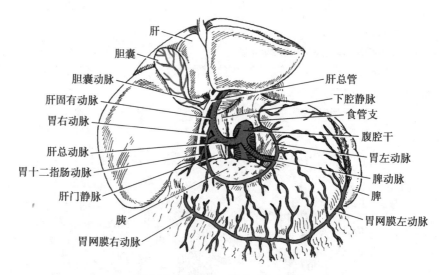

图 6-30　腹腔干及其分支（前面）

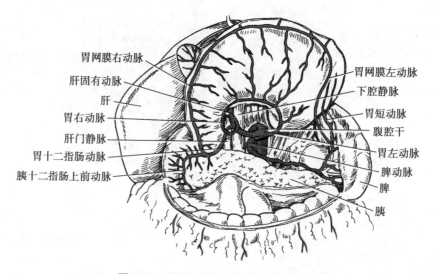

图 6-31　腹腔干及其分支（胃翻向上）

①**胃左动脉 left gastric artery**：向左上方行至贲门附近，沿胃小弯向右下行于小网膜两层之间与胃右动脉吻合，沿途发支至食管腹段、贲门及胃小弯附近的胃壁。

②**肝总动脉 common hepatic artery**：自腹腔干发出后沿胰头上缘右行，至十二指肠上部的上方进入肝十二指肠韧带，分为肝固有动脉和胃十二指肠动脉。**肝固有动脉**在肝十二指肠韧带内，在肝门静脉前方及胆总管左侧上行至肝门附近，分为**左、右支**入肝左、右叶。右支在入肝门前发出一支**胆囊动脉**，分布于胆囊。肝固有动脉尚发出**胃右动脉**，在小网膜内行至幽门上缘，沿胃小弯向左与胃左动脉吻合，分支分布于十二指肠上部和胃小弯附近的胃壁。**胃十二指肠动脉**经十二指肠上部后方下行至幽门下缘处分为**胃网膜右动脉和胰十二指肠上动脉**。前者沿胃大弯向左，沿途发支分布至胃和大网膜；后者又分前、后两支，在胰头与十二指肠降部之间下行，分支分布于胰头和十二指肠。

③**脾动脉 splenic artery**：较粗大，沿胰上缘左行至脾门，分数支入脾。沿途发出数支至胰体、胰尾。入脾门前还发出胃网膜左动脉和胃短动脉。**胃网膜左动脉**沿胃大弯右行，与胃网膜右动脉吻合，分布于胃大弯左侧的胃壁和大网膜。**胃短动脉**有 3～5 支，经脾胃韧带至胃底（图 6-31）。

5）**肠系膜上动脉 superior mesenteric artery**：在腹腔干稍下方，约平第 1 腰椎高度起自腹主动脉前壁，经胰头和十二指肠水平部之间进入肠系膜根，向右髂窝方向走行（图 6-32）。其主要分支有：

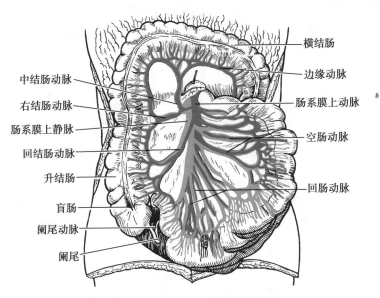

图 6-32 肠系膜上动脉及其分支

①**胰十二指肠下动脉**：分支分布于胰和十二指肠，并与胰十二指肠上动脉吻合。

②**空肠动脉 jejunal arteries 和回肠动脉 ileal arteries**：常有 13～18 支，由肠系膜上动脉左侧壁发出，行于肠系膜内，反复分支并吻合形成多级动脉弓，由末级动脉弓发出直支进入肠壁，分布于空肠和回肠。

③**回结肠动脉 ileocolic artery**：为肠系膜上动脉终支，斜向右下至盲肠附近，分数支营养回肠末端、盲肠、阑尾和升结肠。至阑尾的分支称**阑尾动脉 appendicular artery**，经回肠末端的后方进入阑尾系膜，营养阑尾（图 6-33）。

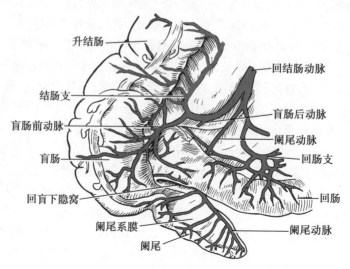

升结肠

结肠支

盲肠前动脉

盲肠

回盲下隐窝

阑尾系膜

阑尾

回结肠动脉

盲肠后动脉

阑尾动脉

回肠支

回肠

阑尾动脉

图 6-33　回结肠动脉及其分支

④**右结肠动脉 right colic artery**：在回结肠动脉起点上方起自肠系膜上动脉，水平向右，分升、降支至升结肠，并与中结肠动脉、回结肠动脉吻合。

⑤**中结肠动脉 middle colic artery**：在胰下缘起自肠系膜上动脉，向前稍偏右进入横结肠系膜，分支营养横结肠，并与左、右结肠动脉吻合。

6）**肠系膜下动脉 inferior mesenteric artery**：约平第 3 腰椎处起自腹主动脉前壁，沿腹后壁行向左下（图 6-34）。其主要分支有：

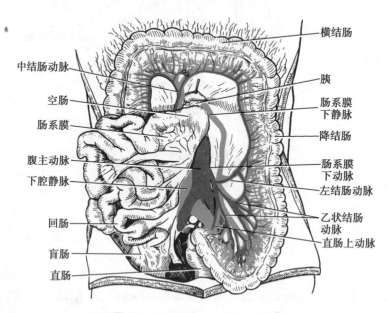

中结肠动脉

空肠

肠系膜

腹主动脉

下腔静脉

回肠

盲肠

直肠

横结肠

胰

肠系膜
下静脉

降结肠

肠系膜
下动脉

左结肠动脉

乙状结肠
动脉

直肠上动脉

图 6-34　肠系膜下动脉及其分支

①**左结肠动脉 left colic artery**：横行向左，跨左侧输尿管前方至降结肠附近，分升支与降支，分布于降结肠，并与中结肠动脉和乙状结肠动脉吻合。

②**乙状结肠动脉 sigmoid arteries**：2～3 支，斜向左下进入乙状结肠系膜，分支分

布于乙状结肠。

③**直肠上动脉** superior rectalartery：为肠系膜下动脉的直接延续，在乙状结肠系膜内下降，平第 3 骶椎分为左、右支，沿直肠两侧下行，分布于直肠上部，并与直肠下动脉的分支吻合。

6. 盆部的动脉

髂总动脉 common iliac artery：左、右各一条，平第 4 腰椎下缘，自腹主动脉分出，沿腰大肌内侧斜向外下方，至骶髂关节处分为髂内动脉和髂外动脉（图 6-35）。

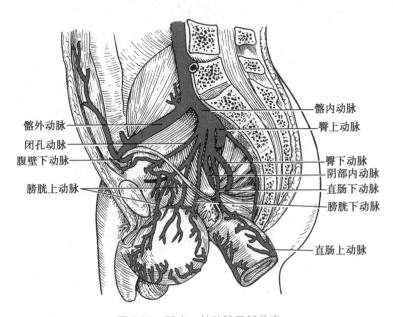

图 6-35　髂内、外动脉及其分支

（1）**髂内动脉** internal iliac artery：髂内动脉是盆部的动脉主干，为一短干，沿盆腔侧壁下行，发出壁支和脏支（图 6-35）。

1）壁支：主要有闭孔动脉、臀上动脉和臀下动脉（图 6-35）。①**闭孔动脉** obturator artery 沿盆腔侧壁行向前下，穿闭膜管至大腿内侧，分支营养大腿内侧群肌和髋关节。②**臀上动脉** superior gluteal artery 和**臀下动脉** infefior gluteal artery 分别经梨状肌上、下孔出盆腔至臀部，分支营养臀肌和髋关节。

2）脏支：主要有直肠下动脉、子宫动脉和阴部内动脉（图 6-35、图 6-36）。①**直肠下动脉** inferior rectal artery 起点多，分布于直肠下部、肛管、前列腺（阴道）等处（图 6-35、图 6-36），与直肠上动脉、肛动脉有吻合。②**子宫动脉** uterine artery 沿盆腔侧壁下行，进入子宫阔韧带底部两层腹膜内，在子宫颈外侧约 2.5cm 处，跨输尿管前上方达子宫颈，

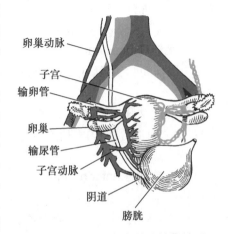

图 6-36　子宫动脉与输尿管的关系

分布于子宫、阴道、输卵管和卵巢,与卵巢动脉有吻合(图 6-36)。③**阴部内动脉**
internal pudendal artery 沿梨状肌和骶丛前方下行,经梨状肌下孔穿出盆腔,再经坐骨
小孔至坐骨肛门窝,发出**肛动脉**、**会阴动脉**、**阴茎(蒂)动脉**等分支,分布于肛门、会阴
和外生殖器等处(图 6-37)。

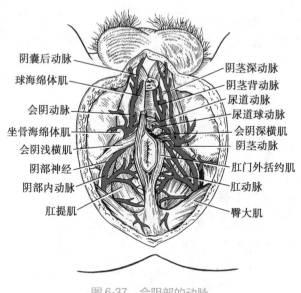

图 6-37　会阴部的动脉

（2）**髂外动脉** external iliac artery：在骶髂关节前方,自髂总动脉分出后,沿腰大
肌内侧缘行向外下方,经腹股沟韧带中点深面至股三角,移行为股动脉。髂外动脉在
腹股沟韧带稍上方发出**腹壁下动脉**,经腹股沟管腹环内侧斜向内上,进腹直肌鞘,分布
于腹直肌并与腹壁上动脉吻合(图 6-35)。

7. 下肢的动脉

（1）**股动脉** femoral artery：是下肢的动脉主干。续于髂外动脉,在股三角内下
行,其外侧有股神经,内侧有股静脉伴行,后经收肌管至腘窝,移行为腘动脉。在腹股
沟韧带中点稍下方,股动脉位置表浅,可触及搏动,当下肢外伤出血时,可在此处将该
动脉压向耻骨进行压迫止血。股动脉的主要分支有**股深动脉** deep femoral artery,在
腹股沟韧带下 2~5cm 处起自股动脉,行自后内下,分支分布于大腿诸群肌(图 6-38)。

（2）**腘动脉** popliteal artery：由股动脉直接移行而来,在腘窝深部下行,至腘窝下
角处分为胫前动脉和胫后动脉。腘动脉在腘窝内分支至邻近肌及膝关节,并参与膝关
节网构成。

（3）**胫后动脉** posterior tibial artery：是腘动脉终支之一(图 6-39),沿小腿后群肌
浅、深两层之间下行,经内踝后方转至足底,分为**足底内侧动脉**和**足底外侧动脉**(图 6-
41)。胫后动脉沿途分支分布于小腿后群肌、外侧群肌和足底。

（4）**胫前动脉** anterior tibial artery：是腘动脉的另一终支。穿小腿骨间膜上部裂
孔至小腿前面,在小腿前群肌之间下行,经距小腿关节前方移行为足背动脉(图 6-
40)。胫前动脉沿途分支至小腿前群肌,并分支参与膝关节网构成。

（5）**足背动脉** dorsal artery of foot：在距小腿关节前方,续于胫前动脉,经踇长伸

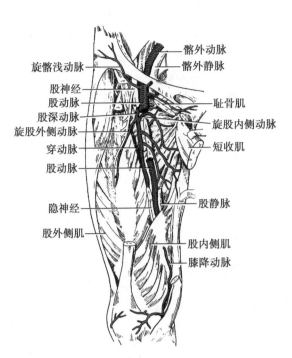

图 6-38　股动脉及其分支

髂外动脉
髂外静脉
旋髂浅动脉
股神经
股动脉
股深动脉
旋股外侧动脉
穿动脉
股动脉
隐神经
股外侧肌
耻骨肌
旋股内侧动脉
短收肌
股静脉
股内侧肌
膝降动脉

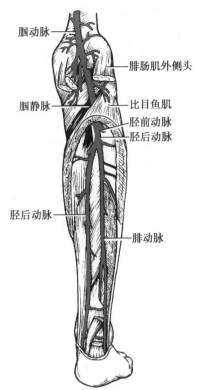

图 6-39　右小腿动脉（后面）

腘动脉
腓肠肌外侧头
腘静脉
比目鱼肌
胫前动脉
胫后动脉
胫后动脉
腓动脉

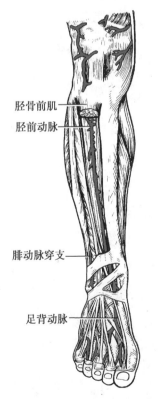

图 6-40　右小腿动脉（前面）

胫骨前肌
胫前动脉
腓动脉穿支
足背动脉

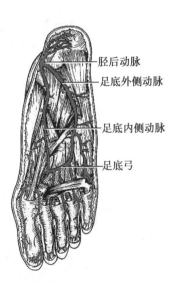

图 6-41　足底动脉

胫后动脉
足底外侧动脉
足底内侧动脉
足底弓

笔记

肌腱与趾长伸肌腱之间前行,沿途分支至足背、足趾等处(图 6-40)。在距小腿关节前方、跗长伸肌腱外侧,足背动脉位置表浅,可触及搏动,足部出血时可进行压迫止血。中医学称足背动脉为"跗阳脉"。

(二) 体循环的静脉

静脉起始端连于毛细血管,在向心汇集过程中,不断接纳属支,最合汇合成大静脉注入右心房。静脉的管腔有由静脉内膜折叠形成的**静脉瓣**,呈半月状,具有防止血液逆流,保证血液向心流动的作用。上、下肢的静脉瓣最多。而下肢又多于上肢,头、颈部和胸部的静脉无静脉瓣。体循环的静脉可分为浅静脉和深静脉。**浅静脉**位于皮下组织内,又称**皮下静脉**,不与动脉相伴行;**深静脉**位于深筋膜的深面或体腔内,大多数与同名动脉伴行;浅静脉与深静脉之间有丰富的吻合,浅静脉最终汇入深静脉。

体循环的静脉包括上腔静脉系、下腔静脉系和心静脉系(图 6-42)。

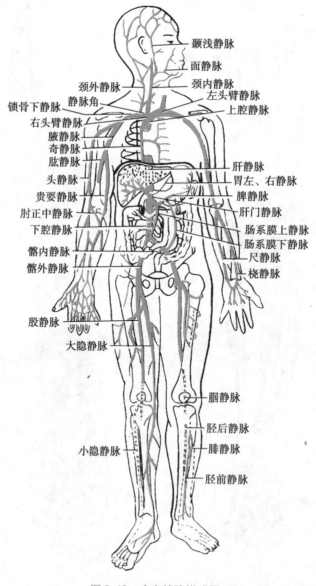

图 6-42　全身静脉模式图

1. **上腔静脉系** 由上腔静脉及其属支组成。

上腔静脉 superior vena cava 是一条粗短的静脉干,由左、右头臂静脉在右侧第1胸肋关节后方汇合而成,垂直下降,至右侧第3胸肋关节下缘处注入右心房。其入心前接纳奇静脉。上腔静脉收集头、颈、上肢、胸壁和部分胸腔脏器静脉血(图6-42)。

头臂静脉 brachiocephalic vein 又称无名静脉,左、右各一,分别由同侧颈内静脉和锁骨下静脉在胸锁关节后方汇合而成。汇合处所成的夹角称为**静脉角**,是淋巴导管注入处。由于上腔静脉偏向右侧,所以右头臂静脉较短,而左头臂静脉较长。

(1) **头颈部的静脉**:主要有颈内静脉、颈外静脉和锁骨下静脉等(图6-43、图6-44)。

1) **颈内静脉 internal jugular vein**:在颈静脉孔处续于乙状窦,初伴颈内动脉,继沿颈总动脉外侧下行,至胸锁关节后方与锁骨下静脉汇合成头臂静脉。

颈内静脉属支较多,按它们所在部位不同可分为颅内属支和颅外属支。**颅内属支**为硬脑膜窦,收集脑、脑膜、颅骨、视器及位听器的静脉血。**颅外属支**主要有面静脉和下颌后静脉。

①**面静脉 facial vein**:在眼内眦处起自**内眦静脉**,与面动脉伴行(在其后方)至下颌角下方与下颌后静脉的前支汇合,下行至舌骨大角处注入颈内静脉。面静脉通过内眦静脉经眼上静脉与颅内海绵窦相交通。面静脉在口角平面以上的部分一般无静脉瓣。因此,面部尤其以鼻根至两侧口角的三角区内(危险三角区)发生化脓性感染时,若处理不当(如挤压等),则有导致颅内感染的可能(图6-43、图6-44)。

②**下颌后静脉 retromandibular vein**:由颞浅静脉和上颌静脉在腮腺内汇合而成,下行达腮腺下端分为前后两支:前支向前下方汇入面静脉;后支与耳后静脉及枕静脉汇合成颈外静脉。颞浅静脉和上颌静脉均收纳同名动脉分布区域的静脉血。

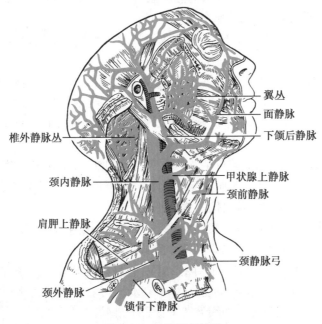

图6-43 头颈部的静脉

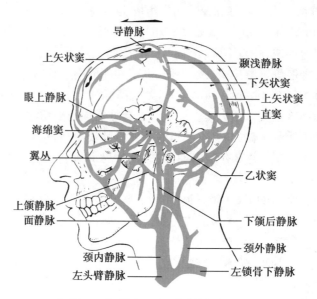

图6-44　颅内、外静脉及其交通支

2）**颈外静脉 external jugular vein**：由下颌后静脉的后支、耳后静脉和枕静脉汇合而成，沿胸锁乳突肌表面斜行向下，至该肌后缘处注入锁骨下静脉或静脉角。颈外静脉位置表浅，于颈外侧皮下可见，临床常用于采血、注射等。右心衰时，静脉血回心受阻，常见颈外静脉怒张现象（图6-44）。

（2）**锁骨下静脉 subclavian vein**：自第1肋外缘处续腋静脉，向内横行至胸锁关节后方，与颈内静脉汇成头臂静脉。锁骨下静脉的属支除腋静脉外，还有颈外静脉。锁骨下静脉主要收纳上肢、颈外浅层的静脉血（图6-43、图6-44）。

（3）**上肢的静脉**：上肢的静脉分浅、深两类。

1）**上肢的浅静脉**：位于皮下，手背的浅静脉形成**手背静脉网**，再由此向上汇合成头静脉、贵要静脉和肘正中静脉（图6-45）。

①**头静脉 cephalic vein**：起自手背静脉网的桡侧部，沿前臂桡侧皮下上行，过肘窝，继沿肱二头肌外侧上行，经三角肌和胸大肌之间，穿深筋膜注入腋静脉或锁骨下静脉。头静脉在肘窝处通过肘正中静脉与贵要静脉相通。该静脉收集手背和前臂桡侧的浅静脉血。

②**贵要静脉 basilic vein**：起自手背静脉网的尺侧部，逐渐转至前臂前面上行，过肘窝处接受肘正中静脉，沿肱二头肌内侧继续上行至臂中点稍下方穿深筋膜，注入肱静脉或腋静脉。收集手背和前臂尺侧的浅静脉血。

③**肘正中静脉 median vein**：短而粗，变异甚多，位于肘窝皮下，一般为一条，连接贵要静脉和头静脉。临床上常在此静脉做静脉取血或注射等。

2）**上肢的深静脉**：与同名动脉伴行，臂以下每条动脉均有两条伴行静脉。两条伴行静脉间有许多吻合支，同时与浅静脉亦有吻合。两条肱静脉于胸大肌下缘处合成一条腋静脉。腋静脉在第1肋外缘处续于锁骨下静脉。

（4）**胸部的静脉**：主要有奇静脉和胸廓内静脉等。

1）**奇静脉 azygos vein**：起自右腰升静脉，沿胸椎体右侧上升至第4胸椎体高度，向前跨过右肺根,注入上腔静脉。奇静脉沿途主要收集右侧肋间后静脉、食管静脉、支气管静脉及半奇静脉的血液(图6-46)。

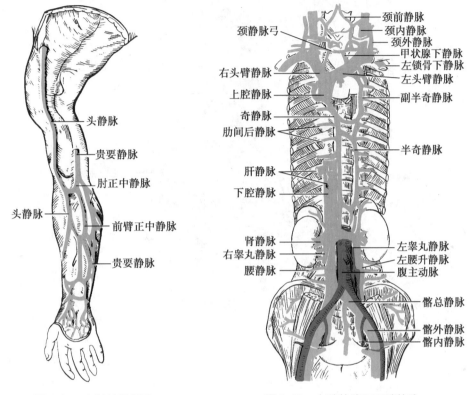

图6-45 上肢的浅静脉　　　　　图6-46 上腔静脉和下腔静脉

①**半奇静脉 hemiazygos vein**:起自左腰升静脉,沿胸椎体左侧上行,约平第8胸椎的高度,向右横过脊椎前面,注入奇静脉。半奇静脉收集左侧下部的肋间后静脉、副半奇静脉和食管静脉的血液。

②**副半奇静脉 accessory hemiazygos vein**:收集左侧中上部的肋间后静脉的血液,沿胸椎左侧下行注入半奇静脉或向右横过脊柱前方直接注入奇静脉。

2)**胸廓内静脉 internal thoracic vein**:由腹壁上静脉向上延续而成,在胸廓内与同名动脉伴行上升,注入头臂静脉。收集同名动脉供应区的静脉血。

2. **下腔静脉系**　由下腔静脉及其属支组成。

下腔静脉 inferior vena cava　是人体最大的静脉,在第5腰椎体的右前方由左、右髂总静脉汇合而成,沿腹主动脉右侧上行,经肝的腔静脉窝,穿膈的腔静脉孔达胸腔,注入右心房。下腔静脉收集腹部、盆部和下肢的静脉血(图6-47)。

髂总静脉 common iliac vein　在骶髂关节前方由髂内静脉和髂外静脉汇合而成,向内上方斜行,至第5腰椎处左、右髂总静脉汇合成下腔静脉。髂内静脉和髂外静脉分别收集同名动脉供应区的静脉血(图6-46、图6-47)。

(1)**下肢的静脉**:分浅、深两种,均有丰富的静脉瓣,浅、深静脉间借许多交通支相连。

1)**浅静脉**:趾背浅静脉合成**足背静脉弓**,该静脉弓横位于跖骨远侧端足背皮下。弓的两端沿足的内、外侧缘上行,内侧续大隐静脉,外侧续小隐静脉(图6-48)。

笔记

165

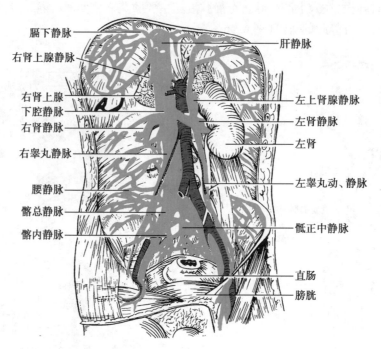

膈下静脉 — — 肝静脉

右肾上腺静脉 —

右肾上腺 — — 左上肾腺静脉
下腔静脉 — — 左肾静脉
右肾静脉 — — 左肾

右睾丸静脉 —

— 左睾丸动、静脉

腰静脉 —

髂总静脉 — — 骶正中静脉

髂内静脉 —

— 直肠
— 膀胱

图 6-47 下腔静脉及其属支

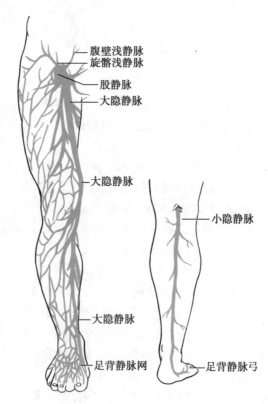

腹壁浅静脉
旋髂浅静脉

股静脉
大隐静脉

大隐静脉

小隐静脉

大隐静脉

足背静脉网
足背静脉弓

图 6-48 下肢的浅静脉

笔记

166

①**大隐静脉 great saphenous vein**：在足的内侧缘起自足背静脉弓，经内踝前方沿小腿内侧上行，绕股骨内侧髁后方，再沿大腿内侧上行，于耻骨结节下外 3~4cm 处，穿深筋膜注入股静脉。大隐静脉在内踝前方的位置表浅而固定，是临床上输液或静脉切开的常用部位。

②**小隐静脉 small saphenous vein**：在足的外侧缘起自足背静脉弓，经外踝后方，沿小腿后面中线上行，过腓肠肌两头之间至腘窝，穿深筋膜注入腘静脉，沿途收集小腿的浅静脉。

2）**深静脉**：与同名动脉伴行，膝部以下 2 条深静脉伴行 1 条动脉。胫前、后静脉在腘窝下缘合成一条腘静脉，穿收肌管裂孔移行为股静脉，后经腹股沟韧带深面向上续为髂外静脉。

（2）**盆部的静脉**：主要有髂内静脉和髂外静脉。

1）**髂内静脉 internal iliac vein**：在坐骨大孔的稍上方由盆部静脉合成，伴同名动脉的后内侧上行，至骶髂关节前方与髂外静脉合成髂总静脉。髂内静脉的属支分为壁支和脏支。

①**壁支**：包括**臀上、下静脉**和**闭孔静脉**等，收集同名动脉供应区的静脉血。

②**脏支**：包括**直肠下静脉、阴部内静脉**和**子宫静脉**，它们分别起自直肠丛、阴部丛、膀胱丛和子宫阴道丛。各丛均位于相应器官的周围。直肠上部的血液经直肠上静脉注入肠系膜下静脉（属门静脉系）；直肠下部的血液经直肠下静脉注入髂内静脉；肛管的血液经肛静脉、阴部内静脉注入髂内静脉（图6-49）。

2）**髂外静脉 external iliac vein**：与同名动脉伴行，是股静脉的直接延续，收集下肢所有深、浅静脉的血液。

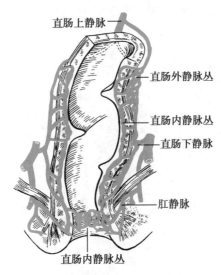

直肠上静脉

直肠外静脉丛

直肠内静脉丛

直肠下静脉

肛静脉

直肠内静脉丛

图 6-49　直肠和肛管的静脉

（3）**腹部的静脉**

1）**腹前壁的静脉**：包括浅静脉和深静脉。

①**浅静脉**：有胸腹壁静脉和腹壁浅静脉。胸腹壁静脉由脐以上的浅静脉汇合而成，行向外上，注入腋静脉；腹壁浅静脉由脐以下的浅静脉汇合而成，注入大隐静脉。

②**深静脉**：有腹壁上静脉和腹壁下静脉。两静脉均与同名动脉伴行，且于腹直肌鞘内互相吻合。腹壁上静脉延续为胸廓内静脉，汇入头臂静脉；腹壁下静脉下行，注入髂外静脉。

2）**腹腔内脏的静脉**：可分为成对的静脉和不成对的静脉。

成对的静脉：收集腹腔内成对脏器的静脉血，直接或间接注入下腔静脉。包括睾丸静脉（卵巢静脉）、肾静脉和肾上腺静脉。

①**睾丸静脉 testicular vein**：数条，起自睾丸和附睾，呈蔓状缠绕睾丸动脉，组成**蔓状静脉丛**。此丛的静脉向上逐渐合并成一干，右侧睾丸静脉以锐角直接注入下腔静脉，左侧以直角注入左肾静脉（图 6-47）。在女性此静脉称卵巢静脉，起自卵巢，其回流途径同睾丸静脉。

②**肾静脉 renal vein**：左、右各一，经肾动脉前方横行向内，注入下腔静脉。左肾静脉较长，接受左侧睾丸静脉（或卵巢静脉）和左侧肾上腺静脉。

③**肾上腺静脉 suprarenal vein**：左、右各一，左侧的注入左肾静脉，右侧的注入下腔静脉。

不成对的静脉：腹腔内不成对脏器的静脉不直接注入下腔静脉，而是先汇合成肝门静脉，经肝门入肝，在肝内移行为肝血窦，与肝固有动脉的血液混合，再汇合成 2~3 条肝静脉注入下腔静脉。

（4）**肝门静脉 hepatic portal vein**：为一条短而粗的静脉干，长约 6~8cm，由肠系膜上静脉和脾静脉在胰头后方汇合而成，斜向右上方行走，进入肝十二指肠韧带，经肝固有动脉和胆总管的后方上行至肝门，分左、右两支分别入肝左、右叶，在肝内反复分支，最后汇入**肝血窦**，肝血窦最后经肝静脉注入下腔静脉。肝门静脉收集食管腹段、胃、小肠、大肠（至直肠上部）、胰、胆囊和脾的静脉血（图 6-50、图 6-51）。

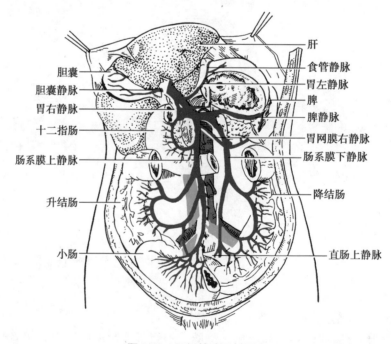

图 6-50　肝门静脉及其属支

1）**肝门静脉的主要属支**（图 6-50、图 6-51）：①**肠系膜上静脉 suaerior mesenteric vein** 伴同名动脉右侧上行，除收集同名动脉供应区的血液外，还收集胃十二指肠动脉供应范围的血液。②**脾静脉 splenic vein** 于脾门处由数支静脉集合而成，在脾动脉的下方横行向右，除收集同名动脉供应区的静脉血外，通常还有肠系膜下静脉注入。③**肠系膜下静脉 inferior mesenteric vein** 与同名动脉伴行，至胰头后方注入脾静脉或肠系膜上静脉，收集同名动脉供应区的静脉血。④**胃左静脉 left gastric vein** 与胃左动脉伴行，与胃右静脉吻合。胃左静脉在贲门处与食管静脉丛吻合，后者注入奇静脉和半奇静脉，借此门静脉可与上腔静脉系相交通。⑤**胃右静脉 right gastric vein** 与胃右动脉伴行，并与胃左静脉吻合。胃右静脉在注入肝门静脉前常接受幽门前静脉的注入。⑥**附脐静脉 paraumbilicalveins** 为数条细小静脉，起自脐周静脉网，沿肝圆韧带走行，注入肝门静脉。

2）**肝门静脉与上、下腔静脉的吻合及侧支循环**：肝门静脉与上、下腔静脉之间有丰富的吻合，主要有下列几处（图 6-51）。

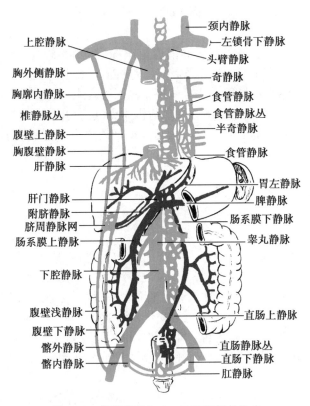

图 6-51　肝门静脉与上、下腔静脉的吻合

①**通过食管静脉丛**：肝门静脉→胃左静脉→食管静脉丛→食管静脉→奇静脉→上腔静脉。

②**通过直肠静脉丛**：肝门静脉→脾静脉→肠系膜下静脉→直肠上静脉→直肠静脉丛→直肠下静脉和肛静脉→髂内静脉→髂总静脉→下腔静脉。

③**通过脐周静脉网**：肝门静脉→附脐静脉→脐周静脉网→通过向上向下两条途径。

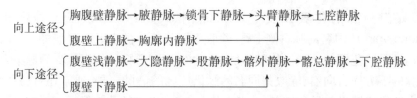

向上途径 $\left\{\begin{array}{l}\text{胸腹壁静脉}\rightarrow\text{腋静脉}\rightarrow\text{锁骨下静脉}\rightarrow\text{头臂静脉}\rightarrow\text{上腔静脉}\\ \text{腹壁上静脉}\rightarrow\text{胸廓内静脉}\end{array}\right.$

向下途径 $\left\{\begin{array}{l}\text{腹壁浅静脉}\rightarrow\text{大隐静脉}\rightarrow\text{股静脉}\rightarrow\text{髂外静脉}\rightarrow\text{髂总静脉}\rightarrow\text{下腔静脉}\\ \text{腹壁下静脉}\end{array}\right.$

3）**肝门静脉的侧支循环**：在正常情况下，肝门静脉与上、下腔静脉系统的吻合支细小，血流量较少，按正常方向分别回流到所属静脉。肝硬化或肝内占位性病变时，导致肝门静脉回流受阻，此时肝门静脉的血液可经上述的吻合途径形成侧支循环，经上、下腔静脉系统回流入心。由于吻合部位血流量剧增，使小静脉变得粗大弯曲，于是在食管、直肠和脐周围等处出现静脉曲张现象。曲张静脉一旦破裂，常引起大出血。如果食管静脉丛发生破裂，可引起呕血；如果直肠静脉丛发生破裂，常引起便血；当脐周静脉网曲张时，在腹壁上可见到曲张的静脉；当肝门静脉的侧支失代偿时，则可引起收集静脉血范围的器官淤血，出现脾肿大和腹水。

第二节　淋　巴　系　统

淋巴系统由淋巴管道、淋巴器官和淋巴组织构成（图6-52）。淋巴管道以毛细淋巴管起于组织间隙，逐渐汇合成淋巴管，最后以淋巴导管注入静脉，大部分淋巴管道内含无色透明的**淋巴**，帮助静脉回流部分体液。淋巴器官主要包括淋巴结、脾、胸腺和扁桃体等，具有滤过淋巴、产生淋巴细胞和参与机体免疫的功能。淋巴组织散在于体内，是含有大量淋巴细胞的网状结缔组织，主要分布于消化道和呼吸道的黏膜内，亦参与机体的免疫功能。

一、淋巴管道

淋巴管道可分为毛细淋巴管、淋巴管、淋巴干和淋巴导管（图6-52）。

（一）毛细淋巴管

毛细淋巴管 lymphatic capillary 是淋巴管道的起始，以膨大的盲端起始于组织间隙，其管壁仅由一层内皮细胞构成（图6-53），没有基膜和周细胞，相邻的内皮细胞之间间隙较大，因此毛细淋巴管的通透性大于毛细血管，一些不易通过毛细血管的大分子物质，如蛋白质、细菌、异物，甚至癌细胞等容易进入毛细淋巴管。毛细淋巴管的分布广泛，除了上皮、角膜、晶状体、牙釉质、软骨、骨髓和中枢神经等处无毛细淋巴管以外，几乎遍及全身各处。小肠绒毛中的毛细淋巴管能吸收高度乳化的脂肪颗粒，称为**乳糜管**。

（二）淋巴管

淋巴管 lymphatic vessel 由毛细淋巴管汇集而成，管壁内含有丰富的瓣膜，能防止淋巴逆流。淋巴管在全身各处分布广泛，根据走行位置可分为浅淋巴管和深淋巴管（图6-52）。**浅淋巴管**位于浅筋膜内，多与浅静脉伴行，收集皮肤和皮下组织的淋巴；**深淋巴管**多与深部的血管神经束伴行，收集深部结构的淋巴。浅、深淋巴管之间有着丰富的吻合。

（三）淋巴干

淋巴干 lymphatic trunk 由淋巴管汇合而成。全身共有9条淋巴干，它们是：收集头颈部淋巴的**左、右颈干**；收集上肢部淋巴的**左、右锁骨下干**；收集胸部淋巴的**左、右**

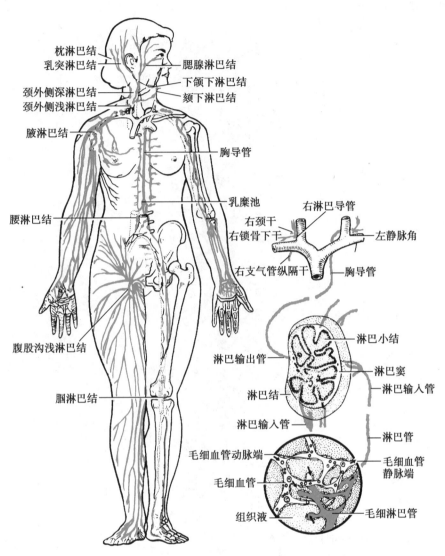

图 6-52 全身淋巴管和淋巴结

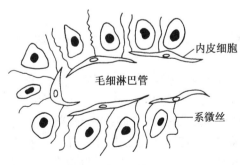

图 6-53 毛细淋巴管的结构

支气管纵隔干；收集下肢、盆部和腹部成对脏器淋巴的**左、右腰干**；收集腹部不成对脏器淋巴的**肠干**（图 6-52、图 6-54）。

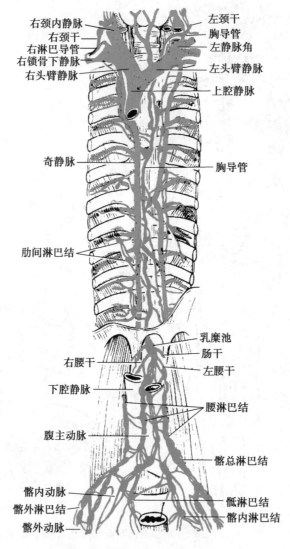

右颈内静脉
右颈干
右淋巴导管
右锁骨下静脉
右头臂静脉

左颈干
胸导管
左静脉角
左头臂静脉
上腔静脉

奇静脉

胸导管

肋间淋巴结

乳糜池
肠干
左腰干

右腰干
下腔静脉

腰淋巴结

腹主动脉

髂总淋巴结

髂内动脉
髂外淋巴结
髂外动脉

骶淋巴结
髂内淋巴结

图 6-54　胸导管和右淋巴导管

（四）淋巴导管

全身 9 条淋巴干分别汇合成两条**淋巴导管 lymphaticduct**，即胸导管和右淋巴导管，分别注入左、右静脉角（图 6-54）。

1. **胸导管 thoracic duct**　是全身最粗大的淋巴管道，长约 30～40cm，起始于乳糜池。**乳糜池**位于第 1 腰椎的前方，是由左、右腰干和肠干汇合而成的梭形膨大。胸导管自乳糜池上行，经膈的主动脉裂孔入胸腔，沿脊柱前方、胸主动脉与奇静脉之间上行，至第 5 胸椎高度逐渐向左侧斜行，然后上行于脊柱的左前方，出胸廓上口达颈根部，最后弯向前注入左静脉角。胸导管在注入左静脉角之前还接纳左颈干、左锁骨下干和左支气管纵隔干。胸导管通过 6 条淋巴干，收集了双下肢、盆部、腹部、左半胸部、左上肢和头颈左侧半的淋巴，即全身 3/4 的淋巴（图 6-54、图 6-55）。

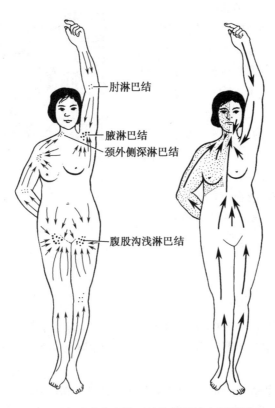

肘淋巴结

腋淋巴结
颈外侧深淋巴结

腹股沟浅淋巴结

图 6-55　全身各部淋巴结和淋巴流向示意图

2. 右淋巴导管 right lymphatic duct　为一短干,长约 1.5cm,由右颈干、右锁骨下干和右支气管纵隔干汇合而成,注入右静脉角。右淋巴导管收纳头颈右侧半、右上肢和右半胸部的淋巴,即全身 1/4 的淋巴(图 6-54、图 6-55)。

二、淋巴器官

淋巴器官包括淋巴结、脾、胸腺和扁桃体。

(一)淋巴结

淋巴结 lymph nodes 是全身最多的淋巴器官,为灰红色椭圆形或圆形小体,大小不等。淋巴结一侧隆凸,连有数量较多的淋巴管称**输入淋巴管**;另一侧凹陷,凹陷的中央称为**淋巴结门**,连有 1~2 条淋巴管称**输出淋巴管**,同时还有淋巴结的血管神经出入(图 6-52)。淋巴结把经输入淋巴管来的淋巴液滤过,并产生淋巴细胞,再经输出淋巴管输送到下一级淋巴结,加入淋巴循环。淋巴结连结在淋巴管之间,亦分为浅、深两种。浅淋巴结一般成群地分布于比较隐蔽的浅筋膜内,如腋窝、腹股沟等;深淋巴结多沿血管排列,位于体腔的淋巴结一般聚集于脏器门的附近。当人体某一部位或器官受到细菌、病毒、寄生虫或癌细胞侵犯时,该部位的局部淋巴结肿大。由于每一群局部淋巴结均有其一定的淋巴引流范围,所以了解其位置、引流范围和引流去向,对某些疾病的诊断和治疗有重要的临床意义。

(二)脾

脾 spleen 位于左季肋区,第 9~11 肋深面,其长轴与第 10 肋一致,正常情况下脾在左肋弓下不能触及(图6-56)。

脾呈椭圆形,为暗红色,质软而脆,受暴力打击时易破裂。可分为膈、脏面,上、下缘和前、后端。**膈面**隆凸光滑,朝向外上,与膈相贴。**脏面**凹陷,中央有**脾门**,是血管和神经出入之处。**上缘**较锐利,有2~3个切迹,称**脾切迹**,为触诊脾的标志。**下缘**较钝,朝向后下方。**前端**较宽阔,朝向前外下方,**后端**钝圆,朝向后内上方。

脾的主要功能有造血、储血、滤血、清除衰老的红细胞和参与机体的免疫反应等。

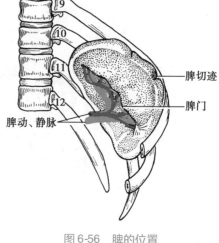

图6-56 脾的位置

三、全身各部的主要淋巴结

(一)头颈部的淋巴结

1. **下颌下淋巴结** submandibular lymph nodes 位于下颌下腺附近,收集面部和口腔器官的淋巴,其输出淋巴管注入颈外侧深淋巴结(图6-57)。面部和口腔感染时,常引起该淋巴结肿大。

2. **颈外侧浅淋巴结** superficial lateral cervical lymph nodes 位于胸锁乳突肌表面,沿颈外静脉排列,收集枕部、耳后部、腮腺周围及颈外侧浅层的淋巴,其输出管注入颈外侧深淋巴结(图6-57)。颈外侧浅淋巴结是淋巴结结核(中医称瘰疬)的好发部位。

3. **颈外侧深淋巴结** deep lateral cervical lymph nodes 沿颈内静脉周围排列,该群淋巴结直接或间接地收集头颈部淋巴结的输出管,其输出管汇集成颈干,左侧注入胸导管,右侧注入右淋巴导管(图6-58)。此群淋巴结以肩胛舌骨肌为界分为**颈外**

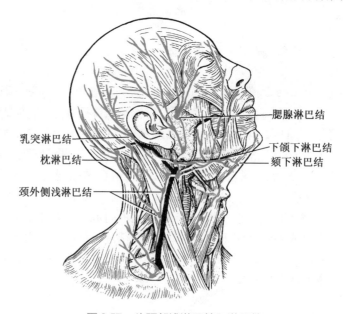

图6-57 头颈部浅淋巴管和淋巴结

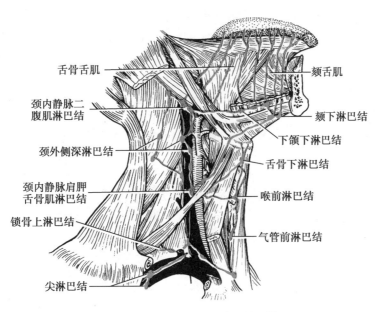

舌骨舌肌

颏舌肌

颈内静脉二
腹肌淋巴结

颏下淋巴结

下颌下淋巴结

颈外侧深淋巴结

舌骨下淋巴结

颈内静脉肩胛
舌骨肌淋巴结

喉前淋巴结

锁骨上淋巴结

气管前淋巴结

尖淋巴结

图 6-58　颈深部的淋巴管和淋巴结

侧上深淋巴结和**颈外侧下深淋巴结**。颈外侧上深淋巴结位于鼻咽部及舌根后方,患鼻咽癌和舌尖癌时,癌细胞首先转移至该淋巴结。颈外侧下深淋巴结主要位于颈内静脉下段周围,还有一部分淋巴结延伸到锁骨上方,沿颈横血管排列称**锁骨上淋巴结**。患胃癌或食管癌时,癌细胞可经胸导管逆流转移到左锁骨上淋巴结(virchow 淋巴结)。

（二）上肢的淋巴结

上肢的浅淋巴管伴浅静脉行于皮下组织中,深淋巴管与深血管伴行。浅、深淋巴管都注入腋淋巴结。

腋淋巴结 axillary lymph nodes 位于腋窝内,按位置分为 5 群:**胸肌淋巴结**位于胸小肌下缘,胸外侧动、静脉周围,收纳胸、腹外侧壁和乳房外侧和中央部的淋巴。**外侧淋巴结**位于腋静脉远侧段周围,收纳上肢大部分浅、深淋巴。**肩胛下淋巴结**位于腋窝后壁,肩胛下动、静脉周围,收纳项背部、肩胛区的淋巴。**中央淋巴结**位于腋窝中央疏松结缔组织中,接受以上 3 群淋巴结的输出管。**腋尖淋巴结**沿腋静脉近侧段排列,收纳中央淋巴结的输出管以及乳房上部的淋巴(图 6-59)。腋淋巴结的输出管大部分组成锁骨下干,左侧注入胸导管,右侧注入右淋巴导管。

（三）胸部的淋巴结

1. 胸壁淋巴结　主要有**胸骨旁淋巴结 parasternal lymph nodes**,沿胸廓内动、静脉排列,收纳脐以上腹前壁、乳房内侧部、膈和肝上面的淋巴,其输出管汇入支气管纵隔干或胸导管。

2. 胸腔脏器淋巴结　主要有纵隔前、后淋巴结及气管、支气管和肺的淋巴结。

在肺内沿支气管和肺动脉的分支排列的**肺淋巴结**,收纳肺的淋巴管,输出管注入位于肺门处的**支气管肺淋巴结 bronchopulmonary lymph nodes**,又称肺门淋巴结(图6-60)。肺门淋巴结的输出管注入气管权周围的**气管支气管上淋巴结**和**气管支气管下淋巴结**,它们的输出管注入位于气管两侧的**气管旁淋巴结**(图6-60)。左、右气管旁淋巴结和**纵隔前淋巴结**的输出管汇合成左、右支气管纵隔干。

笔记

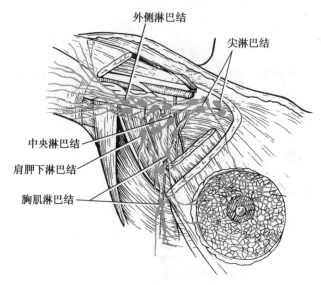

图 6-59　腋淋巴结和乳房淋巴管

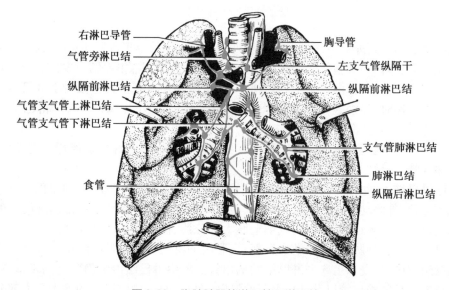

图 6-60　胸腔脏器的淋巴管和淋巴结

（四）下肢的淋巴结

下肢的淋巴管分为浅、深淋巴管,浅淋巴管伴浅静脉行于皮下组织中,深淋巴管与深部血管伴行,浅、深淋巴管都直接或间接地注入腹股沟淋巴结。

1. **腹股沟浅淋巴结** superficial inguinal lymph nodes　位于腹股沟韧带下方和大隐静脉末端周围,收纳腹前壁下部、臀部、会阴、外生殖器和下肢的浅淋巴管,其输出管注入腹股沟深淋巴结(图 6-61)。

2. **腹股沟深淋巴结** deep inguinal lymph nodes　位于股静脉根部周围,收纳腹股沟浅淋巴结的输出管和下肢的深淋巴管,其输出管注入髂外淋巴结(图 6-61)。

（五）盆部的淋巴结

1. **髂总淋巴结** common iliac lymph nodes　位于髂总血管的周围,收纳髂内、外淋巴结的输出管,其输出管注入腰淋巴结(图6-61)。

2. **髂外淋巴结 externaliliac lymph nodes**　位于髂外血管的周围,收纳腹股沟深淋巴结的输出管和腹前壁下部的深淋巴管,其输出淋巴管注入髂总淋巴结(图6-61)。

3. **髂内淋巴结 internal iliac lymph nodes**　位于髂内血管的周围,收纳盆腔脏器、会阴及臀部等处的淋巴管,其输出管注入髂总淋巴结(图6-61)。

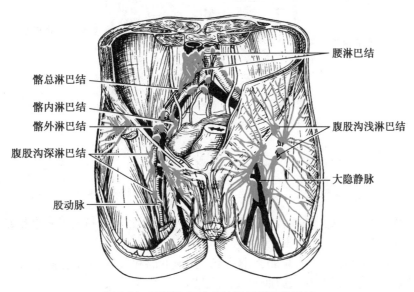

图6-61　腹股沟和盆部的淋巴管和淋巴结

（六）腹部的淋巴结

1. **腰淋巴结 lumbar lymph nodes**　位于下腔静脉和腹主动脉周围,收纳腹后壁、腹腔成对器官及髂总淋巴结的输出管。腰淋巴结的输出管汇成左、右腰干,参与合成乳糜池。

2. **腹腔淋巴结 celiac lymph nodes**　位于腹腔干周围,收纳肝、胆、胰、脾、胃、十二指肠等器官的淋巴,其输出淋巴管注入肠干。

3. **肠系膜上淋巴结 superior mesenteric lymph nodes**　位于肠系膜上动脉根部周围,收集十二指肠下部、空肠、回肠、盲肠和阑尾、升结肠、横结肠及胰头的淋巴,其输出淋巴管注入肠干(图6-62)。

4. **肠系膜下淋巴结 inferior mesenteric lymph nodes**　位于肠系膜下动脉根部周围,收集自结肠左曲至直肠上部的淋巴,其输出管注入肠干(图6-62)。

四、部分器官的淋巴流向

（一）肺的淋巴流向

肺浅淋巴管位于脏胸膜深面,肺深淋巴管位于肺小叶之间的结缔组织内,浅、深淋巴管之间存在交通,注入支气管肺淋巴结(图6-60)。

（二）胃的淋巴流向

胃底右侧、贲门和胃体小弯侧的淋巴管注入**胃左淋巴结**;幽门部小弯侧的淋巴管注入**幽门上淋巴结**;胃体大弯侧右1/4部和幽门大弯侧的淋巴管注入**幽门下淋巴结**和

笔记

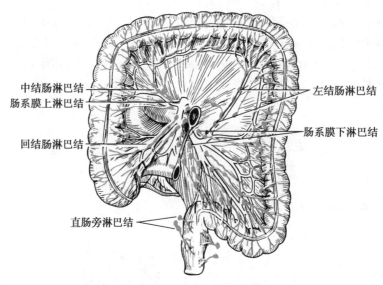

中结肠淋巴结
肠系膜上淋巴结

左结肠淋巴结

肠系膜下淋巴结

回结肠淋巴结

直肠旁淋巴结

图6-62　沿肠系膜上、下动脉分布的淋巴管和淋巴结

胃网膜右淋巴结；胃底左侧和胃体大弯侧左侧半的淋巴管注入**胃网膜左淋巴结**。

（三）直肠和肛管的淋巴流向

直肠上部的淋巴管注入**直肠上淋巴结**；直肠下部和肛管的淋巴管注入髂内淋巴结；齿状线以下的淋巴管注入腹股沟浅淋巴结。

（四）子宫的淋巴流向

子宫底和子宫体上部的淋巴管沿卵巢悬韧带上行注入腰淋巴结；子宫角的淋巴管沿子宫圆韧带注入腹股沟浅淋巴结；子宫体下部及子宫颈的淋巴管沿子宫动脉注入髂内淋巴结或髂外淋巴结；子宫颈的淋巴管沿子宫骶韧带向后注入骶淋巴结。

（五）乳房的淋巴流向

乳房外侧部的淋巴管注入胸肌淋巴结；乳房上部的淋巴管注入尖淋巴结或锁骨上淋巴结；乳房内侧部的淋巴管注入胸骨旁淋巴结，并可与对侧乳房的淋巴管相交通；乳房内下部的淋巴管注入**膈上淋巴结**，并可与肝的淋巴管相交通。

学习小结

1. 心的各腔

名称	入口	出口	结构
右心房	上腔静脉口 下腔静脉口 冠状窦口	右房室口	卵圆窝 右心耳
右心室	右房室口	肺动脉口	入口附有三尖瓣 出口附有肺动脉瓣
左心房	4 个肺静脉口	左房室口	左心耳
左心室	左房室口	主动脉口	入口附有二尖瓣 出口附有主动脉瓣

笔记

2. 心的传导系

名称	位置	功能
窦房结	上腔静脉与右心耳交界心外膜的深面	心的正常起搏点 产生自动节律性冲动
房室结	冠状窦口的前上方的心内膜深面	传导冲动
房室束	室间隔膜部内	传导冲动
左、右束支	室间隔肌部心内膜深面	传导冲动
心内膜下支	心肌内	使心肌纤维收缩

3. 体循环动脉表

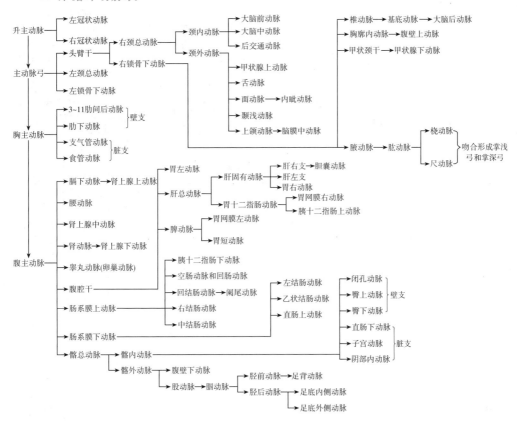

4. 体循环静脉表

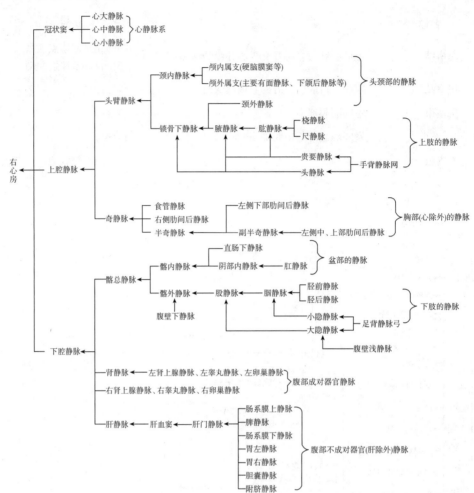

5. 全身淋巴流注简表

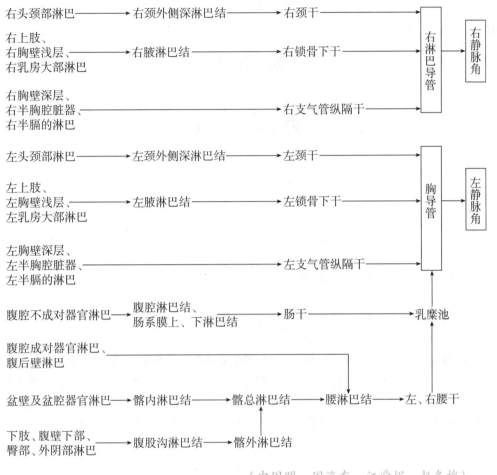

（中国明　国海东　江爱娟　赵冬梅）

复习思考题

1. 试对比胎儿血液循环与成人血液循环的区别。

2. 简述心的外形。

3. 心各腔都有哪些出口和入口？

4. 心有哪些结构能保证血液的正常流动方向？

5. 心的传导系包括哪些结构？

6. 试述冠状动脉的起源、走行、主要分支和分布。

7. 胃有哪些动脉分布？分别是哪些动脉的分支？分布于胃的什么部位？

8. 简述肝门静脉的主要属支及通过直肠静脉丛的血液回流途径。

9. 左足背部患有一疖肿,于左臀部肌注某种抗生素,试问药物经过何途径到达患处？

10. 由头静脉注射药物治疗胆囊炎,药物经何途径到达胆囊？

11. 某阑尾炎患者口服某种药物治疗,试问药物经过何途径到达患处？

第七章

内分泌系统

学习目的

　　通过本章的学习,认识内分泌系统的组成和功能。充分理解内分泌器官为无管腺,其分泌的各种激素直接进入血液循环,作用于相应的靶器官或靶细胞。对主要内分泌器官的位置、形态有更深刻的认识,为后续课程的学习奠定基础。

学习要点

甲状腺、甲状旁腺、肾上腺、垂体、松果体和胸腺的形态与位置。

　　内分泌系统 endocrine system 由内分泌腺和内分泌组织组成。**内分泌腺**是独立存在的内分泌器官(图 7-1),如甲状腺、甲状旁腺、肾上腺、垂体、松果体和胸腺等。**内分泌组织**是散在于其他器官中的内分泌细胞团,如胰腺内的胰岛,睾丸的间质细胞,卵巢的卵泡和黄体及分散在胃肠道、呼吸道、中枢神经系统等处的内分泌细胞。

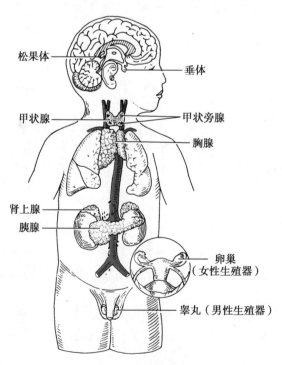

图 7-1　内分泌腺分布概况

内分泌腺为**无管腺**,其分泌的物质称**激素 hormone**。激素直接进入毛细血管或毛细淋巴管,经血液循环运送至全身,作用于特定的靶器官或靶细胞。

内分泌系统是人体神经系统之外的重要调节系统,其分泌的激素对生长发育、新陈代谢、生殖功能和维持机体内外环境稳定等具有重要调节作用,这种调节称体液调节。激素分泌量极微,但调节作用明显,其作用缓慢并具有特异性,一种激素一般只对其特定的靶器官或靶细胞发挥作用。内分泌系统功能过盛或低下,均可引起机体功能紊乱,甚至形成疾病。

一、甲状腺

甲状腺 thyroid gland(图 7-2)位于颈前部,舌骨下肌群的深面。呈"H"形,分左、右两个侧叶,中间以**甲状腺峡**相连。两侧叶贴附于喉下部和气管颈部的前外侧,上端达甲状软骨的中部,下端至第 6 气管软骨。甲状腺峡多位于 2 ~ 4 气管软骨环前方。有时自峡部向上伸出一个锥状叶,长短不一,长者可达舌骨高度。临床行气管切开术时,应尽量避开甲状腺峡。甲状腺表面包被有纤维囊,囊外还有颈深筋膜包裹,甲状腺与喉软骨之间有韧带相连,故吞咽时甲状腺可随喉上、下移动。

甲状腺主要分泌甲状腺素,其作用是调节机体的基础代谢、维持正常的生长发育,尤其对骨骼和神经系统的发育极为重要。甲状腺功能亢进时,可出现心跳加速、体重减轻、神经过敏、眼球突出。甲状腺功能低下时,成人患黏液性水肿,并伴有性功能减退、毛发脱落等现象;小儿则出现身材矮小,而且脑发育障碍,智力低下,称呆小症。碘对甲状腺分泌功能有调节作用,缺碘可引起甲状腺组织增生而导致腺体增大,称地方性甲状腺肿。

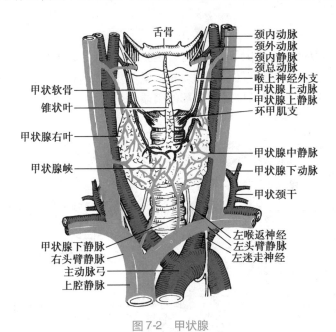

图 7-2　甲状腺

二、甲状旁腺

甲状旁腺 parathyroid gland(图 7-3)为上、下两对呈棕黄色的扁椭圆形小体,通常贴附于甲状腺侧叶的后面。上方一对多在侧叶后缘的中部,下方一对常位于侧叶下部,甲状腺下动脉附近。甲状旁腺有时可埋于甲状腺实质内。

甲状旁腺分泌甲状旁腺素,调节体内钙磷的代谢,维持血钙平衡。若分泌不足时,血钙浓度降低,出现手足抽搐症。如果功能亢进,则引起骨质疏松,容易发生骨折。

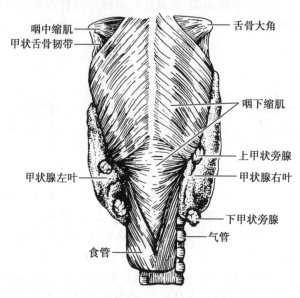

图7-3　甲状腺和甲状旁腺(后面观)

三、肾上腺

肾上腺 suprarenal gland(图7-4)位于腹膜后方,肾上端的内上方,左、右各一,与肾共同包于肾筋膜内。左侧近似半月形,右侧呈三角形。肾上腺表面包有一层结缔组织被膜,其实质可分为表层的**皮质**和深部的**髓质**两部分。

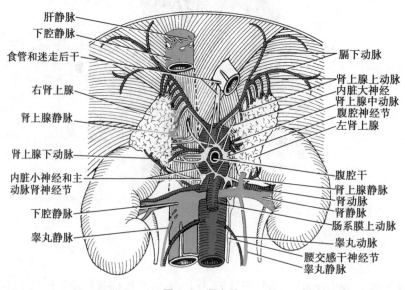

图7-4　肾上腺

肾上腺皮质分泌多种激素,根据其作用可分为三类:①调节水盐代谢的盐皮质激素;②调节碳水化合物代谢的糖皮质激素;③影响性行为及副性特征的性激素。肾上腺髓质分泌肾上腺素和去甲肾上腺素,能使心跳加快,心收缩力增强,小动脉收缩,维持血压和调节内脏平滑肌的活动。

四、垂体

垂体 hypophysis(图 7-5)位于颅中窝蝶骨体上面的垂体窝内,呈椭圆形,借漏斗与下丘脑相连。垂体是机体内最重要的内分泌腺,根据发生、结构和功能不同,分为腺垂体和神经垂体两部分。各部分划分如下:

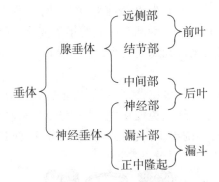

腺垂体分泌多种激素,如生长激素、促甲状腺激素、促肾上腺皮质激素、催乳素、黑色素细胞刺激素、促性腺激素等。生长激素可促进骨和软组织生长,在幼年时,如果生长激素分泌不足,可以起侏儒症,如果分泌过剩,在骨骼发育成熟前可以起巨人症;在骨骼发育成熟后可以引起肢端肥大症。**神经垂体**本身不产生激素,而是贮存和释放由下丘脑分泌的抗利尿激素(加压素)和催产素。加压素促进肾小管对水的重吸收;催产素有促进子宫收缩和乳腺分泌的功能。

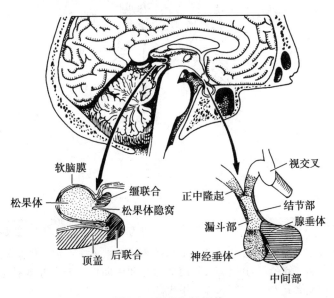

图 7-5　垂体和松果体

五、松果体

松果体 pineal body(图 7-5)位于背侧丘脑后上方,为一椭圆形小体。儿童时期比较发达,至 7~8 岁后逐渐萎缩退化,成年后可出现部分钙化形成脑砂。松果体中的褪黑素参与调节昼夜生物节律、生殖系统的发育、动情周期及月经周期的节律。在小儿时期,松果体病变引起功能不全时,可致性早熟或生殖器官过度发育;若功能过盛,则可导致青春期延迟。

六、胸腺

胸腺 thymus(图 7-6)位于上纵隔的前部,胸骨柄的后方,有时可向上突入颈根部。可分为不对称的左、右两叶。胸腺有明显的年龄变化,新生儿及幼儿时期为 10~15g,随年龄增长持续发育,至青春期前最重,为 25~40g。此后逐渐萎缩,多被脂肪组织代替。

胸腺既是内分泌器官,也是淋巴器官,主要功能是形成初始 T 淋巴细胞,发育成熟后运送至周围淋巴器官,参与细胞免疫功能。胸腺还可分泌胸腺素、促胸腺生成素等具有激素作用的活性物质。诱导 T 淋巴细胞分裂和分化,使其具有免疫应答功能。

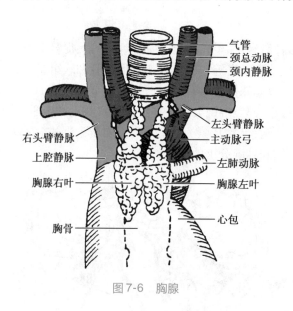

图 7-6 胸腺

学习小结

内分泌器官及其功能

器官名称	位置	形态	主要功能
甲状腺	颈前部。两侧叶贴附于喉下部和气管颈部的前外侧,峡部多位于 2~4 气管软骨环前方	呈"H"形,分左、右两个侧叶和中间的甲状腺峡	分泌甲状腺素,调节机体的基础代谢、维持正常的生长发育

续表

器官名称	位置	形态	主要功能
甲状旁腺	贴附于甲状腺侧叶的后面。有时可埋于甲状腺实质内	棕黄色的扁椭圆形小体	分泌甲状旁腺素,调节体内钙磷的代谢,维持血钙平衡
肾上腺	腹膜后方,肾上端的内上方	左侧近似半月形,右侧呈三角形	分泌多种激素,调节水盐、糖代谢,影响性行为及副性特征,调节心血管系统等
垂体	位于蝶骨体上方的垂体窝内,借漏斗与下丘脑相连	椭圆形	分泌、贮存和释放多种激素,调节其他内分泌腺和生长发育、肾小管对水的重吸收等功能
松果体	位于背侧丘脑后上方	椭圆形小体	分泌褪黑素,参与调节昼夜生物节律、生殖系统的发育、动情周期及月经周期的节律
胸腺	位于上纵隔的前部,胸骨柄的后方	分为不对称的左、右两叶	形成初始T淋巴细胞,分泌胸腺素等诱导T淋巴细胞分裂和分化

(杨恩彬)

复习思考题

1. 简述甲状腺的位置、分部及功能。
2. 简述垂体的位置、分叶及功能。
3. 试比较呆小症和侏儒症的成因。

笔记

第八章

感 觉 器

学习目的

通过本章的学习,理解感觉器是机体感受刺激和接受信息的装置,感觉器的结构复杂,是由感受器及其辅助装置共同构成的器官。了解它们的主要功能,为后续课程的学习奠定基础。

学习要点

眼球壁的分层、各层分部及主要形态结构;房水、晶状体、玻璃体的位置及形态结构;眼底的形态结构。眼睑、结膜、泪器、眼球外肌和眼的血管。外耳的分部,鼓膜的位置、形态及分部,中耳的分部,鼓室各壁的构成及内容,内耳迷路的组成、分部及主要形态结构。

感觉器 sensory organs 是机体感受刺激的装置,由感受器及其副器组成。

感受器 receptor 是感觉神经末梢的特殊结构,广泛存在于机体各部,能接受机体内、外环境的刺激,并将刺激转变为神经冲动。经感觉神经传向中枢,再经中枢神经系统内的感觉传导路传到大脑皮质,从而产生相应的感觉。感受器有许多种类,结构功能各异。感受器结构有的比较简单,有的比较复杂。如皮肤内的痛觉感受器结构比较简单,仅为感觉神经的游离末梢;皮肤内感受触觉和压觉的触觉小体和环层小体结构就比较复杂,除了感觉神经末梢外,还有一些细胞等共同参与构成。感受器一般根据其存在的位置和接受刺激的来源,分为以下三类:

1. **外感受器 exteroceptor** 分布于皮肤、黏膜、味蕾、视器和蜗器等处。接受的是触、压、疼痛、温度、光、声等的刺激。

2. **内感受器 interoceptor** 分布于内脏和心血管等处。接受的是压力、渗透压、离子和化合物变化等的刺激。

3. **本体感受器 proprioceptor** 分布于骨骼肌、肌腱、关节和前庭器等处。接受机体运动和平衡变化所产生的刺激。

副器 accessory organs 是感受器之外的附属装置。结构复杂,对感受器起着保护、支持、运动等作用。如视器中的眼睑、结膜、泪器和眼外肌等。视器和前庭蜗器是结构复杂的感觉器,又称特殊感受器。

第一节 视 器

视器 visual organ 即眼 eye,由眼球和眼副器组成。眼球位于颅骨眶内,主要功

笔记

188

能是接受光波的刺激,并将刺激转变为神经冲动,经视觉传导通路传到大脑皮质的视觉中枢产生视觉。眼副器由眼睑、结膜、泪器和眼外肌等组成,对眼球起支持、保护和运动等作用。

一、眼球

眼球 eyeball 为视器的主要部分,位于眶的前部,眼球前面有眼睑等结构保护。后面借视神经与脑相连。周围有眼球外肌、泪腺和眶内结缔组织等眼副器。眼球近似球形,前、后面的正中点分别称**前极**和**后极**,两极之间的连线称**眼轴**。在两极之间的中点,沿眼球表面所做的环行线称**赤道**(中纬线)。通过瞳孔中央至视网膜中央凹的连线称**视轴**。眼轴和视轴作锐角交叉(图8-1)。眼球由眼球壁和眼球内容物组成。

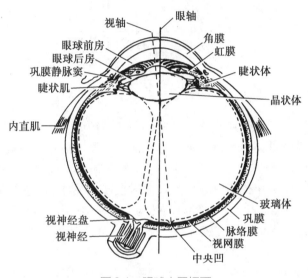

图8-1 眼球水平切面

(一)眼球壁

眼球壁 wall of eyeball 由外向内依次为眼球纤维膜、眼球血管膜和视网膜。

1. **眼球纤维膜** fibrous tunic of eyeball 位于眼球壁最外层,由致密结缔组织构成,坚韧致密,具有维持眼球外形和保护眼球内容物的作用。纤维膜从前向后由角膜和巩膜组成。

(1)**角膜 cornea**:位于眼球正前方,约占眼球纤维膜的前1/6(图8-1)。角膜无色透明,无血管和淋巴管,有丰富的感觉神经末梢分布。角膜有较大曲度,富有弹性,具有屈光作用。

(2)**巩膜 sclera**:位于角膜的后方,约占眼球纤维膜的后5/6,正常为乳白色,不透明,黄疸发生时可成黄色。角膜与巩膜交界处的深面,有一呈环形的细管道,称**巩膜静脉窦** sinus venosus sclerae,它是房水回流的通道(图8-1)。巩膜后部中点的稍内侧,有视神经穿出。

2. **眼球血管膜** vascular tunic of eyeball 位于眼球纤维膜内面,含有丰富的血管和色素细胞,呈棕黑色。血管膜由前向后分为虹膜、睫状体和脉络膜三部分(图8-1、图8-2)。

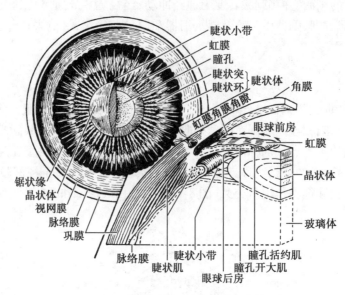

图 8-2　眼球前部后面观（示虹膜、睫状体）

（1）**虹膜 iris**：位于眼球血管膜最前部，角膜的后方。外形呈圆盘状，中央有一圆孔，称**瞳孔 pupil**，为光线进入眼球的通道。在活体可透过角膜看到虹膜和瞳孔。虹膜的颜色有种族差异，黄种人含色素细胞较多，故呈棕褐色。虹膜内含有两种不同走向的平滑肌。一种呈环形，围绕瞳孔周围，收缩时使瞳孔变小，称**瞳孔括约肌 sphincter pupillae**，受副交感神经支配。另一种以瞳孔为中心，呈辐射状，收缩时使瞳孔开大，称**瞳孔开大肌 dilator pupillae**，受交感神经支配。瞳孔的开大和缩小，可调节进入眼球的光量。在弱光下或看远物时，瞳孔开大；在强光下或看近物时，瞳孔缩小。

（2）**睫状体 ciliary body**：位于角膜与巩膜移行部的内面，前接虹膜，后续脉络膜，为眼球血管膜的增厚部分。睫状体内的平滑肌，称**睫状肌 ciliary muscle**，受副交感神经支配。睫状体的前部有许多向内突出，呈辐射状排列的皱襞，称**睫状突 ciliary processes**。睫状突发出**睫状小带 ciliary zonule**，与包裹晶状体的晶状体囊相连。睫状体能够调节晶状体曲度并产生房水。

（3）**脉络膜 choroid**：占眼球血管膜的后 2/3，位于睫状体后侧，外邻巩膜，内贴视网膜。脉络膜薄而柔软，内含有丰富的血管和色素细胞，有营养眼球和吸收眼球内散射光线的作用。

3. **视网膜 retina**　衬于虹膜、睫状体和脉络膜的内面。以其所依附的部位，可分为虹膜部、睫状体部和脉络膜部。前两部无感光功能，合称**视网膜盲部**。脉络膜部面积较大，内含感光细胞，有感光作用，又称**视网膜视部**。

视网膜后部，称**眼底**（图 8-3）。眼底正中偏鼻侧，与视神经对应的部位有一略呈椭圆形的盘状结构称**视神经盘 optic disc**（或**视神经乳头**）。因视神经盘无感光作用，故称生理盲点。视神经盘颞侧 0.35cm 处稍下方有一黄色区域称**黄斑 macula lutea**。其中央的凹陷称**中央凹 fovea centralis**，无血管通过，为感光最敏锐处。

视网膜组织结构可分内、外两层。外层为色素上皮层，由单层色素上皮细胞组成，紧贴脉络膜；内层为神经细胞层（图 8-4），由三层神经细胞构成，由外向内依次为**感光**

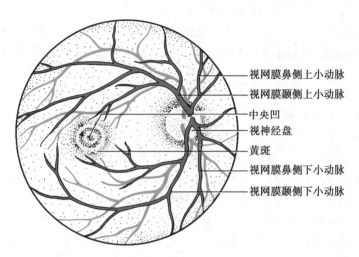

图 8-3 眼底（右侧）

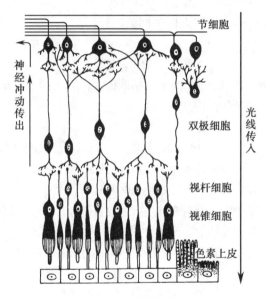

图 8-4 视网膜结构示意图

细胞、双极细胞和**神经节细胞**。感光细胞又可分为**视锥细胞**和**视杆细胞**，前者能感受强光和分辨颜色，后者能感受弱光。三层细胞间通过细胞轴突、树突依次相联系，传递视觉神经冲动。神经节细胞的轴突向视神经盘处集中并穿出眼球壁，构成视神经。

（二）眼球的内容物

眼球内容物包括房水、晶状体和玻璃体（图 8-1）。眼球内容物和角膜均无色透明，具有屈光作用，共同构成眼球的屈光系统。

1. **房水 aqueous humor** 为充满于眼球房内的无色透明液体。**眼球房 chambers of eyeball** 为角膜与晶状体之间的腔隙，被虹膜分隔为眼球前房和眼球后房。**眼球前房**位于角膜与虹膜之间，**眼球后房**位于虹膜与晶状体之间，二者借瞳孔相通。眼球前房的周缘，即虹膜与角膜交界处构成**虹膜角膜角 iridocorneal angle（前房角）**，与巩膜静脉窦相邻（图 8-1、图 8-2）。虹膜角膜角的前外侧壁有小梁网，房水循环

笔记

经小梁网滤过,并渗入巩膜静脉窦。

房水由睫状体产生,自眼球后房经瞳孔到眼球前房,然后经虹膜角膜角处的小梁网渗入巩膜静脉窦,最后汇入眼静脉。房水具有屈光、营养角膜和晶状体及维持眼内压的作用。

2. **晶状体 lens** 位于虹膜与玻璃体之间,形状呈双凸透镜状,后面较前面隆凸(图8-1、图8-2)。晶状体无色透明,无血管、神经分布,富有弹性。表面有透明的**晶状体囊**包裹,其周缘借睫状小带连于睫状体。晶状体是屈光系统的主要部分,当看近物时,睫状肌收缩,睫状体向前内移位,睫状小带松弛,晶状体靠自身的弹性变凸,屈光能力增强,使近物物像清晰聚焦于视网膜上;看远物时,睫状肌松弛,睫状体退至原位,睫状小带紧张,晶状体凸度变薄,屈光能力减弱,使远物物像清晰聚焦于视网膜上。随着年龄的增长,晶状体逐渐退变,出现变硬,弹性减退,睫状肌也逐渐萎缩,调节能力减低,看近物模糊不清,看远物较清晰,称为"老花眼"。晶状体若因疾病或创伤而变混浊,称"白内障"。

3. **玻璃体 vitreous body** 充满于晶状体与视网膜之间,为无色透明的胶状物(图8-1、图8-2)。玻璃体具有屈光和支撑视网膜的作用。

二、眼副器

眼副器 accessory organs of eye 包括眼睑、结膜、泪器、眼球外肌和眶内结缔组织等,对眼球起运动、支持和保护作用。

(一)眼睑

眼睑 palpebrae 俗称眼皮,位于眼球前方,有保护眼球的功能(图8-5)。眼睑分**上、下睑**。上、下睑之间的裂隙称**睑裂**。睑裂的内、外侧端分别称**内眦和外眦**。睑的游离缘称**睑缘**。睑缘的前缘有2～3行**睫毛**,睫毛具有阻挡灰尘和减弱光线照射作用。睫毛根部有皮脂腺称睑缘腺。睑缘腺的急性炎症临床上称"麦粒肿",俗称针眼。

眼睑由浅入深依次为皮肤、皮下组织、肌层、睑板和睑结膜。眼睑皮肤细薄,皮下组织疏松,缺乏脂肪组织。肌层主要是眼轮匝肌和上睑提肌。**睑板 tarsus** 呈半月形,由致密结缔组织构成,分上、下睑板。睑板内有许多与睑缘垂直排列,并开口于睑缘的**睑板腺**。睑板腺的分泌物有润滑睑缘和防止泪液外溢作用。若睑板腺的分泌物排泄受阻,可引起睑板内的囊肿,临床上称"霰粒肿",是眼科的常见病之一。

(二)结膜

结膜 conjunctiva 为覆盖于眼球前部和衬于眼睑内面光滑、透明而富含血管的黏膜。按部位可分为睑结膜、球结膜和结膜穹3部(图8-5)。**睑结膜 palpebral conjunctiva** 衬覆于眼睑内面,并与睑板紧密结合。**球结膜 bulbar conjunctiva** 衬覆于眼球前部,在近角膜缘处移行为角膜上皮。**结膜穹 conjunctival fornix** 为睑结膜与球结膜反折移行部,可分为**结膜上穹和结膜下穹**。当上、下睑闭合时,结膜形成的腔隙,称**结膜囊 conjunctival sac**,结膜囊通过睑裂与外界相通。

(三)泪器

泪器 lacrimal apparatus 由分泌泪液的泪腺和排泄泪液的泪道两部分组成(图8-6)。

1. **泪腺 lacrimal gland** 位于眶的外上方,有10～20条排泄管,开口于结膜上穹。

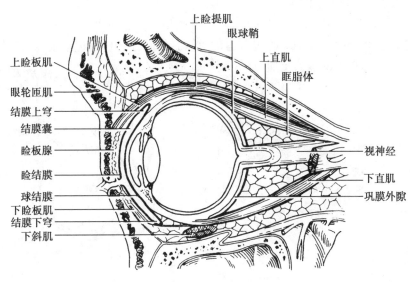

图 8-5 眶矢状切面

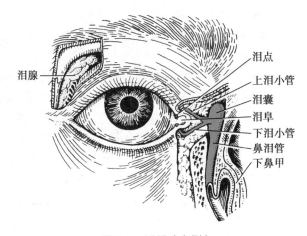

图 8-6 泪器（右侧）

泪腺分泌泪液,具有湿润角膜、抑制细菌生长、冲洗结膜囊内异物等功效。

2. **泪道 lacrimal duct** 为泪液通道,包括泪点、泪小管、泪囊和鼻泪管,多余的泪液经泪道流入鼻腔。

（1）**泪点 lacrimal punctum**:为泪小管的开口,泪道的起始部。上、下各一个,分别位于近上、下睑的内侧端。

（2）**泪小管 lacrimal ductule**:位于泪点与泪囊之间,分为**上泪小管**和**下泪小管**。它们自上、下泪点起始后,分别与睑缘垂直向上、下行,然后几乎呈直角转向内侧,开口于泪囊上部。

（3）**泪囊 lacrimal sac**:位于眶前内下的泪囊窝内,为一膜性囊。上端为盲端,有泪小管的开口,下端移行为鼻泪管。

（4）**鼻泪管 nasolacrimal duct**:为一膜性管道,上端接泪囊,下端开口于下鼻道外侧壁的前部,此处鼻黏膜富含静脉丛,感冒时易充血水肿,致鼻泪管开口堵塞,泪液引流不畅,故感冒时会流眼泪。

(四)眼球外肌

眼球外肌 ocular muscles 为视器运动肌,均属骨骼肌,包括运动眼球的四块直肌、两块斜肌和运动眼睑的上睑提肌(图 8-5、图 8-7)。

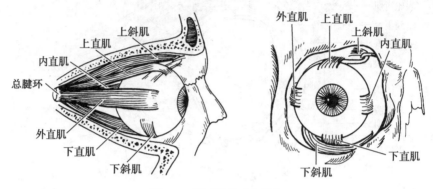

图 8-7　眼球外肌(右侧)

1. 上睑提肌　**上睑提肌 levator palpebrae superioris**,起自视神经管前上方的眶壁,在上直肌上方前行,前端止于上睑板和上睑皮肤。上睑提肌收缩,可上提上睑,开大睑裂。

2. 上直肌、下直肌、内直肌、外直肌　四块直肌共同起自视神经管前方,围绕视神经的总腱环,向前走行,分别止于巩膜的上、下、内和外侧。**上直肌 superior rectus** 使眼球(瞳孔)转向上内侧;**下直肌 inferior rectus** 使眼球(瞳孔)转向下内侧;**内直肌 medial rectus** 使眼球(瞳孔)转向内侧;**外直肌 lateral rectus** 使眼球(瞳孔)转向外侧。

3. 上斜肌和下斜肌　**上斜肌 superior obliquus** 位于上直肌和内直肌之间,起自总腱环,在眶内侧壁前上方,以纤细的肌腱绕滑车后转折向后外侧,止于眼球上壁外侧的巩膜,可使眼球(瞳孔)转向下外侧。**下斜肌 inferior obliquus** 起自眶下壁前内侧,在下直肌和眶下壁之间斜向后外,止于眼球下壁外侧的巩膜,可使眼球(瞳孔)转向上外侧。

三、眼的血管

(一)眼的动脉

眼球和眶内其余结构的血液供应主要来源于**眼动脉 ophthalmic artery**。眼动脉是颈内动脉的颅内分支,伴视神经经视神经管入眶,先走行于视神经外侧,后转至视神经上方,沿上斜肌下方前行,在内眦附近延续为额动脉。眼动脉分支营养眼球、眼球外肌、泪腺和眼睑等结构。

视网膜中央动脉 central artery of retina 为眼动脉的主要分支,在眼球后方 1.2cm 处穿入视神经鞘内,经视神经盘穿出,分为 4 支,即**视网膜鼻侧上、下小动脉**和**视网膜颞侧上、下小动脉**,营养视网膜内层(图 8-3)。临床上用眼底镜可直接观察上述四条动脉,以帮助诊断某些疾病。

(二)眼的静脉

眼静脉 ophthalmic vein 主要有**眼上静脉**和**眼下静脉**,收集眼球和眼副器的静脉血。眼静脉经眶上裂入颅内,向后注入海绵窦。眼静脉前行至内眦处与面静脉的属支内眦静脉相吻合,故面部感染处置不当,可经此路径入海绵窦血栓,造成颅内感染。

第二节 前庭蜗器

前庭蜗器 vestibulocochlear organ(位听器)俗称**耳** ear,包括前庭器(位觉感受器或平衡器)和蜗器(听觉感受器)两部分,二者功能虽然不同,但在结构上关系密切。前庭蜗器按部位由外向内分别是外耳、中耳和内耳(图8-8)。外耳和中耳是声波的收集和传导装置,内耳是前庭器和蜗器的所在部位。

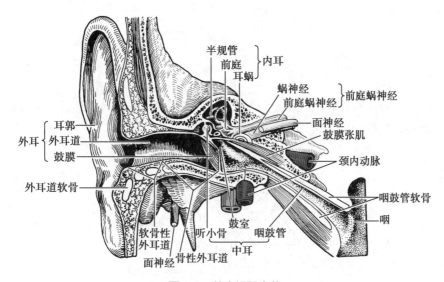

图8-8　前庭蜗器全貌

一、外耳

外耳 external ear 包括耳郭、外耳道和鼓膜三部分。

（一）耳郭

耳郭 auricle 位于头部的两侧,可分为前外侧面和后内侧面两面。前外侧面凹陷,内有一孔,称**外耳门**。耳郭上方 2/3 以弹性软骨为支架,表面覆盖皮肤,皮下组织较少。下方 1/3 柔软,无软骨,仅含结缔组织和脂肪,有丰富的血管和神经,称**耳垂**,是临床常用的采血部位。耳郭具有收集声波的功能。

耳郭边缘游离向前卷曲称**耳轮**,以**耳轮脚**起于外耳门上方,耳轮下端续于耳垂。耳轮前方与之平行的半弧形隆起称**对耳轮**,对耳轮上端分叉形成**对耳轮上、下脚**。对耳轮上、下脚与耳轮围成的凹陷称**三角窝**。耳轮与对耳轮之间的狭长浅沟称**耳舟**。对耳轮前方有一深凹称**耳甲**,它被耳轮脚分为上部的**耳甲艇**和下部的**耳甲腔**。耳甲腔前方,外耳门外侧,有一突起称**耳屏**。在耳屏的对侧,对耳轮下端的突起称**对耳屏**。耳屏与对耳屏间的凹陷称**耳屏间切迹**(图8-9)。

耳郭外形似倒置的胎儿,人体部位和器官在耳郭上有一定的对应关系。中医耳针

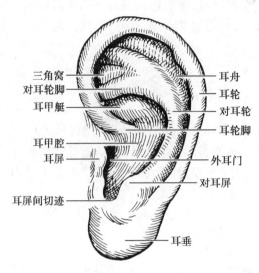

图 8-9 耳郭（示前外侧面）

刺激这些人体部位和器官的穴位点，以治疗相关疾病。耳郭的外部形态是耳针取穴定位的重要标志(图 8-10)。

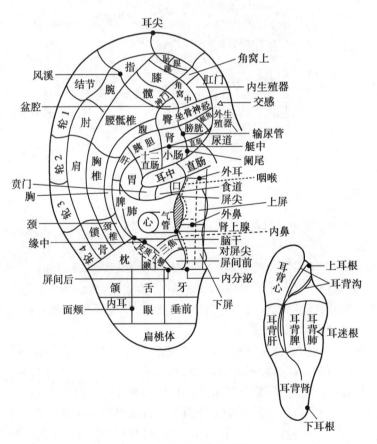

图 8-10 耳穴定位示意图

（二）外耳道

外耳道 external acoustic meatus 是从外耳门至鼓膜间的弯曲管道，成人长约 2.0～2.5cm。外耳道外侧 1/3 以软骨为支架，称软骨部；内侧 2/3 居于颞骨内，为骨性部。两部交界处较狭窄。外耳道走行弯曲，软骨部走向朝内后上方，骨部走向朝内前下方。检查鼓膜时，应将耳郭拉向后上方，使外耳道变直以便观察。婴儿颞骨尚未骨化，其外耳道未发育完全，短而狭窄，鼓膜近水平位，检查时须向后下方牵拉耳郭。

外耳道被覆一薄层皮肤，内含有毛囊、皮脂腺、耵聍腺和丰富的感觉神经末梢。耵聍腺分泌的黏稠液体称**耵聍**，干燥结块后，可堵塞外耳道，影响声波传递。外耳道皮下组织较少，皮肤与软骨膜、骨膜结合紧密，故发生外耳道皮肤疖肿时，张力较大疼痛剧烈。

（三）鼓膜

鼓膜 tympanic membrane 位于外耳道和中耳鼓室之间，为椭圆形半透明的薄膜。位置向前外倾斜，与外耳道底成 45°～50° 夹角。婴儿鼓膜几乎呈水平位。鼓膜周缘附着于颞骨上，其上方小部分薄而松弛，呈淡红色，称**松弛部**；下方大部分坚实紧张，呈灰白色，称**紧张部**。鼓膜中心向内凹陷称**鼓膜脐**，锤骨柄末端附着于此处。检查鼓膜时，鼓膜脐前下方有一三角形反光区称**光锥**（图 8-11）。中耳疾患可引起光锥改变或消失。

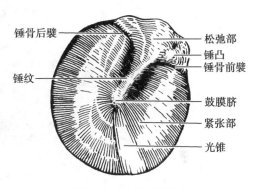

图 8-11　鼓膜（右侧）

二、中耳

中耳 middle ear 位于外耳与内耳之间，具有传递声波功能。由鼓室、咽鼓管、乳突窦和乳突小房组成（图 8-8）。

（一）鼓室

鼓室 tympanic cavity 是颞骨岩部内不规则的含气小腔，在鼓膜与内耳外侧壁之间。鼓室借鼓膜与外耳道分隔；通过前庭窗和蜗窗与内耳相连；经咽鼓管通鼻咽；经乳突窦与乳突小房相通。鼓室由 6 个壁围成，内有听小骨、韧带、肌、血管和神经等。

1. 鼓室的壁（图 8-8、图 8-12、图 8-13）

（1）上壁：又称**盖壁**，是分隔鼓室与颅中窝的一薄层骨板。中耳疾患时若侵犯此壁，可引起耳源性颅内并发症。

（2）下壁：为**颈静脉壁**，借一薄骨板与颈静脉窝内的颈静脉球分隔。部分人下壁未骨化，仅为黏膜和纤维结缔组织，施行中耳手术时，易伤及颈静脉球而发生严重出血。

（3）前壁：为**颈动脉壁**，即颈动脉管后壁，为一层薄骨板，与颈内动脉相邻。此壁上部有咽鼓管鼓室口。

（4）后壁：为**乳突壁**，上部有乳突窦开口。鼓室经乳突窦向后通乳突小房，故鼓室炎症可蔓延至乳突窦和乳突小房。

（5）外侧壁：为**鼓膜壁**，以鼓膜与外耳道相隔。

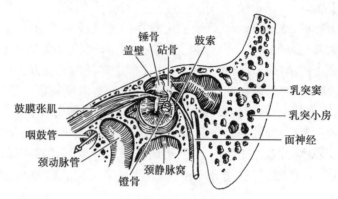

图 8-12　鼓室外侧壁

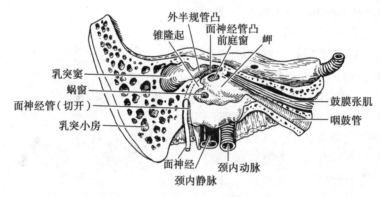

图 8-13　鼓室内侧壁

（6）内侧壁：为**迷路壁**，分隔鼓室与内耳迷路。此壁中部隆凸称岬。岬后上方的椭圆形小孔称**前庭窗**，被镫骨底封闭；岬后下方的圆形小孔称**蜗窗**，有**第二鼓膜**封闭。前庭窗的后上方有一弓状隆起称**面神经管凸**，内有面神经通过，此管骨质很薄，中耳炎或行中耳手术时易侵及面神经。

2. 鼓室的内容物　主要有 3 块听小骨，自外向内依次为**锤骨**、**砧骨**和**镫骨**，三骨借关节、韧带相连构成听骨链（图 8-14）。锤骨柄附着于鼓膜的内面，镫骨底借韧带封闭前庭窗。当声波振动鼓膜，通过听骨链的杠杆系统，使镫骨底在前庭窗上来回快速摆动，将声波的振动传入内耳。炎症所致听小骨粘连及韧带硬化等，可使听力下降。

（二）咽鼓管

咽鼓管 auditory tube 是连于鼓室与鼻咽之间的管道，长约 3.5～4.0cm，可分为前内侧 2/3 的软骨部和后外侧 1/3 的骨部。咽鼓管内侧端借**咽鼓管咽口**开口于鼻咽部侧壁，此口平时呈闭合状态，仅在吞咽或打呵欠时开放，使空气进入鼓室，保持鼓膜内外压力平衡，以利鼓膜的振动；外侧端开口于鼓室前壁的**咽鼓管鼓室口**（图 8-8、图 8-13）。由于小儿咽鼓管相对短而宽，又近似水平，故咽部感染可经咽鼓管侵入鼓室，易引起中耳炎。

（三）乳突窦和乳突小房

乳突窦 mastoid antrum 和**乳突小房** mastoid cells 位于鼓室后方。乳突窦是鼓室后上方较大腔隙，向前开口于鼓室后壁，向后与乳突小房相通（图 8-12、图 8-13）。乳突小房是颞骨乳突内许多含气的小腔，相互连通，腔内有黏膜覆盖，并与乳突窦和鼓室

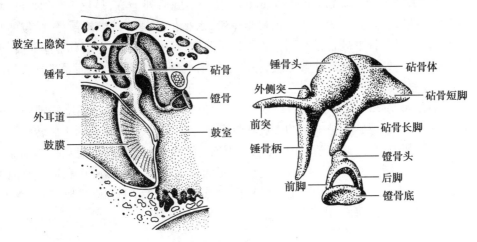

图 8-14 听小骨

的黏膜相延续,故鼓室感染炎症,可经乳突窦至乳突小房,引起乳突炎。

三、内耳

内耳 internal ear 又称迷路,位于颞骨岩部骨质内,在鼓室内侧壁与内耳道底之间。迷路结构较复杂,可分为骨迷路和膜迷路两部分。骨迷路是颞骨岩部内的不规则骨性管道,膜迷路是套在骨迷路内的膜性管道。骨迷路与膜迷路之间的间隙内充满外淋巴,膜迷路内充满内淋巴。内、外淋巴互不交通。内耳具有听觉和位觉感受器。

（一）骨迷路

骨迷路 bony labyrinth 为颞骨岩部内的骨性管道系统,沿颞骨岩部的长轴排列,由前内向后外依次为耳蜗、前庭和骨半规管(图 8-15),彼此相互通连。

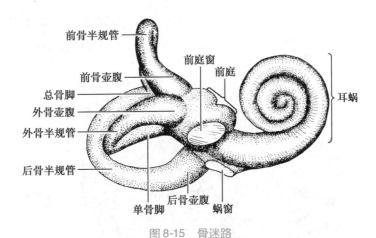

图 8-15 骨迷路

1. **前庭 vestibule** 位于骨迷路中部,为近似椭圆形的腔隙。前庭前下方有一较大孔与耳蜗相通,后上有五个小孔与三个骨半规管相通。前庭外侧壁,即鼓室的内侧壁,其上部有椭圆形的**前庭窗**,其下部有圆形的**蜗窗**。前庭的内侧壁,为内耳道底,有许多小孔,内有前庭蜗神经通过(图 8-15)。

2. **骨半规管 bony semicircular canals** 位于前庭后外上方,是三个呈"C"形,互相垂直的骨性管道。呈额状位的是**前骨半规管**,水平位的是**外骨半规管**,矢状位的是**后骨半规管**。每个骨半规管皆有两个骨脚连于前庭,其中一个较膨大,称**壶腹骨脚**,壶腹骨脚在近前庭处的膨大部称**骨壶腹**,另一个较细小,称**单骨脚**。前、后骨半规管的单骨脚汇合成**总骨脚**,故三个骨半规管只有五个口通于前庭(图8-15)。

3. **耳蜗 cochlea** 位于前庭的前内下方,形似蜗牛壳,由蜗轴和环绕蜗轴外周的**蜗螺旋管**构成。蜗螺旋管是中空的螺旋状骨密质骨管,围绕蜗轴作两圈半旋转。耳蜗的尖称**蜗顶**,朝向前外,**蜗底**朝向内耳道底,蜗顶至蜗底之间锥体形的骨质称**蜗轴**。自蜗轴伸出**骨螺旋板**,伸入蜗螺旋管内,与膜迷路的蜗管相连。骨螺旋板和蜗管共同将蜗螺旋管分隔成上、下两个间隙,上方称**前庭阶**,通向前庭窗;下方称**鼓阶**,通向蜗窗。前庭阶与鼓阶在蜗顶深面,借**蜗孔**相互交通(图8-15、图8-16)。

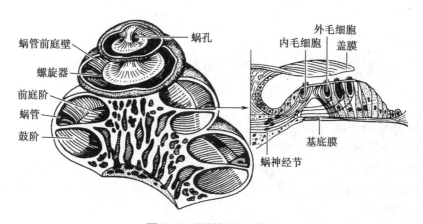

图 8-16 耳蜗切面示意图

(二)膜迷路

膜迷路 membranous labyrinth 为套在骨迷路内封闭的膜性小管或囊(图8-17),包括椭圆囊和球囊、膜半规管和蜗管三部分,它们彼此相互通连,其内充满内淋巴。

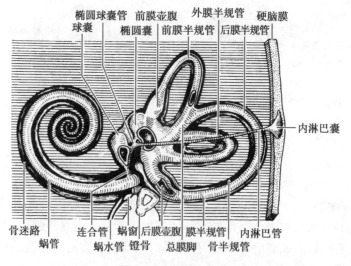

图 8-17 内耳模式图

1. **椭圆囊 utricle 和球囊 saccule**　位于前庭内,椭圆囊在后上,球囊在前下。椭圆囊与球囊之间有**椭圆球囊管**相连通。椭圆囊后壁有五个开口,与膜半规管相通。球囊下方借连合管与耳蜗内的蜗管相互交通(图 8-17)。在椭圆囊底部有**椭圆囊斑macula utriculi**,球囊前上壁有**球囊斑 macula sacculi**。

2. **膜半规管 semicircular ducts**　居同名骨半规管内,形态与骨半规管相似,分别为**前膜半规管、外膜半规管和后膜半规管**。在骨壶腹内相应的膨大部位称**膜壶腹**(图8-17)。膜壶腹壁上增厚隆起称**壶腹嵴**。

椭圆囊斑、球囊斑和壶腹嵴都是位觉感受器(前庭器),有前庭神经分布。椭圆囊斑和球囊斑能感受直线变速运动(直线加速或减速运动)刺激;壶腹嵴能感受旋转变速运动(旋转运动开始和终止)刺激。

3. **蜗管 cochlear duct**　位于蜗螺旋管内,起端借连合管通球囊,其尖端在蜗顶为盲端。蜗管横断面呈三角形,介于前庭阶与鼓阶之间。上壁为前庭膜,与前庭阶相隔。外侧壁为蜗螺旋管内骨膜的增厚部分,富含血管,与内淋巴的产生有关。下壁由骨螺旋板和蜗管的基底膜(螺旋膜)组成,与鼓阶相隔。基底膜上有**螺旋器**(Corti 器),是听觉感受器(图8-17、图8-18)。

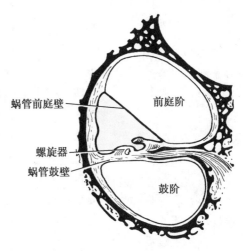

图 8-18　蜗管的切面

（三）声波的传导

声波传导有空气传导和骨传导两种。正常情况下,以空气传导为主。

1. 空气传导　声波→耳郭收集→外耳道→鼓膜→锤骨→砧骨→镫骨→前庭窗→前庭阶外淋巴→蜗管前庭壁→蜗管内淋巴→螺旋器→蜗神经→大脑皮质听觉中枢。

如果鼓膜穿孔或听小骨链运动障碍时,声波还可通过下列途径传导:

声波→耳郭收集→外耳道→鼓室→蜗窗第二鼓膜→鼓阶外淋巴→蜗管内淋巴→螺旋器→蜗神经→大脑皮质听觉中枢。此途径缺少听骨链的放大作用,故听力显著降低。

2. 骨传导　声波经颅骨传入内耳的途径称骨传导。传导径路如下:

声波→颅骨振动→骨迷路→前庭阶外淋巴和鼓阶外淋巴振动→蜗管内淋巴振动→螺旋器→蜗神经→大脑皮质听觉中枢,引起较弱听觉。

外耳和中耳的疾病引起的耳聋为传导性耳聋,因有骨传导代偿其功能,故非完全性耳聋;内耳、蜗神经、听觉传导通路和听觉中枢损伤引起的耳聋为神经性耳聋,不可代偿故为完全性耳聋。

学习小结

1. 眼球壁的形态结构

名称		位置	形态	功能
眼球纤维膜	角膜	前1/6	无色透明	屈光
	巩膜	后5/6	乳白色,不透明	保护眼球
眼球血管膜	虹膜	前部	瞳孔	光线通过
			瞳孔括约肌	瞳孔缩小
			瞳孔开大肌	瞳孔开大
	睫状体	中部	睫状肌 睫状突 睫状小带	调节晶状体曲度 产生房水
	脉络膜	后部	含有丰富的血管和色素细胞	营养眼球 吸收眼球内的散射光线
视网膜	虹膜部	虹膜内面	合称盲部	无感光作用
	睫状体部	睫状体内面		
	视部	脉络膜内面	视神经盘	视神经起始处
			黄斑	感光
			中央凹	感光最敏锐处

2. 眼球外肌和眼球内肌小结

名称		作用	神经支配	种类	位置
眼球外肌	上睑提肌	提上睑,开大睑裂	动眼神经	骨骼肌	眶内
	上直肌	瞳孔转向上内			
	下直肌	瞳孔转向下内			
	内直肌	瞳孔转向内侧			
	下斜肌	瞳孔转向上外			
	上斜肌	瞳孔转向下外	滑车神经		
	外直肌	瞳孔转向外侧	展神经		
眼球内肌	瞳孔开大肌	瞳孔开大	交感神经	平滑肌	虹膜内
	瞳孔括约肌	瞳孔缩小	副交感神经		
	睫状肌	调节晶状体曲度			睫状体内

3. 内耳小结

名称	分部	结构	位置	功能
内耳	骨迷路	**前庭** 蜗窗 前庭窗	位于骨迷路中部	声波传导
		骨半规管 前骨半规管 外骨半规管 后骨半规管	位于前庭后方	声波传导
		耳蜗 蜗螺旋管 蜗顶 蜗底 蜗轴 骨螺旋板 蜗孔 鼓阶 前庭阶	位于前庭的前方	声波传导
	膜迷路	**椭圆囊和球囊** 椭圆囊斑 球囊斑	位于前庭内	位觉感受器
		膜半规管 壶腹嵴	位于骨半规管内	位觉感受器
		蜗管 螺旋器	位于蜗螺旋管内	听觉感受器

（张　辉）

复习思考题

1. 试述房水的产生及循环途径,有何临床意义?
2. 为什么长时间看书后,每隔一段时间最好看看室外远物?
3. 试述泪液的产生与排出途径。
4. 简述鼓室的6个壁及各壁的结构。
5. 简述骨迷路的分部、位置关系及耳蜗的构造。
6. 内耳有哪些感受器? 它们的位置及功能是什么?
7. 根据鼓室的毗邻情况,判断慢性化脓性中耳炎会引发哪些并发症?

第九章

神 经 系 统

学习目的

通过对本章的学习,充分理解神经系统是人体结构和功能最复杂的系统,尤其是掌握和理解神经系统的区分、组成、活动方式和常用术语等,为后续课程的学习奠定基础。

学习要点

神经系统的区分,神经系统的组成,神经系统的活动方式和常用术语。脊髓的位置、外形、内部结构和功能。脊神经前支:颈丛、臂丛、腰丛、骶丛的组成和位置;膈神经、尺神经、正中神经、桡神经、腋神经、肌皮神经、股神经、坐骨神经、腓总神经、腓浅神经、腓深神经、胫神经的走行位置及分布;胸神经前支的走行和分布。脑干、小脑、间脑和大脑的外形、位置和内部结构。12对脑神经的纤维成分、主要走行、分布及其功能。躯干四肢意识性本体感觉传导路、躯干四肢和头面部浅感觉传导路、视觉传导路、运动传导路中的锥体系。内脏神经的区分、分布及功能;内脏运动神经和躯体运动神经的区别;交感与副交感神经的主要区别。

第一节 概 述

神经系统 nervous system 是人体结构和功能最复杂的系统,分为中枢神经系统和周围神经系统,中枢神经系统包括脑和脊髓,周围神经系统包括脑神经、脊神经和内脏神经。神经系统借助于感受器可接受体内、外的刺激,产生各种反应,借以调节和控制全身各器官系统的活动,使机体成为一个完整统一的整体。因此,神经系统是机体的主导系统。例如,当人体在体育锻炼时,随着骨骼肌的收缩,出现呼吸加深加快,心率加速等一系列变化,这些都是在神经系统的调控下完成的。

神经系统的形态和功能是经过漫长的进化过程而获得的,人类由于生产劳动、语言交流和社会生活的不断发展,大脑皮质发生了与动物完全不同的质的变化,不仅含有与高等动物相似的感觉和运动中枢,而且有了分析语言的中枢。因此,人类大脑皮质是思维、意识活动的物质基础,远远超越了一般动物的范畴,不仅能被动地适应环境的变化,而且能主动地认识和改造世界,使自然界为人类服务。

一、神经系统的区分

(一)根据位置和功能区分

根据位置和功能,神经系统可分为中枢神经系统和周围神经系统(图9-1)。

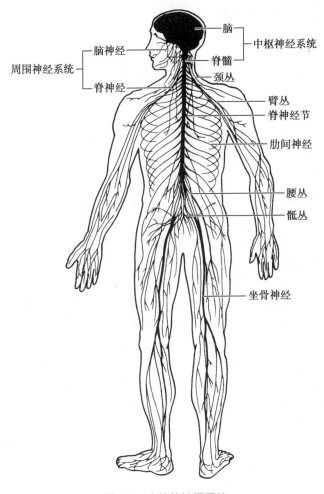

图 9-1　人体的神经系统

1. **中枢神经系统 central nervous system**　包括脑和脊髓。脑位于颅腔内,脊髓位于椎管内,两者在枕骨大孔处相连。

2. **周围神经系统 peripheral nervous system**　包括脑神经、脊神经和内脏神经。脑神经与脑相连,主要支配头颈部;脊神经与脊髓相连,主要支配躯干和四肢;内脏神经是指脑神经和脊神经中支配内脏、心血管和腺体的神经成分。

（二）根据分布对象区分

根据周围神经分布的对象,神经系统可分为躯体神经系统和内脏神经系统。它们的中枢部在脑和脊髓内,周围部分别称为躯体神经和内脏神经。

1. **躯体神经 somatic nerves**　主要分布于皮肤和运动系统（骨、关节和骨骼肌）,管理它们的感觉及运动。

2. **内脏神经 visceral nerves**　分布到内脏、心血管和腺体。管理它们的感觉及运动。

躯体神经和内脏神经均含有感觉和运动两种纤维成分,感觉神经又称**传入神经**,将神经冲动自感受器传向中枢;运动神经又称**传出神经**,将神经冲动自中枢传向效应器。内脏神经的传出部分称为自主神经系统,支配心肌、平滑肌和腺体,根据其功能的不同,分为**交感神经**和**副交感神经**。

二、神经系统的组成

神经系统的基本组织是神经组织,神经组织由神经细胞和神经胶质细胞组成。

(一)神经元

神经细胞 nerve cell 又称**神经元 neuron**,是一种高度分化的特殊细胞,是神经系统结构和功能的基本单位,具有感受刺激、整合信息和传导神经冲动的功能。有些神经元还有分泌功能。

1. **神经元的构造**　神经元由胞体和突起两部分构成(图9-2、图9-3)。**胞体**大小不一,形态各异,有圆形、梭形和锥体形等,但同其他细胞一样,也是由细胞膜、细胞质和细胞核组成。神经细胞的细胞质内除有线粒体、溶酶体、高尔基复合体、内质网、核糖体、中心体外,还有特有的**尼氏体 Nissl body** 和**神经原纤维 neurofibril**。在光镜下,尼氏体为嗜碱性的颗粒或小块状,分布均匀并延续至树突内。电镜下,尼氏体是由大量平行排列的粗面内质网和其间游离的核糖体组成。尼氏体为神经元合成蛋白质最活跃的部位,可合成细胞器更新所需的结构蛋白质、合成**神经递质 neurotransmitter**所需的酶类及肽类等神经调质。神经细丝在光镜下称神经原纤维,在镀银标本上,神经原纤维呈棕黑色,交错排列呈细丝网,分布至轴突与树突内。电镜下,由微管、微丝和神经丝组成,是构成神经元的细胞骨架,对神经细胞起支持作用,并与神经细胞的物质运输有关。胞体是神经元的代谢和营养中心,主要位于中枢神经系统和周围神经节内,是接受刺激和产生神经冲动的主要部位。**突起**分树突和轴突。**树突**为胞体本身向

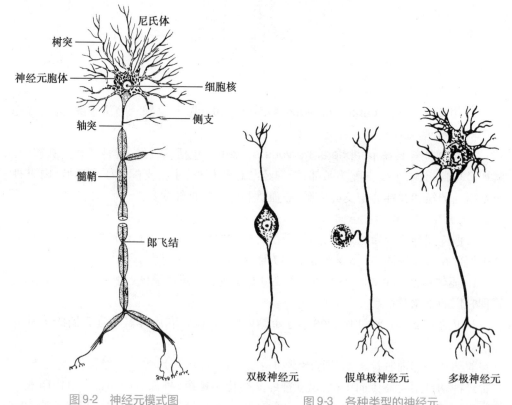

图9-2　神经元模式图　　　　　　图9-3　各种类型的神经元

（图9-2标注：尼氏体、树突、神经元胞体、细胞核、轴突、侧支、髓鞘、郎飞结）

（图9-3标注：双极神经元、假单极神经元、多极神经元）

外伸出的树枝状突起,结构大致与胞体相同。每个神经元有一个或多个树突,树突的数量与配布方式在不同的神经元中各异,一般靠胞体部分较短粗,可反复分支,逐渐变细而终止。树突的主要功能是接受刺激,并将刺激传向胞体。**轴突**由胞体发出,通常每个神经元只有一条。轴突长短不一,神经元的胞体越大,其轴突越长。轴突表面光滑,分支少,轴突的主要功能是将胞体发出的神经冲动传递给其他神经元或效应器。

2. **神经元的分类**　根据不同的分类方法,把神经元分成不同类型。

(1) 根据神经元突起的数目可分为3类:

1) **假单极神经元**:从神经细胞的胞体只发出一个突起,但很快呈"T"形分叉为两支,一支至周围的感受器称周围突,另一支入脑或脊髓称中枢突。脑神经节和脊神经节中的感觉神经元属于此类。

2) **双极神经元**:自胞体两端各发出一个突起,其中一个抵达感受器称周围突;另一个进入中枢称中枢突。如位于视网膜内的双极细胞、内耳的前庭神经节和蜗神经节内的感觉神经元。

3) **多极神经元**:具有多个树突和一个轴突,中枢神经系统内的神经元绝大部分属于此类。

(2) 依据神经元的功能和传导方向将神经元分为3类:

1) **感觉神经元**(传入神经元):将内、外环境的各种刺激传向中枢,假单极神经元和双极神经元即属此类。

2) **运动神经元**(传出神经元):将冲动自中枢传向身体各部,支配骨骼肌、心肌、平滑肌活动和腺体的分泌,多极神经元属于此类。

3) **联络神经元**(中间神经元):在中枢内,位于感觉神经元和运动神经元之间,起联络作用的多极神经元。此类神经元占神经元总数的99%,参与构成中枢复杂的网络系统,以不同方式对传入的信息进行贮存、整合、分析并将其传至神经系统的其他部位。

(3) 根据神经元胞体大小和轴突长短分为2类:

1) **高尔基Ⅰ型神经元**:胞体较大、轴突较长的神经元。

2) **高尔基Ⅱ型神经元**:胞体较小、轴突较短的神经元。

(4) 根据神经元释放的神经递质或神经调质的不同分为四类:

1) **胆碱能神经元**:位于中枢神经系统和部分内脏神经中。

2) **单胺能神经元**:包括儿茶酚胺能(分泌去甲肾上腺素、多巴胺等)、五羟色胺能和组胺能神经元,广泛分布于中枢神经系统和周围神经系统。

3) **氨基酸能神经元**:以 γ-氨基丁酸、谷氨酸和甘氨酸等为神经递质的神经元,主要位于中枢神经系统。

4) **肽能神经元**:以各种肽类物质(如生长抑素、P物质、脑啡肽等)为神经递质的神经元,位于中枢神经系统和周围神经系统。

3. **神经纤维 nerve fibers**　神经元较长的突起常被起绝缘作用的**髓鞘**和神经膜所包裹,构成**神经纤维**。若被髓鞘和神经膜共同包裹称有髓神经纤维,传导速度较快。在中枢神经系统内,髓鞘由少突胶质细胞构成,而在周围神经系统内,髓鞘由施万细胞构成。仅为神经膜所包裹则为无髓神经纤维,传导速度较慢。

4. **突触 synapse**　在脑和脊髓内存在大量的神经元,每个神经元虽是独立单位,

笔记

但每个神经元不是孤立存在的,更不能单独完成神经系统的功能活动,而是许多神经元相互联系共同完成。一个神经元与另一个神经元发生功能联系的接触点称突触。突触是神经信息传递的特化结构。按照神经元的接触部位及冲动传导方向,可将突触分为轴-树突触、轴-体突触及轴-轴突触等。但大多数突触是一个神经元的轴突末梢与另一个神经元的树突或胞体形成的轴-树突触和轴-体突触。根据突触传递信息的方式,可分为化学性突触和电突触。前者是以释放神经递质传递信息的突触。后者是借电位变化传递信息的突触。化学性突触在人体神经系统中较常见,在镀银染色切片上呈扣结状。电镜下,化学性突触由突触前成分、突触间隙和突触后成分三部分组成。突触前成分为轴突终末的膨大部分,内有突触小泡、线粒体、微丝和微管等。突触小泡大小和形状不一,内含不同的神经递质。神经递质是由神经末梢所释放的特殊的神经活性物质,它能通过突触间隙作用于突触后的特异性受体,完成信息的传递,它包括胆碱类、单胺类和氨基酸类神经递质等。轴突终末与另一个神经元相接触处轴膜特化增厚的部分称**突触前膜**。突触后成分是下一个神经元或效应器细胞与突触前成分相对应的局部区域,该处细胞膜特化增厚部分称**突触后膜**。突触后膜上有特异性神经递质或神经调质的受体和离子通道。突触后膜中的受体与特异性神经递质结合后,膜上离子通道开放,改变突触后膜两侧的离子分布,使下一个神经元或效应器细胞发生兴奋性或抑制性突触后电位。突触间隙是位于突触前膜和突触后膜之间的间隙。当突触前神经元发出的神经冲动沿轴膜传至轴突终末时,引发突触前膜发生变化,突触小泡移至突触前膜并与之融合,释放神经递质至突触间隙,神经递质与突触后膜上特异性受体相结合,使突触后神经元或效应器细胞产生兴奋性或抑制性突触后电位,将信息传递给下一个神经元或效应器细胞。使突触后膜发生兴奋的突触称兴奋性突触;使突触后膜发生抑制的突触称抑制性突触。

(二)神经胶质

神经胶质细胞 glial cell 或称**神经胶质 neuroglia**,是中枢神经系统的间质或支持细胞,这类细胞没有传递神经冲动的功能。神经胶质细胞一般较小,数量多,也有突起,但不分树突和轴突。胞浆内无尼氏体和神经原纤维。神经胶质除了对神经元起着支持、营养、保护、绝缘和修复等作用外,由于它有许多神经递质的受体和离子通道,因而对调节神经系统活动起着十分重要的作用。根据其所在部位分为中枢神经系统神经胶质细胞和周围神经系统神经胶质细胞。中枢神经系统神经胶质细胞包括星形胶质细胞、少突胶质细胞、小胶质细胞和室管膜细胞。周围神经系统神经胶质细胞包括施万细胞和卫星细胞。

1. **星形胶质细胞 astrocyte** 为神经胶质细胞中体积最大、数量最多的细胞。细胞呈星形,胞核大,呈圆形或卵圆形,分为纤维性星形胶质细胞和原浆性星形胶质细胞。前者主要分布于白质,突起长而光滑,分支少;后者主要分布于灰质,突起短而粗,分支多。星形胶质细胞的突起的末端膨大,称脚板或终足,附着于毛细血管壁上,参与血-脑屏障的构成。传统认为星形胶质细胞对神经元有支持作用,并参与物质运输,以及具有分裂能力,特别是在中枢神经系统损伤后,星形胶质细胞可增生形成胶质瘢痕。此外,星形胶质细胞能分泌神经营养因子和多种生长因子,对神经元的发育、分化、功能的维持及神经元的可塑性有重要的影响。

2. **少突胶质细胞 oligodendrocyte** 体积小,呈梨形或卵圆形,胞核卵圆形,染色质致密,一般发出 3 ~ 4 个突起,突起短,分支少。少突胶质细胞的主要功能是形成中枢神经系统的髓鞘。此外,还有抑制神经元突起生长的作用。

3. **小胶质细胞 microglia** 是胶质细胞中最小的细胞,体积最小,胞体细长或椭圆,核小,染色深。数量少,分布于灰质和白质中。当中枢神经系统损伤时,小胶质细胞可转变为巨噬细胞,吞噬死亡的细胞,退化变性的髓鞘等。

4. **室管膜细胞 ependymal cell** 衬附在脊髓中央管和脑室内面的上皮细胞。一般为立方上皮细胞,胞核呈圆形或椭圆形。室管膜细胞能协助神经组织与脑室腔内的液体之间进行物质交换。最新研究发现,在室管膜下区有一层原始的、有分裂活性的神经干细胞,神经干细胞的发现和应用,为研究治疗神经系统疾病开辟了一条新途径。

5. **施万细胞 schwann cell** 呈薄片状,外表面有基膜,胞质较少。多个细胞呈串状排列包卷神经元轴突,形成周围神经的髓鞘。施万细胞能分泌神经营养因子,促进受损伤的神经元存活及轴突的再生。

6. **卫星细胞 satellite cell** 又称被囊细胞,是神经节内包裹在神经元胞体周围的一层扁平或立方形细胞。细胞外表面有一层基膜。

三、神经系统的活动方式

神经系统最基本的活动方式是**反射**。所谓反射是神经系统对内、外环境刺激所做出的反应。反射活动的形态基础是**反射弧 reflex arc**。最简单的反射弧由感觉和运动两个神经元组成,如膝跳反射。而一般的反射弧都在感觉与运动神经元之间存在不同数目的联络神经元。一个反射弧涉及的联络神经元越多引起的反射活动越复杂。无论反射弧多么复杂,都包括 5 个基本组成部分:感受器→传入神经→反射中枢→传出神经→效应器(图 9-4)。

反射弧中任何一个环节受损,反射都会减弱或消失。

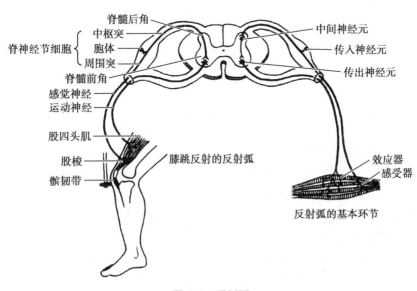

图 9-4 反射弧

四、神经系统的常用术语

在神经系统中,神经元的胞体和突起在不同部位有不同的组合编排方式,故用不同的术语表示。

1. **灰质 gray matter** 在中枢神经内,神经元胞体及其树突的集聚部位,因新鲜标本色泽暗灰称灰质。分布在大、小脑表面的灰质,又称为皮质,包括大脑皮质和小脑皮质。

2. **白质 white matter** 在中枢神经内,神经纤维聚集的部位,因神经纤维外面包有髓鞘,色泽白亮称白质。

3. **神经核 nucleus** 在中枢神经皮质以外,形态和功能相似的神经元胞体聚集成团块状称为神经核。

4. **神经节 ganglion** 在周围神经内,神经元胞体集聚成团块状或结节状称神经节。

5. **纤维束 tract** 在中枢神经内,凡起止、行程和功能基本相同的神经纤维集聚成束称为纤维束或传导束。

6. **神经 nerve** 在周围神经内,神经纤维集合成大小、粗细不等的集束称为神经。

第二节　中枢神经系统

一、脊髓

脊髓起源于胚胎时期的神经管尾部,它保留着明显的节段性。脊髓与 31 对脊神经相连,脊神经分布于躯干和四肢。脊髓和脑的各部之间有联系,来自躯干、四肢的各种刺激通过脊髓传导到脑才能产生感觉,脑也通过脊髓来完成复杂的功能。在正常生理情况下,脊髓的许多活动是在脑的控制下完成的,脊髓本身也能完成许多反射活动。

(一)脊髓的位置和外形

1. **脊髓的位置** **脊髓 spinal cord** 位于椎管内,外包被膜,成人约长 45cm。脊髓上端在枕骨大孔处与延髓相连。下端变细呈圆锥状,称**脊髓圆锥**(图 9-5、图 9-7)。在成人圆锥末端一般平第 1 腰椎下缘,新生儿平第 3 腰椎。脊髓圆锥末端向下延续为一细长的无神经组织的**终丝**,止于尾骨后面的骨膜,有稳定脊髓的作用。

2. **脊髓的外形** 脊髓呈前后扁的圆柱形,全长粗细不等,有两个膨大,上方的称**颈膨大**,位于颈髓第 4 节段到胸髓第 1 节段之间,下方的称**腰骶膨大**,位于腰髓第 2 节段到骶髓第 3 节段之间(图 9-5、图 9-7),这两处膨大的形成是由于四肢的出现而在脊髓内部的神经元数量相对增多所致。

脊髓表面有 6 条纵沟,即在前正中线上有一条较深的**前正中裂**,在后正中线上有一条较浅的**后正中沟**。前正中裂、后正中沟把脊髓分为对称的两半。在前正中裂和后正中沟的两侧,分别有成对的**前外侧沟**和**后外侧沟**。在前外侧沟、后外侧沟内有成排的脊神经根丝出入。出前外侧沟的根丝形成 31 对**前根**,入后外侧沟的根丝形成 31 对**后根**。在后根上有膨大的**脊神经节**,内含假单极神经元,属于同一脊髓节段的前、后根在椎间孔处合成 1 条脊神经,由椎间孔出椎管(图 9-5、图 9-7)。

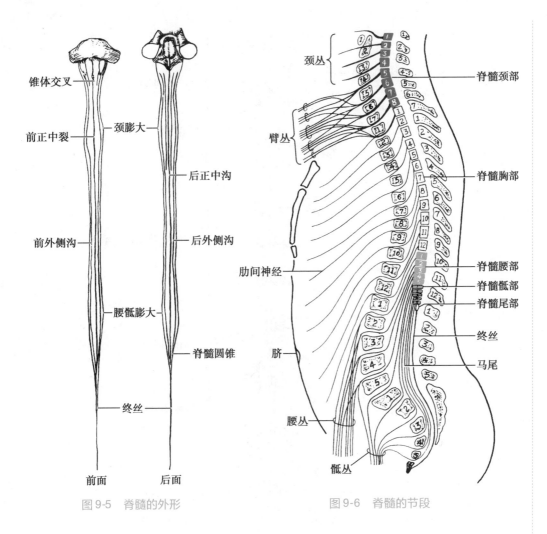

图 9-5　脊髓的外形

图 9-6　脊髓的节段

　　与每对脊神经前根、后根相连的 1 段脊髓,称为 1 个**脊髓节段**,因此,脊髓分为 31 节段:即 8 个颈段(C)、12 个胸段(T)、5 个腰段(L)、5 个骶段(S)和 1 个尾段(Co)(图 9-6)。所以脊神经有 31 对。

　　在胚胎 3 个月以前,脊髓和椎管的长度大致相等,所有脊神经根几乎都与脊髓呈直角伸向相应的椎间孔。从胚胎第 4 个月起,脊髓的生长速度比脊柱缓慢,脊髓长度短于椎管,而其上端连接脑处位置固定,结果使脊髓节段的位置由上向下逐渐高出相应的椎骨,神经根向下斜行一段才达相应的椎间孔。腰、骶、尾段的神经根在未出相应的椎间孔之前,在椎管内垂直下行,围绕终丝形成**马尾**(图 9-6、图 9-7)。成年人,第 1 腰椎以下已无脊髓,只有浸泡在脑脊液中的马尾和终丝,故临床上常在第 3、4 腰椎棘突之间进行腰椎穿刺,以避免损伤脊髓。

　　3. 脊髓与脊柱的对应关系　　脊髓和脊柱的长度不等,脊髓的节段与各椎骨在高度并不完全对应。了解脊髓节段与椎骨的相应位置,具有临床实用意义。在成人一般是(图 9-6)颈髓上段($C_{1~4}$)大致与同序数椎骨相对;颈髓下段($C_{5~8}$)和胸髓上段($T_{1~4}$)与同序数椎骨的上 1 节椎体平对;如第 6 颈髓平对第 5 颈椎体。胸髓中段($T_{5~8}$)与同序数椎骨的上两节椎体平对;胸髓下段($T_{9~12}$)与同序数椎骨的上 3 节椎

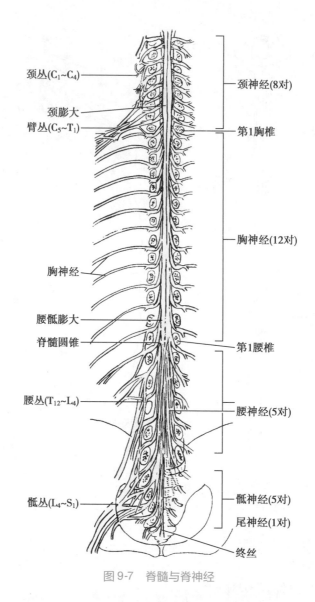

颈丛(C₁~C₄)

颈膨大

臂丛(C₅~T₁)

胸神经

腰骶膨大

脊髓圆锥

腰丛(T₁₂~L₄)

骶丛(L₄~S₁)

颈神经(8对)

第1胸椎

胸神经(12对)

第1腰椎

腰神经(5对)

骶神经(5对)

尾神经(1对)

终丝

图 9-7　脊髓与脊神经

体平对;腰髓平对第 10 ~ 12 胸椎;骶髓和尾髓平对第 1 腰椎。

（二）脊髓的内部结构

脊髓如同神经系统的其他部分一样,是由神经元的胞体、突起和神经胶质细胞以及血管等组成。脊髓由灰质和白质构成。灰质在内部,白质在周围(图 9-8)。

1. **灰质 gray matter**　在横切面上呈"H"形,其中间横行部分为**灰质连合**,中央有**中央管**,纵贯脊髓全长。每侧灰质前部扩大为**前角**,后部狭细为**后角**,前角、后角之间为**中间带**,从第 1 胸节段到第 3 腰节段,中间带向外侧突出为**侧角**。因前、后、侧角在脊髓内上下连续纵贯成柱,又分别称为**前柱**、**后柱**和**侧柱**。

（1）**前角**:主要由运动神经元组成,通称为**前角运动细胞**,它们成群排列,其轴突经脊神经前根和脊神经支配躯干和四肢的骨骼肌。

前角运动神经元可分为大型的 α 运动神经元和小型的 γ 运动神经元,前者支配肌梭外的肌纤维,引起骨骼肌的收缩。后者支配肌梭内的肌纤维,调节肌纤维的张力。

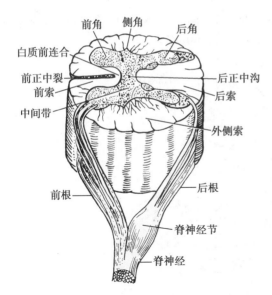

图 9-8 脊髓灰、白质的分区

此外,前角内还分布着一些小型的中间神经元称 Renshaw 细胞,其接收 α 运动神经元轴突的返回侧支,发出的轴突又终止于同一个 α 运动神经元的胞体,具有抑制作用,故称抑制性中间神经元。

前角运动细胞可接受由后根传入的传入纤维、脊髓灰质内的中间神经元的纤维以及脑的下行纤维。在这些纤维传导的冲动作用下,通过骨骼肌执行反射活动、随意运动,由于前角运动细胞接受多种不同来源的冲动,并将冲动传向骨骼肌,所以,前角运动细胞是运动冲动传递的最后公路。当前角病变时,由于肌失去了来自 α 运动神经元和 γ 运动神经元的冲动,失去随意运动和反射活动。表现为其所支配的骨骼肌瘫痪并萎缩、肌张力低下、腱反射消失,称弛缓性瘫痪。

(2) **中间带**:在第 1 胸节段到第 3 腰节段,侧角内含中、小型多极神经元,通称**侧角细胞**,是交感神经的低位中枢,它们的轴突经相应脊神经前根、白交通支进入交感干。骶髓无侧角,在骶髓第 2～4 节段中间带外侧部有副交感神经元(骶副交感核),是至盆腔脏器的副交感节前神经元胞体所在的部位。

(3) **后角**:内含多极神经元,组成较复杂,分群较多,统称**后角细胞**。后角细胞主要接受后根的各种感觉纤维,其轴突主要有两种去向:一些后角细胞的轴突进入对侧或同侧的白质形成上行纤维束,将后根传入的神经冲动传导到脑;一些后角细胞的轴突在脊髓内起节段内或节段间的联络作用。

后角细胞分群较多,由后向前可分为边缘核、胶状质、固有核、网状核和胸核。

1) **后角边缘核 posteromarginalis nucleus**:位于后角尖部,内含大、中、小型神经元。此核占脊髓全长,在腰骶膨大处神经细胞最多最清楚,胸髓处最少。它接受后根的传入纤维,发出的轴突,经白质前连合至对侧,参与组成脊髓丘脑束。

2) **胶状质 substantia gelatinosa**:形成后角头的大部,纵贯脊髓全长,由大量密集的小神经元组成,发出纤维分为升、降支,主要完成脊髓节段间联系,对分析、加工脊髓的感觉信息特别是痛觉信息起重要作用。

3) **后角固有核 nucleus proprius**:纵贯脊髓全长,在腰骶髓数量最多,胸髓数量最少。接受大量的后根传入纤维,其发出的纤维进入同侧或对侧白质,形成长的纵行传导束。

4) **网状核 nucleus reticularis**:位于后角固有核外侧的网状结构中,由中、小型神经元组成,其发出的纤维进入同侧或对侧外侧索内。

5) **胸核 nucleus thoracicus**:又称**背核 nucleus dorsalis** 或 Clarke 柱,仅见于 $C_8 \sim L_3$ 节段,位于后角基底部内侧,发出纤维上行止于小脑,它是脊髓小脑后束的起始核。

（4）**Rexed 脊髓灰质板层**：Rexed 依据猫脊髓灰质的细胞构筑，将灰质分为 10 个板层。在人的脊髓中，也观察到相应的情况（图 9-9、图 9-10）。

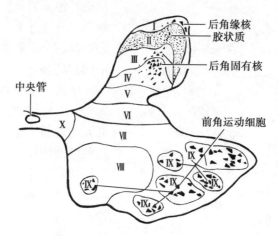

图 9-9　人类脊髓的灰质板层（颈髓）

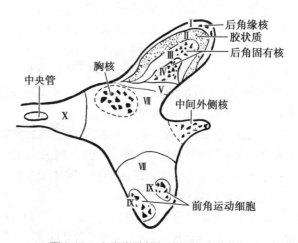

图 9-10　人类脊髓的灰质板层（胸髓）

1）**板层Ⅰ lamina Ⅰ**：又称**边缘层 marginal layer**，位于后角尖部，薄而边界不清楚，呈弧形，与白质相邻，内有粗细不等的纤维穿过，呈海绵状，故称海绵带，此层在腰骶膨大处最清楚，层内含有后角边缘核，它接受后根传入纤维。

2）**板层Ⅱ lamina Ⅱ**：此层几乎不含有髓神经纤维，以髓鞘染色法不着色，呈胶状质样，故称胶状质。

3）**板层Ⅲ、Ⅳ lamina Ⅲ、Ⅳ**：相当于后角固有核。

板层Ⅰ～Ⅳ相当于后角尖至后角头，向上与三叉神经脊束核的尾端相延续，是皮肤外感受性（痛、温度、触、压觉）的初级传入纤维终末和侧支的主要接受区，故属于外感受区。板层Ⅰ～Ⅳ发出纤维到节段内和节段间，参与许多复杂的多突触反射通路，以及发出上行纤维束到更高的平面。

4）**板层Ⅴ lamina Ⅴ**：位于后角颈部，除胸髓以外，都可分内、外侧两部分。外侧部占 1/3，细胞较大，并与纵横交错的纤维交织在一起，形成**网状结构**，尤其在颈髓很明显,形成**网状核**。内侧部占 2/3,与后索分界明显。

5)**板层Ⅵ lamina Ⅵ**:位于后角基底部,在颈、腰骶膨大处最发达,分内、外侧两部,内侧部含密集深染的中、小型细胞,外侧部由较大的三角形和星形细胞组成。

板层Ⅴ~Ⅵ接受后根本体感觉性初级传入纤维,以及自大脑皮质运动区、感觉区和皮质下结构的大量下行纤维,因此,这二层与调节运动有密切关系。

6)**板层Ⅶ lamina Ⅶ**:相当中间带,在颈、腰膨大处,还伸向前角。胸核、中间内侧核和中间外侧核均位于此层。胸核仅存在于 C_8 ~ L_3 节段,中间外侧核存在于 T_1 ~ L_2(或 L_3)节段,中间内侧核分布于脊髓全长,在 S_2 ~ S_4 节段的外侧部还有骶副交感核。

7)**板层Ⅷ lamina Ⅷ**:由大小不等的细胞组成,在脊髓胸段,位于前角底部,在颈、腰膨大处仅限于前角内侧部。此层的细胞为中间神经元,接受邻近板层的纤维终末和一些下行纤维束(如网状脊髓束、前庭脊髓束、内侧纵束)的终末,发出纤维到第Ⅸ层,影响两侧的运动神经元,直接或通过兴奋 γ 运动神经元间接影响 α 运动神经元。

8)**板层Ⅸ lamina Ⅸ**:由 α 运动神经元、γ 运动神经元和中间神经元 Renshaw 细胞组成。

9)**板层Ⅹ lamina Ⅹ**:为中央管周围的中央,包括灰质前连合、灰质后连合。某些后根的纤维终于此处。

脊髓灰质板层与核团的对应关系见表 9-1。

表 9-1　脊髓灰质板层与核团的对应关系

板层	对应的核团与核团的对应关系
Ⅰ	边缘层有后角边缘核
Ⅱ	胶状质
Ⅲ、Ⅳ	含有后角固有核
Ⅴ	后角颈,含有网状核
Ⅵ	后角基底部
Ⅶ	中间带,含有胸核、中间内侧核、中间外侧核
Ⅷ	前角底部,在颈膨大、腰骶膨大处,只占前角内侧部
Ⅸ	前角细胞
Ⅹ	中央灰质

2. **白质 white matter**　位于脊髓灰质周围,由纵行排列的长短不等的纤维束组成。每侧白质借脊髓表面的纵沟分成 3 个索。前正中裂与前外侧沟之间称为**前索**,前、后外侧沟之间称为**外侧索**,后外侧沟与后正中沟之间称为**后索**。灰质连合与前正中裂之间的白质,称为**白质前连合**,由左右交叉纤维构成(图 9-8)。脊髓白质主要由短的固有束及长的上、下行纤维束组成。

(1)**固有束 fasciculus proprius**:脊髓固有束位于白质最内侧紧靠灰质的边缘,由灰质各层中间神经元的轴突组成(图 9-11)。

(2)**上行纤维束**(感觉传导束)(图 9-12)。

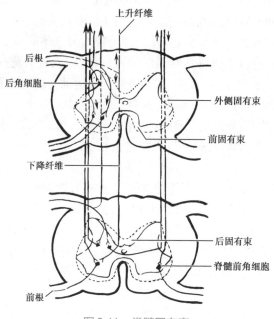

图 9-11　脊髓固有束

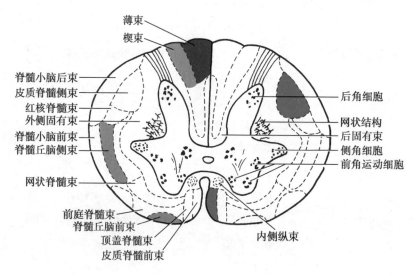

图 9-12　脊髓的内部结构

　　1）**薄束 fasciculus gracilis** 和**楔束 fasciculus cuneatus**：位于后索内，薄束在后正中沟两旁，纵贯脊髓全长，楔束在薄束的外侧，仅见于第 4 胸节以上。两束都由脊神经节内假单极神经元中枢突经后根入同侧后索上延而成。这些脊神经节细胞的周围突，随脊神经分布到肌、腱、关节和皮肤等处的感受器。薄、楔束传导来自肢体同侧的本体觉和精细触觉的神经冲动，到脑内经过两次中继，传入到对侧大脑皮质，引起本体觉（包括位置觉、运动觉及震动觉）和精细触觉（两点辨别觉和实体觉）。薄束起自同侧第 5 胸节以下的脊神经节细胞，主要传导下半身来的冲动；楔束起自同侧第 4 胸节以上的脊神经节细胞，主要传导上半身来的冲动（图 9-13）。

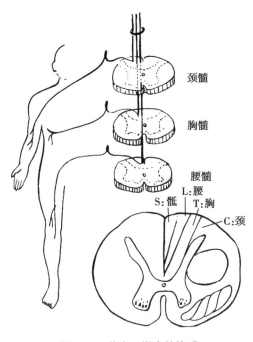

图 9-13 薄束、楔束的构成

本体觉临床上又称为深感觉。当脊髓后索病变,深感觉的信息不能上传到大脑皮质,闭目时不能确定患侧肢体的位置、姿势和运动方向。当闭眼站立时,身体摇晃倾斜,站立不稳,走路如踩棉花状。精细触觉也丧失。

2) **脊髓丘脑束** spinothalamic tract:位于脊髓外侧索前部和前索内(图 9-12),传导躯干、四肢的痛觉、温度觉及粗触觉。此束的纤维主要起自对侧后角细胞,这些细胞发出的轴突经白质前连合交叉到对侧外侧索及前索上行,经脑干止于背侧丘脑,至对侧外侧索内上行的纤维束称为**脊髓丘脑侧束**,其功能是传导痛觉和温度觉的冲动。至对侧前索内上行的纤维束称为**脊髓丘脑前束**,其功能是传导粗触觉冲动。脊髓丘脑侧、前束上行至延髓后,合并成束,称脊髓丘脑束。

全身皮肤和面部黏膜的痛觉、温度觉和触觉,临床上称为浅感觉。一侧脊髓丘脑束受损,受损平面以下的对侧皮肤的痛觉和温度觉丧失,因后索完好,故触觉无明显障碍。

3) **脊髓小脑束** spinocerebellar tract:包括**脊髓小脑后束** posterior spinocerebellar tract 和**脊髓小脑前束** anterior spinocerebellar tract,分别位于外侧索周边的后部及前部(图 9-12)。两束向上终于小脑皮质,主要传导非意识性本体觉,以调节肢体运动。

(3) **下行纤维束**(运动传导束)

1) **皮质脊髓束** corticospinal tract:包括皮质脊髓侧束和皮质脊髓前束,分别位于脊髓的外侧索和前索(图 9-12),传导随意运动。它们起自大脑皮质躯体运动区的运动神经元,纤维下行至延髓下端,其中大部分纤维交叉到对侧的脊髓外侧索,成为**皮质脊髓侧束** lateral corticospinal tract,下行可达骶髓,沿途陆续分支间接或直接止于脊髓各节段的前角运动细胞;小部分不交叉的纤维,沿脊髓前索下降,形成**皮质脊髓前束** anterior corticospinal tract,在下降过程中,也陆续交叉到对侧,间接或直接止于颈部和上胸部的脊髓前角细胞。

2) **红核脊髓束** rubrospinal tract:位于外侧索,皮质脊髓侧束的前方。此束起自中脑的红核,纤维发出后立即交叉下行至脊髓,经中继后至前角运动细胞。其功能主要是兴奋屈肌运动神经元,抑制伸肌运动神经元。

3) **前庭脊髓束** vestibulospinal tract:位于前索,起自脑干的前庭神经核,下行终止于前角运动细胞。主要是兴奋伸肌运动神经元,在调节身体平衡中起重要作用。

4) **网状脊髓束** reticulospinal tract:位于外侧索和前索,起自脑干网状结构,下行终止于脊髓灰质,其功能与调节肌张力有关。

（三）脊髓的功能

脊髓在结构和功能上都比脑原始,其功能有两种:一是传导功能。脊髓白质是传导功能的主要结构,它使身体周围部分与脑的各部联系起来,如除头、面部外,全身的深、浅感觉和内脏感觉冲动,都经脊髓白质的上行纤维束才能传到脑。由脑出发的冲动通过脊髓白质的下行纤维束支配躯干、四肢骨骼肌以及部分内脏的活动;二是反射功能。完成脊髓反射活动的结构为脊髓灰质、固有束和脊神经的前、后根等。脊髓是反射中枢,能完成一些简单的反射活动,包括躯体反射和内脏反射等。在正常情况下,脊髓的反射活动始终在脑的控制下进行。

1. **躯体反射** 引起骨骼肌运动的反射。由于感受器的部位不同,又可分为浅反射和深反射。

（1）**浅反射**:是刺激皮肤、黏膜的感受器,引起骨骼肌收缩的反射,如腹壁反射、提睾反射等。临床常用的浅反射见表9-2。浅反射的反射弧中任何一部分受损,反射都会减弱或消失。

表9-2　常见的浅反射

反射名称	检查法	反应	传入神经	中枢	传出神经	效应器
腹壁反射	划腹壁皮肤	腹肌反射	肋间神经 肋下神经	$T_{7\sim12}$	肋间神经 肋下神经	腹肌
提睾反射	划大腿内侧皮肤	睾丸上提	闭孔神经	$L_{1\sim2}$	生殖股神经	提睾肌
足底反射	划足底皮肤	足趾跖屈	胫神经和坐骨神经	$S_{1\sim2}$	胫神经和坐骨神经	趾屈肌

（2）**深反射**:是刺激肌、腱感受器,引起骨骼肌收缩的反射。因为这一刺激,使肌、腱受到突然的牵拉而引起牵拉肌的反射性收缩,所以又称牵张反射。如膝跳反射,就是叩击髌韧带引起股四头肌收缩产生伸小腿动作,其反射弧主要是由感觉神经元和运动神经元组成。其反射过程:当髌韧带内感受器受到刺激时,兴奋沿股神经的传入纤维至脊髓$L_{2\sim4}$节段内的前角细胞,最后再经股神经的运动纤维传至股四头肌,引起股四头肌收缩。临床常用的深反射见表9-3。**肌张力反射**是指人体在安静状态时,骨骼肌不是完全松弛,而始终有肌纤维轻度收缩,使肌保持一定的紧张度,也称肌张力。肌张力可通过脊髓反射活动来维持,也属牵张反射。即肌的感受器(肌梭)经常由于重力牵拉受到刺激,通过脊髓节段反射弧使受牵拉肌的紧张性收缩,保持了肌张力。

表9-3　常见的深反射

反射名称	检查法	反应	传入神经	中枢	传出神经	效应器
肱二头肌反射	叩击肱二头肌腱	屈肘	肌皮神经	$C_{5\sim6}$	肌皮神经	肱二头肌
肱三头肌反射	叩击肱三头肌腱	伸肘	桡神经	$C_{6\sim7}$	桡神经	肱三头肌
膝跳反射	叩击髌韧带	伸小腿	股神经	$L_{2\sim4}$	股神经	股四头肌
跟腱反射	叩击跟腱	足跖屈	胫神经和坐骨神经	$L_5\sim S_2$	坐骨神经和胫神经	小腿三头肌

深反射的反射弧任何一部分受损都可引起反射活动的减弱或消失,如前角运动细胞受损,除了相应支配的骨骼肌瘫痪外,还出现腱反射消失,肌张力减弱,肌松弛变软和肌萎缩(由于前角细胞对肌肉有营养作用),临床上称为周围性瘫痪或软瘫。此外,浅反射除通过脊髓反射弧完成外,还可经脊髓上行传导束传到大脑皮质,再经皮质脊髓束下传到脊髓前角,所以皮质脊髓束受损时,也会出现浅反射减弱或消失现象。在正常情况下,高级中枢对深反射还有控制作用,当传导高级中枢神经冲动的皮质脊髓束受损时,受损平面以下这种抑制作用同时解除,所以除了会出现相应的骨骼肌瘫痪外,还出现深反射亢进,肌张力增强的现象。同时,平时不能引出的一些反射,此时也将出现(称病理反射)。临床上称此种瘫痪为中枢性瘫或硬瘫。

2. **内脏反射** 脊髓灰质中间带中有交感神经和副交感神经的低级中枢,如瞳孔开大中枢($T_{1~2}$)、血管运动和发汗中枢($T_1 \sim L_3$)以及排尿排便中枢($S_{2~4}$)。这些中枢参与构成相应内脏反射的反射弧,执行相应内脏反射活动。如排尿反射,当排尿反射弧的任一部分被中断时,可出现尿潴留;当脊髓颈段、胸段横贯性损伤后,可引起反射性排尿亢进而出现尿失禁。

二、脑

脑 encephalon(或 brain)位于颅腔内,在成人其平均重量约 1400g,起源于胚胎时期神经管的前部。一般可分 6 个部分:端脑、间脑、中脑、脑桥、延髓和小脑(图 9-14、图 9-15)。依据其所处的位置,人们习惯上把中脑、脑桥和延髓 3 部分合称为脑干。延髓向下经枕骨大孔连接脊髓。随着脑各部的发育,胚胎时期的神经管,在脑的各部内部形成一个相互连通的脑室系统。

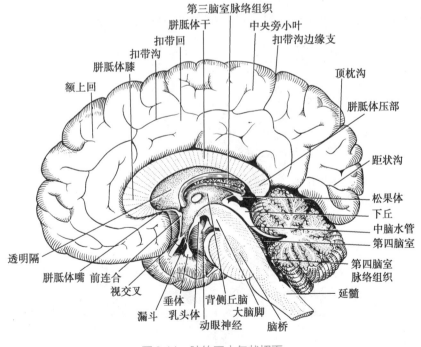

图 9-14 脑的正中矢状切面

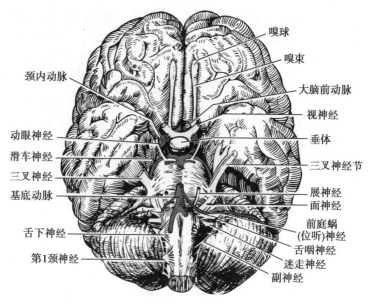

图 9-15 脑的底面

（一）脑干

脑干 brain stem 位于颅后窝内。自下而上由延髓、脑桥、中脑 3 部分组成。下端接脊髓，上端接间脑。延髓、脑桥的背面与小脑相连，在延髓、脑桥背面和小脑之间的室腔为第四脑室。第四脑室向上通中脑水管，向下与脊髓的中央管连通。

1. 脑干的外形

（1）延髓的外形：延髓 medulla oblongata 下半较细，平枕骨大孔处与脊髓相接，上半较膨大，接脑桥。腹面以横行的延髓脑桥沟与脑桥分界。

1）**延髓的腹面**（图 9-16）：延髓的腹面可见由脊髓向上延伸的前正中裂和前外

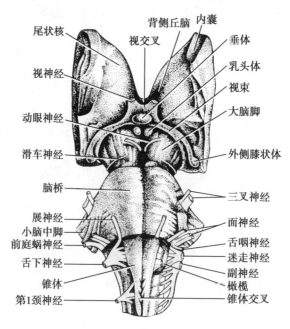

图 9-16 脑干的腹侧面

侧沟。前正中裂两侧有纵行隆起为**锥体 pyramid**，是锥体束集中膨大形成，锥体束向下大部分纤维左右交叉形成**锥体交叉 decussation of pyramid**。锥体外侧有卵圆形隆起，称**橄榄 olive**，其深面有下橄榄核。锥体与橄榄之间的前外侧沟有舌下神经根由此出脑。在橄榄背方，从上至下依次有舌咽神经、迷走神经和副神经根丝附着。

2）**延髓的背面**（图9-17）：延髓的背面上部中央管敞开形成第四脑室底的下半。延髓下部形似脊髓，脊髓后索中的薄束和楔束向上延伸，在延髓背侧中份膨大形成**薄束结节 gracile tubercle** 和**楔束结节 cuneate tubercle**，此两结节深面分别有薄束核和楔束核。楔束结节的外上方稍隆起，为**小脑下脚 inferior cerebellar peduncle**，由进入小脑的纤维构成。

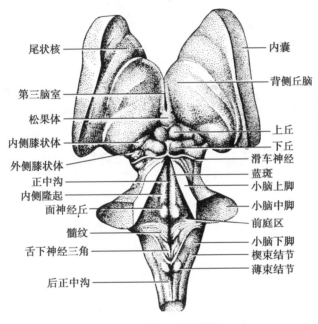

图 9-17　脑干的背侧面

（2）脑桥的外形

1）**脑桥的腹面**（图9-16）：**脑桥 pons** 的腹面是宽阔膨隆的**基底部 basilar part**，正中有纵行的浅沟，称**基底沟 basilar sulcus**，容纳基底动脉。脑桥向两侧逐渐变窄，移行为**小脑中脚 middle cerebellar peduncle**，后者是由脑桥进入小脑的粗大纤维束构成。脑桥腹面与小脑中脚之间有三叉神经根。脑桥下部以**延髓脑桥沟 bulbopontine sulcus** 与延髓分界，沟内自内侧向外侧，分别附有展神经根、面神经根和前庭蜗神经根。延髓脑桥沟的外侧端，脑桥、延髓、小脑的交接处，临床上称脑桥小脑三角，前庭蜗神经和面神经根恰好位于此处，前庭蜗神经的肿瘤能影响面神经或其他脑神经和小脑，引起相应的各种临床症状。

2）**脑桥的背面**（图9-17）：脑桥背面形成第四脑室底的上半。第四脑室底的两侧为左、右**小脑上脚 superior cerebellar peduncle**，由进出小脑的纤维构成。左、右小脑上脚之间的薄层白质板称**上髓帆 superior medullary velum**，参与构成第四脑室顶，滑

221

车神经根穿上髓帆出脑,它是唯一从脑干背面出脑的脑神经。

（3）**第四脑室 fourth ventricle**（图 9-17）：是位于延髓、脑桥背面与小脑之间的室腔,向下通脊髓的中央管,向上通中脑水管。室顶朝向小脑,其前部由小脑上脚及上髓帆组成,后部由下髓帆和第四脑室脉络组织形成。第四脑室脉络组织为膜性结构,由室管膜上皮、软脑膜和血管组成。脉络组织部分血管分支成丛,夹带着软膜和室管膜上皮突入室腔,形成第四脑室脉络丛,是产生脑脊液的结构。第四脑室借 3 个孔与蛛网膜下隙相通:第四脑室正中孔,单个,位于第四脑室下角的上方;第四脑室外侧孔,成对,开口于第四脑室外侧角尖端。

第四脑室的底呈菱形,称**菱形窝 rhomboid fossa**,上部边界为小脑上脚,下部边界自外上向内下为小脑下脚、楔束结节和薄束结节。窝正中有纵行的正中沟,将窝分成左右两半。正中沟的外侧有纵行的**界沟 sulcus limituns**,界沟外侧部分呈三角形,称为**前庭区 vestibular area**,其深面有前庭神经核。前庭区外侧角处有一小隆起,称**听结节 acoustic tubercle**,内含蜗神经核。界沟上端的外侧,新鲜标本可见一蓝黑色的小区域称**蓝斑 locus ceruleus**,深面有含色素的去甲肾上腺素能的神经细胞团。界沟与正中沟之间为**内侧隆起 medial eminence**,在髓纹稍上方,内侧隆起上有一圆形隆凸,称**面神经丘 facial colliculus**,其深面为展神经核。内侧隆起在髓纹下方的延髓部可见两个三角,内上方为**舌下神经三角 hypoglossal triangle**,深面有舌下神经核;外下方为**迷走神经三角 vagal triangle**,深面有迷走神经背核。

（4）中脑的外形

1）**中脑的腹面**（图 9-16）：**中脑 mesencephalon**（或 **midbrain**）腹面上部邻接视束,下部与脑桥相接。腹面的两侧部为粗大的隆起,称**大脑脚 cerebral peduncle**。大脑脚之间的深凹称**脚间窝 interpeduncular fossa**,窝底有许多血管穿过,称后穿质。大脑脚的内侧面有动眼神经根出脑。

2）**中脑背面**（图 9-17）：中脑背面有两对圆形的隆起:上方一对称**上丘 superior colliculus**;下方一对称**下丘 inferior colliculus**。上、下丘向外侧各伸出一条隆起,分别称为**上丘臂 brachium of superior colliculus** 和**下丘臂 brachium of inferior colliculus**。

2. **脑干的内部结构** 脑干内部与脊髓一样,也由灰质和白质构成。但脑干的灰质不是呈连续的纵柱状,而是被穿行于其间的纤维束分隔成大小不等的灰质团块或短柱称**神经核**。脑干神经核又分为两类:一类与第 III～XII 对脑神经相连称**脑神经核**;另一类不与脑神经直接相连称**非脑神经核**。脑干的白质主要由上、下行纤维束构成。此外,脑干的内部还有明显的网状结构。

12 对脑神经中除嗅神经入端脑,视神经入间脑外,其余脑神经的核都位于脑干内。

脑干内的脑神经核排列与脊髓灰质的配布基本相似,但方位有所改变。脊髓灰质中,躯体运动、内脏运动和感觉性核团围绕中央管排列,从前到后依次为前角、侧角和后角。在脑干内,由于中央管后移,逐渐敞开成为第四脑室,致使与脊髓中央管周围灰质相当的灰质结构,由腹（前）、背（后）关系变成内、外侧关系,以界沟为界,界沟内侧为脑神经运动性核团,相当于脊髓前角、侧角,界沟外侧为脑神经感觉性核团,相当于脊髓后角。此外,由于鳃弓演化及头面部特殊感觉器的出现(如味蕾和位听器),因而,在脑干中出现了与这些结构有关的核团(图9-18)(表9-4)。

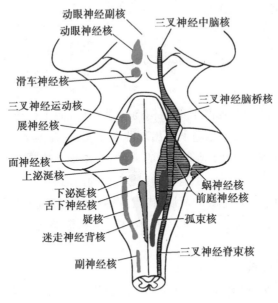

图9-18 脑神经核在脑干背侧面的投影

表9-4 脑神经核的类别、位置和功能

类别	脑神经核名称	位置阶段	主要功能
躯体运动核	动眼神经核	中脑	支配上直肌、下直肌、内直肌、下斜肌和上睑提肌
	滑车神经核	中脑	支配上斜肌
	展神经核	脑桥	支配外直肌
	舌下神经核	延髓	支配舌肌
	三叉神经运动核	脑桥	支配咀嚼肌
	面神经核	脑桥	支配面肌
	疑核	延髓	支配咽喉肌
	副神经核	脊髓上5颈节前角背侧部	支配斜方肌和胸锁乳突肌
内脏运动核	动眼神经副核	中脑	支配睫状肌和瞳孔括约肌
	上泌涎核	脑桥	支配泪腺、下颌下腺和舌下腺的分泌
	下泌涎核	延髓	支配腮腺的分泌
	迷走神经背核	延髓	支配颈部和胸、腹腔大部分器官的活动
内脏感觉核	孤束核	延髓	上端接受味觉,其余部分接受咽、喉和胸腔、腹腔大部分器官的一般内脏感觉

续表

类别	脑神经核名称	位置阶段	主要功能
躯体感觉核	三叉神经中脑核	中脑	可能接受咀嚼肌和表情肌的本体觉
	三叉神经脑桥核	脑桥	接受面部皮肤和口腔、鼻腔黏膜的一般感觉（痛觉、温度觉和触觉）
	三叉神经脊束核	脑桥和延髓	
	前庭神经核	脑桥和延髓	接受内耳的平衡觉冲动
	蜗神经核		接受内耳的听觉冲动

（1）**延髓的内部结构**：延髓下部结构与脊髓相似，向上则逐渐复杂，并发生一系列变化。主要有3个方面：①延髓下部出现两个交叉，即锥体交叉和内侧丘系交叉，它们把脊髓向上伸到延髓下部的灰质切割成数段；②出现下橄榄核，形成延髓腹面的橄榄，下橄榄核发出纤维行向对侧小脑；③脊髓中央管向后移位，敞开为第四脑室，中央管周围的灰质，成为第四脑室底的灰质，内含脑神经核，这些脑神经核的排列由在脊髓的前后方向改变为内、外侧方向。在室底灰质与下橄榄核之间出现大片的网状结构（图9-18）。

1）延髓的脑神经核

①**舌下神经核 hypoglossal nucleus**：位于延髓上部，舌下神经三角的深面。此核发出纤维组成舌下神经根，在锥体与橄榄之间出脑，支配舌肌的运动。

②**疑核 ambiguous nucleus**：位于延髓上部的网状结构中。发出轴突先向背内，然后再折向腹外出脑。此核发出的纤维参与构成舌咽神经、迷走神经和副神经，通过这3对脑神经支配软腭、咽、喉和食管上部的骨骼肌，因此与发声、语言和吞咽功能有关。

③**副神经核 accessory nucleus**：位于特殊内脏运动柱的尾端，实际上，已伸入上部颈髓，即上5或6节颈髓前角。此核发出纤维组成副神经的脊髓根，支配胸锁乳突肌和斜方肌。

④**迷走神经背核 dorsal nucleus of vagus nerve**：位于迷走神经三角的深方，舌下神经核的外侧，几乎与其同长。发出纤维经橄榄背侧出脑，随迷走神经行走分布，支配颈、胸、腹大部分脏器的活动。

⑤**下泌涎核 inferior salivatory nucleus**：位于延髓橄榄上部网状结构内。核团界线不清，发出纤维加入舌咽神经，支配腮腺的分泌。

⑥**孤束核 Solitary tract nucleus**：位于界沟外侧，迷走神经背核的腹外侧。孤束核的头端，接受味觉传入纤维；其余部分接受颈、胸、腹部脏器的一般内脏感觉纤维。上述纤维入脑后，在迷走神经背核的腹外侧，形成一个纵行的纤维束即**孤束 solitary tract**。孤束的纤维止于围绕在它周围的孤束核。孤束核发出纤维一部分上行，将内脏感觉冲动传至间脑、大脑皮质等高级中枢，一部分至脑干和脊髓运动核，完成内脏反射活动。

2）延髓的非脑神经核

①**薄束核 gracile nucleus** 和**楔束核 cuneate nucleus**（图9-18）：分别位于延髓中

笔记

下部背侧的薄束结节与楔束结节深面,脊髓后索内上行的薄束和楔束分别止于该二核。由薄束核和楔束核发出的纤维呈弓形走向中央管的腹侧,在中线上左右交叉,称**内侧丘系交叉 decussation of medial lemniscus**。交叉后的纤维,在中线两侧折转向上行,形成对侧的内侧丘系。内侧丘系将来自对侧躯干、四肢的本体感觉和精细触觉冲动上传至间脑,是重要的中继核团(图9-18)。

②**下橄榄核 inferior olivary nucleus**:位于橄榄的深面,锥体束的背外侧。此核人类特别发达,在切面上呈囊袋状。下橄榄核接受大脑皮质、脊髓、中脑红核等处的纤维。发出纤维至对侧,形成对侧的橄榄小脑束,经小脑下脚至小脑。下橄榄核对小脑在运动的控制及运动的学习、记忆方面起重要作用。

3)延髓的白质

①**锥体束及锥体交叉**:锥体束 pyramidal tract 是大脑皮质发出支配骨骼肌随意运动的重要下行纤维束。其中下行至脊髓,直接或间接止于前角运动细胞的纤维构成的纤维束,称**皮质脊髓束 corticospinal tract**;另一部分止于脑神经躯体运动核和特殊内脏运动核的纤维构成的纤维束称**皮质核束 corticonuclear tract**。锥体束行至延髓部,在腹侧中线两旁,形成隆起的锥体,主要由皮质脊髓束纤维聚成。至延髓下部,皮质脊髓束纤维的大部分在前正中裂左右交叉,形成锥体交叉。交叉后的纤维在对侧脊髓侧索内下行,形成对侧皮质脊髓侧束。小部分没有交叉的纤维仍在同侧前索内下行形成皮质脊髓前束。

②**内侧丘系**:由薄束核和楔束核发出的纤维呈弓形走向中央管的腹侧,在锥体交叉的上方左右交叉,称为内侧丘系交叉。交叉后的纤维,折转向上在中线两旁形成腹背方向纵行向上的纤维束,称**内侧丘系 medial lemniscus**。该束纤维上行经脑桥、中脑,止于背侧丘脑,传导对侧躯干和上下肢的精细触觉和本体觉冲动。

③**其他纤维束**:延髓白质除上述两大纤维束外,还包括其他上、下行的纤维束,它们因延髓两大交叉纤维和新的下橄榄核的出现,而发生位置上的变化。上行的脊髓小脑前束经延髓至脑桥,继经上髓帆入小脑;脊髓小脑后束经小脑下脚入小脑;脊髓丘脑束沿延髓外侧部上行止于背侧丘脑;下行的红核脊髓束、前庭脊髓束位于下橄榄核后方的网状结构内;内侧纵束、顶盖脊髓束位于第四脑室底灰质腹侧与内侧丘系背侧之间的中线两旁。

(2)**脑桥的内部结构** 脑桥在横切面上分两部,背侧部稍小,称**脑桥被盖 tegmentum of pons**,腹侧部较大,称**脑桥基底部 basilar part of pons**。在种系发生上,前者比较古老,后者较新,人类腹侧部较发达。被盖与基底部以横行纤维形成的斜方体前缘为界(图9-18)。

1)脑桥的脑神经核:脑桥含三叉神经、展神经、面神经、前庭蜗神经的核团,它们均位于脑桥被盖部。

①**展神经核 abducens nucleus**:位于脑桥下部、面神经丘的深方,发出纤维向腹侧,在脑桥下缘与锥体之间出脑组成展神经根,支配眼球外直肌的运动。

②**三叉神经运动核 motor nucleus of trigeminal nerve**:位于脑桥中部的背外侧网状结构内。此核发出纤维行向腹外,在小脑中脚与脑桥基底部的交界处出脑,加入下颌神经,支配咀嚼肌、二腹肌前腹、下颌舌骨肌、腭帆张肌和鼓膜张肌。

③**面神经核 facial nucleus**:位于脑桥的下部、展神经核的腹外侧。此核发出纤

维,先行向背内方,绕过展神经核,再沿面神经核的外侧,经延髓脑桥沟出脑参与构成面神经,支配面肌、颈阔肌、二腹肌后腹、茎突舌骨肌和镫骨肌。

④上泌涎核 superior salivation nucleus:位于脑桥下部,下泌涎核的上方,此核发出纤维进入面神经,支配泪腺、舌下腺和下颌下腺的分泌。

⑤三叉神经脑桥核 pontine nucleus of trigeminal nerve:位于脑桥中部,向下延续为三叉神经脊束核 spinal nucleus of trigeminal nerve。此二核主要接受来自头面部皮肤、口、鼻腔黏膜和牙的传入纤维,这些纤维主要经三叉神经入脑,纤维入脑后分成短的升支和长的降支,升支止于三叉神经脑桥核,传导触觉冲动,降支下行,形成三叉神经脊束 spinal tract of trigeminal nerve,向下与脊髓的背外侧束相接,三叉神经脊束止于三叉神经脊束核。纤维排列呈上、下颠倒的顺序,即来自下颌神经的纤维止于三叉神经脊束核的头端,而来自眼神经的纤维止于三叉神经脊束核尾端,传导痛觉和温度觉。此外,少量来自舌咽神经和迷走神经的一般躯体感觉纤维也止于三叉神经脑桥核与三叉神经脊束核。

⑥蜗神经核 cochlear nucleus:位于脑桥与延髓交界处,在小脑下脚和听结节的深方,可分为蜗腹侧核和蜗背侧核,它们接受来自蜗神经节的听觉传入纤维。蜗神经核发出纤维横行至对侧形成斜方体 trapezoid body,再折转向上行,形成上行的纤维束称外侧丘系。外侧丘系沿内侧丘系外侧上行,经下丘和下丘臂止于间脑的内侧膝状体。

⑦前庭神经核 vestibular nucleus:是由数个核团组成的核群,位于第四脑室底界沟的外侧,前庭区的深方。接受前庭神经节的平衡觉传入纤维。发出纤维除向上至间脑外,还参与构成前庭脊髓束、前庭小脑束、内侧纵束。

2)脑桥的非脑神经核

①脑桥核 pontine nucleus:由若干群细胞构成,散在分布于脑桥基底部,它们接受来自大脑皮质的皮质脑桥纤维,发出纤维越中线至对侧,形成脑桥小脑纤维 ponto-cerebellar fibers,经小脑中脚进入小脑,是大脑皮质与小脑之间的重要中继核团。

②上橄榄核:位于脑桥中下部,面神经核的腹侧,主要接受双侧蜗神经核的上行纤维,发出纤维加入两侧外侧丘系,与听觉冲动传导有关。

3)脑桥的白质

①外侧丘系 lateral lemniscus:主要由对侧蜗神经核的上行纤维与双侧上橄榄核的上行纤维组成。外侧丘系沿内侧丘系外侧上行,大部分止于中脑下丘核,最后投射到间脑内侧膝状体,传导听觉信息。因此,一侧外侧丘系含有双侧听觉传入纤维,主要为对侧,故一侧外侧丘系损伤引起双侧听力减弱,以对侧为主,但不会完全失听。

②三叉丘系 trigeminal lemniscus:由对侧三叉神经脑桥核和三叉神经脊束核发出的纤维越中线上行组成(部分为同侧三叉神经中脑核的纤维),该束纤维行于内侧丘系外侧,向上止于背侧丘脑,传导面部皮肤、口腔、鼻腔等处的一般躯体感觉冲动。

③内侧纵束 medial longitudinal fasciculus:主要由前庭神经核发出的纤维在中线两侧组成,向上止于运动眼球外肌的脑神经核(Ⅲ、Ⅳ、Ⅵ),完成眼肌运动的前庭反射,如眼球震颤;向下至脊髓颈段止于副神经核和颈髓前角运动细胞,完成头颈部的前庭反射和转眼、转头的协调运动,如跟踪飞行物。

(3)中脑的内部结构:中脑内部结构变化较小,背侧部称中脑顶盖,包括上、下丘。腹侧部为大脑脚,又分为中脑被盖、黑质和脚底。背侧与腹侧之间是中脑水管及其周围的导水管周围灰质(图9-18)。

1)中脑的脑神经核

①**滑车神经核 trochlear nucleus**:位于中脑下部,平下丘高度,中脑水管腹侧,发出纤维向背侧,绕中脑水管穿上髓帆左右交叉出脑,组成滑车神经根,支配眼球上斜肌。

②**动眼神经核 oculomotor nucleus**:位于中脑上部,平上丘高度,中脑水管腹侧,可分为成对的外侧核和单个的正中核。发出纤维向腹侧,经大脑脚内侧面出脑,参与构成动眼神经,支配大部分眼球外肌(除上斜肌和外直肌)和提上睑肌(上睑提肌)。

③**动眼神经副核 accessory oculomotor nucleus**:位于动眼神经核的背内侧,又称E-W核,此核发出纤维经动眼神经、止于睫状神经节,在此交换神经元后,由神经节的节细胞发出纤维支配眼球瞳孔括约肌和睫状肌。

④**三叉神经中脑核 mesencephalic nucleus of trigeminal nerve**:从三叉神经脑桥核头端向上延伸至中脑上丘平面,接受咀嚼肌的本体感觉传入纤维。

2)中脑的非脑神经核

①**下丘核 nucleus colliculi inferioris**:位于中脑下部背侧下丘深面,为听觉通路上的重要中继核团,接受外侧丘系的听觉传入纤维,发出纤维组成下丘臂至间脑内侧膝状体,参与听觉信息传递。下丘核也发出纤维至上丘,参与完成由声音引起的转头和眼球运动的反射活动。

②**上丘核 nucleus colliculi superioris**:位于中脑上部背侧上丘深面,是与视觉功能密切相关的核团。上丘接受经上丘臂来自视束的纤维和大脑皮质视区的纤维,同时还接受来自下丘、脊髓等处的纤维。发出纤维绕中脑水管至中线对侧,下行至脊髓形成顶盖脊髓束;部分纤维止于与眼球活动有关的运动核团。因此,上丘核是一个能对视觉信息和各种其他来源信息进行整合,并引起眼、头和身体对视觉刺激做出相应的运动反应的核团。

③**红核 red nucleus**:位于中脑上丘高度,是一界线较清楚的圆形核团,可分尾端的大细胞部和头端的小细胞部。人类小细胞部十分发达,占红核的绝大部分。红核接受来自小脑和大脑皮质的传入纤维,发出纤维左右交叉下行至脊髓,形成红核脊髓束。发自小细胞的纤维至同侧下橄榄核,通过后者与对侧小脑联系。因此红核是与躯体运动控制相关的重要核团。

④**顶盖前区**:位于中脑和间脑交界处。这群细胞接受经上丘臂来自视网膜的传入纤维,发出纤维至双侧动眼神经副核,经动眼神经和睫状神经节完成瞳孔对光反射。

⑤**黑质 substantia nigra**:位于大脑脚的被盖和脚底之间,属锥体外系核团,在人类发达。可分背侧的致密部和腹侧的网状部。致密部主要由多巴胺能神经元组成,神经元的胞浆含有黑色素颗粒,其纤维主要投射到端脑的新纹状体。当多巴胺能神经元受损时,会引起黑质和新纹状体内的多巴胺水平降低,出现震颤性麻痹或Parkinson病。

3)中脑的白质

①**顶盖脊髓束**:由上、下丘发出的纤维组成,在导水管周围灰质腹侧中线上交叉后下行,止于脊髓前角运动细胞,完成与视觉和听觉有关的反射活动。

②**红核脊髓束**：主要起自红核尾端的大细胞部，发出的纤维交叉后下行，至脊髓，对支配屈肌的前角运动神经元有较强的兴奋作用，人类该束不发达。

③**大脑脚底**：大脑脚底由大脑皮质下行的纤维束组成，脚底中部 3/5 为锥体束，内侧 1/5 为额桥束，外侧 1/5 为顶枕颞桥束。其中锥体束的纤维由内侧至外侧，分别支配头颈肌、上肢肌、躯干肌和下肢肌，掌握这种排列关系对神经系统疾病的鉴别诊断有一定帮助。此外，上行传导束的内侧丘系、外侧丘系、脊髓丘脑束、三叉丘系均经中脑被盖上行。

4）**脑干的网状结构**：脑干内除脑神经核和境界明确的非脑神经核，以及长的上、下行纤维束外，在脑干被盖的中央部，神经细胞与纤维交错排列成网状的广大区域，称为**网状结构 reticular formation**。其特点是：发生古老，分化低级，功能原始。网状结构内神经元的特点是树突分支多且长，能接受多方面的传入信息，同时，网状结构的传出纤维可直接或间接到达中枢神经系统的各部，因此网状结构的功能也是多方面的，涉及觉醒、睡眠的周期节律、脑和脊髓的运动控制及各种内脏活动的调节等（图 9-18）。

（二）小脑

1. **小脑的位置和外形** 小脑 cerebellum 位于颅后窝，大脑半球枕叶下方，延髓和脑桥的后方，占据颅后窝的大部分。其上面平坦，与硬脑膜形成的小脑幕贴近；下面中部凹陷。小脑中间部缩窄，略似卷曲的蚯蚓称**小脑蚓 vermis**，其两侧膨大的部分称**小脑半球 cerebellar hemisphere**（图 9-19、图 9-20）。在小脑的表面，可见许多大致平行的浅沟，两浅沟之间的薄片为**小脑叶片 cerebellar folia**。在小脑的上面（图 9-19），从前向后的第一条深沟为**原裂 primary fissure**，是小脑前叶与小脑后叶的分界。在小脑的下面（图 9-20），前份有与脑干相连的 3 对脚即小脑上脚、小脑中脚和小脑下脚，小脑中脚的后外侧有绒球，绒球有纤维束连于蚓小结称绒球脚，小脑蚓在小脑下面从前向后依次为蚓小结、蚓垂和蚓锥体。在蚓垂和蚓锥体的两侧，小脑半球的前内侧部各有一卵圆形隆起，称**小脑扁桃体 tonsil of cerebellum**。

2. **小脑的分叶** 根据小脑进化、纤维联系和功能将小脑分为 3 叶。

（1）**绒球小结叶 flocculonodular lobe**：由绒球、蚓小结以及连于二者之间的绒球脚构成。此叶进化上出现最早，称原小脑，接受来自前庭神经核和前庭神经的纤维，又称前庭小脑。

（2）**前叶 anterior lobe**：在小脑半球的上面，为原裂以前的部分。在进化上较绒

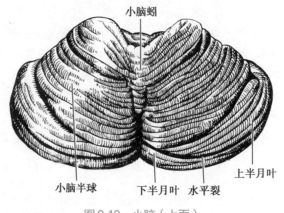

图 9-19 小脑（上面）

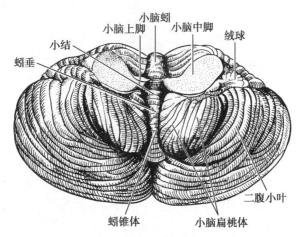

图 9-20 小脑（下面）

球小结叶晚,称旧小脑,接受脊髓小脑纤维,又称脊髓小脑。

（3）**后叶 posterior lobe**:为介于小脑上面原裂以后和小脑下面绒球小结叶以后的部分,在进化上出现最晚,与大脑皮质的发展有关,称新小脑或大脑小脑。但此部的蚓垂和蚓锥体因接受脊髓小脑纤维,故归为旧小脑。

3. **小脑的内部结构** 小脑的内部结构由小脑皮质和其深面的髓质两部分构成,在髓质深面埋藏有小脑核。

（1）**小脑皮质 cerebellar cortex**:是位于小脑表面具有严密构筑方式的灰质,其结构由浅至深可分为 3 层,即分子层、梨状细胞层和颗粒层。

1）**分子层 molecular layer**:最浅,厚约 300~400μm,其主要成分是梨状细胞的树突和颗粒细胞的无髓鞘轴突、上皮胶质细胞的放射纤维以及稀疏分布的神经元。

2）**梨状细胞层 piriform cell layer**:位于分子层深面,由单层梨状细胞即 Purkinje 细胞胞体、较小的上皮胶质细胞的胞体、成簇的颗粒细胞构成。梨状细胞在小脑皮质内约 1500 万个,一般多排列于叶片的顶部,在叶片基部者较少,其胞体体积大,呈梨形或烧瓶状,有 1~3 个粗大的树突,呈扇形伸入分子层,其扇面的方向与颗粒细胞的轴突相垂直,轴突穿过颗粒层进入白质,大部分终于小脑中央核团。

3）**颗粒层 granular layer**:位于梨状细胞层的深面,主要由大量密集的小型神经元即颗粒细胞构成,每一个颗粒细胞有一无髓的轴突,伸入分子层的深部,形成"T"字形分支,这种分支与小脑叶片的长轴平行,穿过梨状细胞的树突,与梨状细胞的树突形成突触。

（2）**小脑髓质 cerebellar medulla**:位于小脑皮质深面,又称为髓体,由神经纤维构成,其深部藏有 4 种成对的小脑核(图 9-21)。

1）**齿状核 dentate nucleus**:位于髓体的中部,呈多皱褶袋状,袋口朝向腹内侧,为齿状核门。此核在人类发达,由大型多极细胞组成,接受来自新小脑皮质的纤维,其轴突出齿状核门组成小脑上脚。

2）**顶核 fastigial nucleus**:位于第四脑室顶的上方,靠近正中面,由大型多极细胞和小型细胞构成,此核主要接受前庭神经核和前庭神经的纤维,发出纤维返回延髓,终于前庭神经核和网状结构。

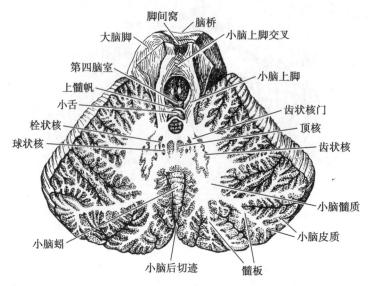

图 9-21　小脑的横切面

3）**球状核 globose nucleus**：位于顶核的外侧，为不规则的灰质块，由大型和小型多极细胞构成，此核接受旧小脑皮质的纤维，其轴突加入小脑上脚。

4）**栓状核 emboliform nucleus**：位于齿状核门处，球状核的背侧，由大型多极细胞组成，接受新、旧小脑皮质的纤维，其轴突也加入小脑上脚。

4. **小脑的纤维联系**　小脑的纤维联系主要是通过 3 对脚与脑干、脊髓保持广泛的联系。

（1）**小脑皮质的传入纤维**：①前庭小脑接受前庭神经核和前庭神经的纤维，这两种纤维都通过小脑下脚进入小脑；②脊髓小脑接受脊髓小脑前束和脊髓小脑后束的纤维，其中脊髓小脑前束经小脑上脚进入小脑，脊髓小脑后束经小脑下脚进入小脑；③大脑小脑主要接受脑桥核发出的脑桥小脑纤维和下橄榄核发出的橄榄小脑束，前者经小脑中脚进入小脑，后者经小脑下脚进入小脑。

（2）**小脑的传出纤维**：小脑的传出纤维主要是由齿状核、栓状核与球状核发出，构成小脑上脚，沿第四脑室上部的背外侧壁上行至脑桥的被盖部，继续上行至中脑下丘水平全部交叉，小部分止于对侧中脑红核，大部分止于对侧背侧丘脑的腹中间核。此外，小脑还发出小脑前庭纤维和小脑网状纤维，均经小脑下脚至脑干前庭神经核和网状结构。

5. **小脑的功能**　小脑主要是一个与运动调节有关的中枢，其主要功能是维持身体平衡、调节肌张力和协调骨骼肌随意运动。小脑损伤时，平衡失调，站立不稳，行走时两脚叉开，左右摇晃。肌群作用不协调，出现共济失调，肌张力减低，做精细动作时发生震颤，令患者以示指指鼻尖时，动作不准确等。

（三）间脑

间脑 diencephalon　位于中脑和端脑之间，其背面和两侧面被大脑半球所包绕并与之愈着。间脑可分为背侧丘脑（丘脑）、后丘脑、上丘脑、下丘脑和底丘脑 5 部分（图9-22）。间脑的内腔为第三脑室，向下通中脑水管，向上经室间孔与侧脑室相通。

1. **背侧丘脑 Dorsal Thalamus**　又称丘脑，为两个卵圆形的灰质团块，其间呈矢

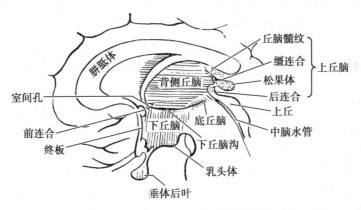

图 9-22　脑正中矢状面（示间脑的位置和分布）

状位的狭窄腔隙为第三脑室。两侧背侧丘脑之间,借丘脑间黏合(中间块)相连(出现率约 80%)。背侧丘脑前端狭窄而隆突,称丘脑前结节;后端较宽大,称**丘脑枕** pulvinar。丘脑内侧面与背面相交处有线状突出的纤维束,称丘脑髓纹。

背侧丘脑的内部有一呈"Y"形的白质板,称**内髓板** internal medullary lamina,内髓板将背侧丘脑的灰质分为前核群、内侧核群和外侧核群,前核群位于内髓板分叉处前上方,内、外侧核群分别位于内髓板的内侧和外侧(图 9-23)。外侧核又分为背侧部和腹侧部两层,每层从前向后再各分为 3 个核团,即腹侧部的腹前核、腹中间核(腹外侧核)和腹后核;背侧部的外侧背核、外侧后核和枕核。背侧丘脑的外侧面被覆有一薄层白质,称外髓板,外髓板外侧与内囊相邻,外髓板与内囊之间有一薄层灰质,称丘脑网状核。背侧丘脑的内侧面无白质板覆盖,与第三脑室室管膜紧邻的薄层细胞统称为中线核。此外,在内髓板内有一些散在的核团,统称为板内核。

背侧丘脑的核团较多,根据功能、进化及纤维联系,可将它们分为以下 3 类:

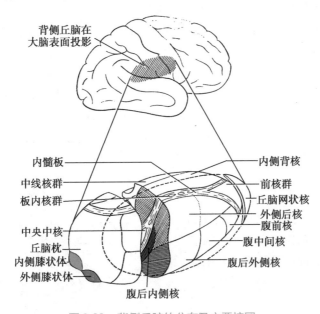

图 9-23　背侧丘脑的分布及主要核团

（1）**非特异性投射核团**：包括中线核、板内核。这类核团进化上古老，在低等脊椎动物特别显著。它们主要接受来自脑干网状结构的传入纤维，发出纤维除弥散投射至大脑皮质外，主要投射至下丘脑、纹状体等皮质下结构。

（2）**特异性中继核团**：包括腹前核、腹中间核和腹后核，是间脑最重要的一类核群。

腹后核按位置又分为**腹后内侧核** ventral posteromedial nucleus 和**腹后外侧核** ventral posterolateral nucleus，两核是一般躯体感觉冲动传导路上的中继核。腹后外侧核接受内侧丘系和脊髓丘脑束的纤维，腹后内侧核接受三叉丘系的纤维和自孤束核发出的味觉纤维。这样，传导来自头部的感觉冲动的纤维投射至腹后内侧核，传导从躯干、四肢来的感觉冲动的纤维投射至腹后外侧核。自腹后内侧核发出纤维经内囊投射至大脑皮质中央后回下部；自腹后外侧核发出的纤维经内囊投射至大脑皮质中央后回的中、上部和中央旁小叶后部。

（3）**联络性核团**：包括内侧核群、外侧核群的背层以及前核群。这类核团与感觉纤维无直接联系，而与背侧丘脑的其他核团及大脑皮质的联络区有往返的纤维联系。背侧丘脑除腹中间核和腹前核与运动功能有关外，多数核团与各种感觉冲动的传导有关，是特异性和非特异性感觉传导路上重要的中继站，并且具有复杂的分析、整合功能。一般认为，粗略的痛觉即产生于丘脑水平，但感知痛觉仍在大脑皮质。丘脑的损害，临床上主要表现为感觉功能的紊乱，如感觉丧失、过敏、错解，并可伴有剧烈的自发性疼痛或情绪不稳等。

2. **后丘脑** metathalamus　位于丘脑枕的外下方，为两个隆起，分别称为**内侧膝状体** medial geniculate body 和**外侧膝状体** lateral geniculate body（图 9-16、图 9-17），它们分别为听觉和视觉冲动传导路上的中继核，性质上与背侧丘脑的腹后核相同。内侧膝状体借下丘臂连于下丘，接受外侧丘系的终止，发出纤维组成听辐射，止于大脑皮质听觉中枢。外侧膝状体在内侧膝状体外侧，借上丘臂与上丘相连，接受视束的纤维，发出纤维组成视辐射，止于枕叶的视觉中枢。

3. **上丘脑** epithalamus　位于第三脑室顶周围，包括丘脑髓纹、缰三角、缰连合和松果体，后者为内分泌腺。

4. **底丘脑** subthalamus　位于背侧丘脑的腹侧，是中脑被盖和丘脑的过渡区，中脑红核与黑质的颅端延伸至底丘脑区，但此区只有在切面上才能见到。底丘脑最主要的核团是**底丘脑核（丘脑底核）** subthalamic nucleus，此核位于黑质的背外侧，内囊的内侧，与苍白球有往返纤维联系，属锥体外系的结构。

5. **下丘脑** hypothalamus　位于下丘脑沟的下方，参与构成第三脑室侧壁的下部和下壁（图 9-14、图 9-24）。从脑底观察，下丘脑在脑表面可见的部分从前向后分别是视交叉、灰结节、漏斗和乳头体。视交叉向后外延续为视束，视交叉的前上方有终板与之相连，视交叉的后方为灰结

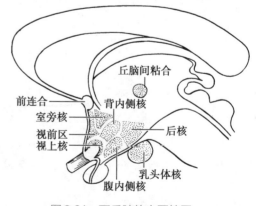

图 9-24　下丘脑的主要核团

节,后者向下移行为漏斗,漏斗的下端连**垂体 hypophysis**。灰结节后方的一对圆形隆起即为乳头体。

（1）**下丘脑的主要核团**：下丘脑内的大量神经元仅少数聚集成边界明确的核团（图9-24），多数呈弥散分布,其中最重要的核团有：**视上核 supraoptic nucleus** 和**室旁核 paraventricular nucleus**,前者位于视交叉背外侧,后者紧贴第三脑室侧壁；**乳头体核 mamillary nucleus** 位于乳头体深面；**漏斗核（又称弓状核）infundibular nucleus** 由小型细胞组成,位于第三脑室侧壁最下份,靠近漏斗处。

（2）**下丘脑的纤维联系**：下丘脑的纤维联系非常复杂,由于其所处的位置介于端脑、丘脑和脑干、脊髓之间,它与上位的端脑和丘脑之间以及与下位的脑干、脊髓之间均有传入和传出纤维联系,并且还发出纤维至垂体。

1）下丘脑的传入纤维：①来自脑干网状结构的纤维,这些纤维传递经网状结构中继的躯体和内脏的信息。从孤束核发出的传导内脏感觉和味觉冲动的纤维也止于下丘脑。②来自端脑的纤维,最粗大致密的纤维束是**穹隆 fornix**,它起于大脑皮质颞叶的海马结构,从后向前绕过背侧丘脑的上方,于前连合后方向下,止于乳头体核。另有纤维直接或间接传递嗅觉冲动至下丘脑,这些纤维由紧靠终板和前连合前方的隔核等区域发出,在下丘脑外侧区形成前脑内侧束。此外,还有一细小的纤维束,称终纹,起于杏仁体,在背侧丘脑和尾状核之间向前,止于下丘脑。上述纤维的起始都在端脑,属于边缘系统,与下丘脑的情绪活动密切相关。

2）下丘脑的传出纤维：①上行纤维束,下丘脑的传出纤维上行,直接或间接止于端脑。下丘脑发出的最粗大的上行纤维束是乳头丘脑束,起于乳头体核,止于丘脑前核。②下行纤维束,从第三脑室周围灰质发出的纤维,通过中脑导水管周围灰质和网状结构等到达脑干和脊髓的内脏运动核,影响内脏的活动。现已证实,从室旁核发出的纤维直接止于迷走神经背核。

（3）**下丘脑与垂体的关系**：从视上核和室旁核发出的纤维分别组成**视上垂体束 supraopticohypophyseal tract** 和**室旁垂体束 paraventriculohypophyseal tract**,经漏斗进入垂体后叶,其末梢在血管周围形成末梢器官。在适宜的刺激下,冲动传至神经末梢,神经元产生的激素在此处释放入血,被输送到靶器官。视上核主要分泌加压素（抗利尿激素）,室旁核主要分泌催产素。加压素作用于肾脏,增加对水的重吸收,减少水分从尿排出,催产素有促进子宫收缩及排乳作用。加压素不足或缺乏可引起尿崩症。

（4）**下丘脑的功能**：下丘脑是调节内脏活动及内分泌活动的高级中枢,机体的体温、摄食、水平衡和内分泌的调节主要依靠下丘脑,同时下丘脑也参与情绪反应活动。

（四）端脑

端脑 telencephalon 是由胚胎时期神经管头端发育而来,是脑的最高级部位。端脑位于颅腔内,主要由左右两侧大脑半球构成,大脑半球之间是大脑纵裂,纵裂底部是连接两侧大脑半球的胼胝体（图9-26）。大脑半球与小脑半球之间是大脑横裂。

1. **端脑的外形和分叶** 每侧大脑半球分为平直的内侧面、隆凸的上外侧面和凹凸不平的下面。由于大脑半球各部的皮质发育不平衡,因此在半球表面出现许多隆起的脑回和深陷的脑沟（图9-25、图9-26、图9-27）。其中,重要而恒定的沟有：①**外侧沟 lateral sulcus**,起于半球下面,在半球上外侧面行向后上方；②**中央沟 central sulcus**,

位于半球上外侧面,起于半球上缘中点稍后处,行向前下几乎达外侧沟,中央沟的上端延伸到半球内侧面;③**顶枕沟** parietooccipital sulcus,位于半球内侧面的后部,自下而上越过半球的上缘达上外侧面。大脑半球借上述 3 条沟分为 5 叶:外侧沟上方和中央沟之前的部分为**额叶** frontal lobe;外侧沟以下的部分为**颞叶** temporal lobe;中央沟与顶枕沟之间、外侧沟以上的部分为**顶叶** parietal lobe;位于外侧沟深面,被额、顶和颞叶所掩盖的呈三角形的部分是**岛叶** insular lobe;顶枕沟以后的部分是**枕叶** occipital lobe。在半球上外侧面枕叶与顶叶、颞叶的分界线是人为假设的,常以顶枕沟至枕前切迹(半球下缘枕极前方约 4cm 处的凹陷)的连线为枕叶的前界,自此线中点至外侧沟后端的连线是顶、颞二叶的分界。

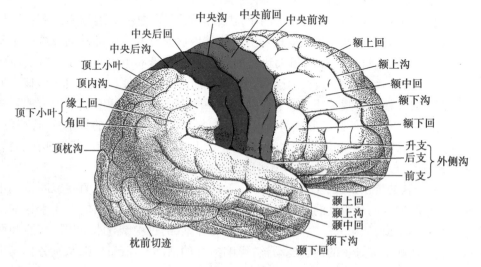

图 9-25 大脑半球的上外侧面

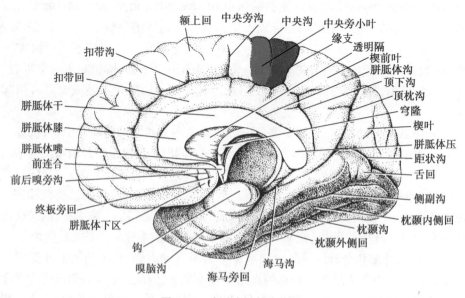

图 9-26 大脑半球的内侧面

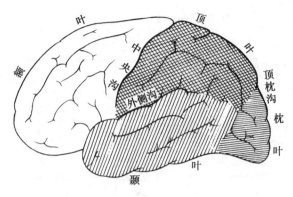

图 9-27　大脑半球的分叶

（1）上外侧面

1）额叶：中央沟的前方有与之平行的中央前沟，此沟与中央沟之间为**中央前回** precentral gyrus。从中央前沟向前，有与半球上缘平行的两条沟，为额上沟和额下沟。额上沟以上，延至内侧面扣带沟以上的部分为额上回，额上、下沟之间为额中回，额下沟以下为额下回。

2）顶叶：中央沟的后方有与之平行的中央后沟，此沟与中央沟之间为**中央后回** postcentral gyrus。在中央后沟后方，有一条与半球上缘平行的顶内沟。顶内沟上方为顶上小叶，下方为顶下小叶。顶下小叶又分为围绕外侧沟末端的**缘上回** supramarginal gyrus 和围绕颞上沟末端的**角回** angular gyrus。

3）颞叶：在外侧沟的下方，有与之平行的颞上沟和颞下沟。外侧沟与颞上沟之间为颞上回，自颞上回中部转入外侧沟的下壁上，有两个短而横行的脑回称**颞横回** transverse temporal gyrus。颞上、下沟之间为颞中回，颞下沟下方为颞下回。

4）枕叶：最小，在上外侧面上，其沟回不规则。

5）岛叶：外侧沟的深面，被额、顶、颞 3 叶包绕掩盖，并借岛环状沟与额、顶、颞叶分界（图 9-27）。

（2）内侧面：在半球内侧面，上外侧面的中央前、后回延伸到内侧面形成**中央旁小叶** paracentral lobule。胼胝体背面有胼胝体沟，它绕过胼胝体的后方向前移行为海马沟。在胼胝体沟的上方，有与之平行的扣带沟，此沟末端转向背方称缘支。扣带沟与胼胝体沟之间为**扣带回** cingulate gyrus。在胼胝体的后下方，有弓形走向枕叶后端的**距状沟** calcarine sulcus。距状沟与顶枕沟之间为楔叶，距状沟下方为**舌回** lingual gyrus（图 9-26）。

（3）下面：在半球下面，额叶下方有前后方向的嗅束，其前端膨大为嗅球，后者与嗅神经相连。嗅束后端扩大为**嗅三角** olfactory trigone。嗅三角与视束之间为前穿质，该处有许多小血管穿入脑实质。颞叶下面有与半球下缘平行的枕颞沟，在此沟内侧有与之平行的侧副沟，侧副沟内侧为**海马旁回** parahippocampal gyrus（又称海马回），此回的前端弯曲为**钩** uncus。海马旁回的内侧为海马沟，其上方有呈锯齿状的窄条皮质，称**齿状回** dentate gyrus。从侧脑室的内面看，在齿状回的外侧，侧脑室下角底壁上有一弓形隆起为**海马** hippocampus，海马和齿状回构成**海马结构** hippocampal formation（图 9-28）。

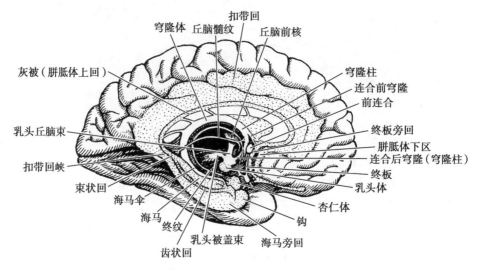

图 9-28 边缘叶示意图

2. 端脑的内部结构 大脑半球表面的灰质称皮质,其深面有大量的白质(髓质),埋在髓质内的灰质团块靠近端脑的底部称基底核;大脑半球内部的腔隙为侧脑室。

(1)**侧脑室 lateral ventricle**(见本章第五节)。

(2)**大脑皮质 cerebral cortex**:是覆盖在大脑半球表面的灰质,由数以亿计的神经元和神经胶质构成。大脑皮质各区的厚度不同,如中央前回厚达 4.5mm,枕叶的视区为 1.5mm,一般为 2.5mm。根据进化,大脑皮质分为形成海马和齿状回的原皮质、组成嗅脑的旧皮质和占绝大部分的新皮质(占大脑半球皮质的 96% 以上)。在组织结构上,原皮质和旧皮质为 3 层结构,新皮质为 6 层结构。

1)**大脑皮质的细胞构筑**

①大脑皮质的神经元主要分为 5 类:锥体细胞、颗粒细胞、梭形细胞、水平细胞和 Martinotti 细胞。其中锥体细胞和梭形细胞属投射神经元,颗粒细胞、水平细胞和 Martinotti 细胞属中间神经元。大脑皮质神经元是以分层方式排列的,原皮质和旧皮质为 3 层结构,新皮质为 6 层结构,而过渡区的中间皮质可分为 4 ~ 6 层。

②新皮质分层:新皮质由浅入深的 6 层结构是:Ⅰ分子层(主要是水平细胞)、Ⅱ外颗粒层(主要是颗粒细胞)、Ⅲ锥体细胞层(主要是中、小型锥体细胞)、Ⅳ内颗粒层(主要是星形细胞)、Ⅴ节细胞层(主要是大、中型锥体细胞,中央前回有巨型锥体细胞即 Betz 细胞)和Ⅵ梭形细胞层(主要是梭形细胞和 Martinotti 细胞)。以内颗粒层为界,新皮质又可分为粒上层和粒下层。粒上层发育最晚,是新皮质的特征(原皮质和旧皮质无此层),该层接受和发出大量的联络纤维,实现皮质内的联系,该层发育不好,往往易患痴呆。内颗粒层主要接受来自间脑的特异性传入纤维。粒下层主要发出投射纤维(包括发自Ⅴ层的皮质核束、皮质脊髓束、皮质纹状体束和发自Ⅵ层的皮质丘脑束)联系皮质下结构,调控躯体和内脏的活动。

③**柱形单位 columnar units**:柱形单位是指与软膜垂直并贯穿皮质全层,直径约为 350 ~ 450μm 的柱状结构,柱内包括传入纤维、传出纤维、联络纤维和投射神经元、中间神经元,可认为是大脑皮质的基本功能单位。

2)**大脑皮质各层神经元的相互关系**:大脑皮质各层内神经元的相互作用多种多

样,可概括为:①反馈:例如第Ⅳ层的 Martinotti 细胞可由锥体细胞的轴突接收信息,再通过本身的轴突与锥体细胞的树突形成突触;②同步:如第一层水平细胞的轴突可同时与多个锥体细胞的树突形成突触,产生同步效应;③汇聚:如第Ⅳ层的颗粒细胞可同时接受传入和传出的纤维侧支进行整合;④扩散:一根传入纤维可终止于第Ⅱ、Ⅲ、Ⅳ层的不同神经细胞,导致信息的广泛传播;⑤局部回路:在大脑皮质众多的各类神经元之间存在着大量的神经回路,这是协调大脑活动的重要形态学基础。

3) **皮质的分区**:根据皮质细胞构筑和纤维分布的特点,将皮质分为若干区,通常为人们所采用的是 Brodmann52 区。

4) **大脑皮质的功能定位**:大量的实验和临床资料表明,大脑皮质不同的区域具有不同的功能。通常将具有一定功能的皮质区称为中枢,但是这些中枢只是完成某种功能的核心区域,相邻的皮质或其他部位也有类似的功能,因此大脑皮质的功能定位是相对的。此外,大脑皮质的广泛区域,不是完成某种特定的功能,而是对各种信息进行加工和整合,完成更高级的神经精神活动,称联络区。大脑皮质主要的功能分区如下(图 9-29、图 9-30)。

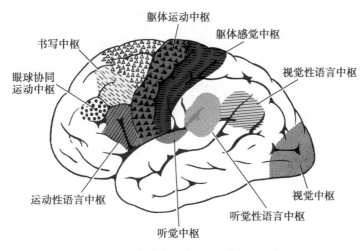

图 9-29 大脑皮质的中枢(上外侧面)

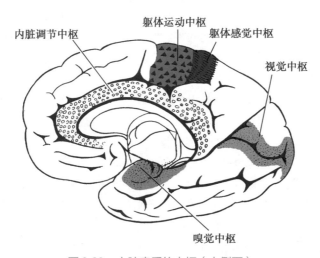

图 9-30 大脑皮质的中枢(内侧面)

①**躯体运动中枢**:位于中央前回和中央旁小叶前部(Brodmann 4 区、6 区),它是控制骨骼肌随意运动的最高中枢。其具有以下特点:交叉性支配,即一侧躯体运动中枢支配身体对侧骨骼肌的运动,但一些与联合运动有关的肌肉则受两侧躯体运动中枢的支配,如眼球外肌、咽喉肌、咀嚼肌等。倒置性支配,即中央前回上部和中央旁小叶前部支配下肢肌的运动;中央前回中部支配躯干肌和上肢肌的运动,中央前回下部支配头颈肌的运动。它与人体各部的关系,犹如头在下,脚在上的倒立人形,但头面部的投影依然是正立位。身体各部分在皮质代表区的大小取决于功能的重要性和运动的复杂精细程度,而与各部形体大小无关(图 9-31)。

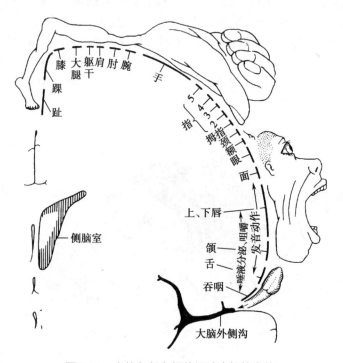

图 9-31　人体各部在躯体运动中枢的定位

②**躯体感觉中枢**:位于中央后回和中央旁小叶后部(Brodmann 3、1、2 区),接受对侧身体痛、温度、触、压觉及本体感觉的神经冲动。身体各部在此区的投影与躯体运动中枢相似,即上下倒置、左右交叉、身体各部在此区投影范围的大小与形体的大小无关,而是取决于该部感觉的敏感程度(图 9-32)。

③**视觉中枢 visual area**:位于枕叶内侧面距状沟两侧的皮质(Brodmann 17 区)。一侧视区接受同侧视网膜颞侧半和对侧视网膜鼻侧半的视觉神经冲动,这些部位节细胞的传出纤维经外侧膝状体中继而传来视觉信息(图 9-30)。

④**听觉中枢 auditory area**:位于颞横回(Brodmann 41、42 区)。每侧听区接受自内侧膝状体传来的两耳听觉冲动。因此,一侧听区受损,不致引起全聋(图 9-29)。

⑤**平衡中枢**:中央后回下端头面部代表区附近。

⑥**嗅觉中枢 olfactory area**:位于海马旁回的钩附近(图 9-30)。

⑦**味觉中枢**:可能位于中央后回下方的岛盖部。

⑧**语言中枢**:是人类大脑皮质所特有的区域。语言中枢通常存在于左侧大脑半球

笔记

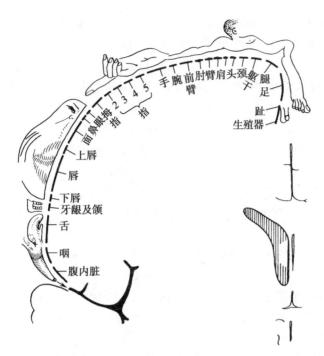

图 9-32　人体各部在躯体感觉中枢的定位

（图 9-29）。即善用右手者语言中枢在左侧半球,善用左手者其语言中枢也在左侧半球,只有一小部分人在右侧半球,故左侧半球是语言区的优势半球。临床观察证明,90% 以上的失语症都是左侧大脑半球受损伤的结果。语言区包括说话、听话、书写和阅读 4 区。运动性语言中枢,位于额下回的后部(44、45 区),又称 Broca 区。此区受损,产生运动性失语症,即患者与发音有关的唇、舌、咽喉肌未瘫痪,但丧失说话能力。听觉性语言中枢,在颞上回后部(22 区),若此区受损,患者听觉正常,但听不懂别人说话的意思,也不能理解自己讲话的意义,称感觉性失语症。书写中枢,在额中回后部(8 区),邻中央前回的上肢投影区。此区受损,患者手部运动无障碍,但不能以书写方式表达意思,称失写症。视觉性语言中枢,在角回(39 区),如此区受损,患者视觉无障碍,但不能理解文字符号(包括曾经理解)的意义,称失读症。

（3）**基底核 basal nuclei**:为埋藏在大脑半球底部髓质中的核团,包括尾状核、豆状核、屏状核和杏仁体。尾状核和豆状核合称**纹状体 corpus striatum**(图 9-33)。

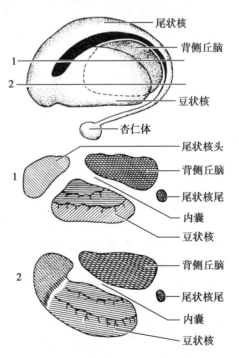

图 9-33　纹状体和背侧丘脑示意图
（下两图是上图 1、2 的水平切面）

1）**尾状核 caudate nucleus**：呈"C"形，全长与侧脑室相邻，分头、体、尾 3 部。头部膨大与侧脑室前角的底相邻，体部呈弧形，沿背侧丘脑向后，再转向腹侧移行为尾部，末端接杏仁体。

2）**豆状核 lentiform nucleus**：位于岛叶深部，核的前下部与尾状核头部相连，其余部分借内囊与尾状核和背侧丘脑相隔。豆状核在冠状切面和水平切面均呈尖向内侧的三角形，并被两个白质板分为 3 部分：外侧部最大，称**壳 putamen**，其余 2 部称**苍白球 globus pallidus**。在种系发生上，尾状核和壳是较新的结构，合称新纹状体，苍白球为较古老的部分，称旧纹状体。在哺乳类以下的动物，纹状体是控制运动的最高中枢，在人类由于大脑皮质的高度发育，纹状体退居从属地位。

3）**屏状核 claustrum**：是岛叶皮质与豆状核之间的薄层灰质，其功能不十分清楚。

4）**杏仁体 amygdaloid body**：在侧脑室下角前端的深面，与尾状核尾相连，属边缘系统。其功能与行为、内分泌和内脏活动有关。

（4）**大脑半球的髓质**：大脑半球的髓质由大量神经纤维组成，实现皮质各部之间以及皮质与皮质下结构间的联系，按其位置、长短和方向的不同，分为联络纤维、连合纤维和投射纤维。

1）**联络纤维**：是联系同侧半球内叶与叶或回与回之间的纤维。联系相邻脑回、位置表浅的短纤维称弓状纤维。联系相邻各叶的纤维较长称长纤维，主要有：①**钩束**，呈钩状绕过外侧沟，连接额、颞两叶的前部；②**上纵束**，位于岛叶的上方，联系额、顶、枕、颞 4 个叶；③**下纵束**，位于半球底面，联系枕叶与颞叶的纤维；④**扣带**，位于扣带回和海马旁回的深部，连接边缘叶的各部。

2）**连合纤维**：连接左、右大脑半球皮质的纤维，包括胼胝体、前连合和穹隆连合。①**胼胝体 corpus callosum**（图 9-34），位于大脑纵裂的底部，其下面与侧脑室的顶相邻，联系两侧大脑半球广泛区域的皮质。在矢状切面上胼胝体呈弓形，其前端弯曲为膝，膝向下变细为嘴，中间的大部分为干，后端增厚称压部。平对胼胝体上部做脑水平切面，可见连接两侧额叶皮质的纤维称额钳，连接两侧枕叶的纤维成枕钳，以及由胼胝体干向左右呈放射状的联系两侧顶叶的纤维。②**穹隆 fornix** 和**穹隆连合**，穹隆是海马到下丘脑乳头体的弓形纤维束，行于胼胝体的下方，部分纤维越边到对侧，其纤维交叉处称穹隆连合。③**前连合 anterior commissure**，位于穹隆的前方，呈"X"形，连接左、右嗅球和颞叶。

3）**投射纤维**：是皮质与皮质下结构之间的上、下行纤维，这些长距离的纤维束绝大部分构成内囊。**内囊 internal capsule**（图 9-35）是由上、下行纤维构成的宽厚的白质板，位于尾状核、背侧丘脑与豆状核之间。内囊的水平切面上，内囊呈开口向外侧的"V"字形，分 3 部分：①**内囊前肢 anterior limb of internal capsule**，位于尾状核头部与豆状核之间，有额桥束、丘脑前辐射通过；②**内囊后肢 posterior limb of internal capsule**，位于背侧丘脑与豆状核之间，有皮质脊髓束、顶枕颞桥束、皮质红核束、视辐射、听辐射、丘脑上辐射（又称丘脑中央辐射，丘脑皮质束）通过；③**内囊膝 genu of internal capsule**，位于内囊前后肢交界处，有皮质核束通过。由于内囊内有管理对侧半身的躯体感觉和运动的纤维及视辐射通过，故此区损伤出现的症状表现为对侧偏身感觉丧失、对侧偏瘫和偏盲，即"三偏综合征"。

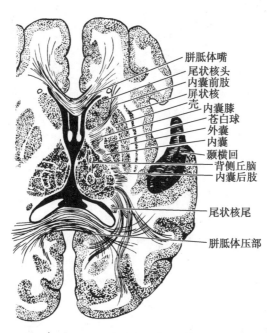

图 9-34 大脑半球的水平切面

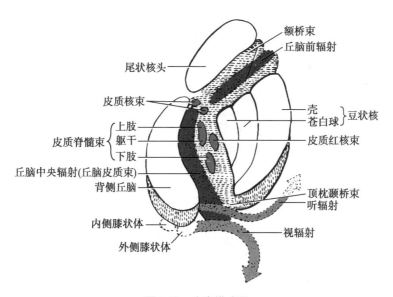

图 9-35 内囊模式图

3. **边缘系统 limbic system** 由边缘叶和有关的皮质与皮质下结构(如杏仁体、隔核、下丘脑、上丘脑、丘脑前核等)共同组成,边缘叶(图 9-28)由隔区、扣带回、海马旁回、海马和齿状回共同构成。边缘系统与内脏活动、情绪反应、性活动和记忆等活动的机制有关。

第三节 周围神经系统

周围神经系统包括脊神经、脑神经和内脏神经 3 部分。脊神经借前、后根与脊髓相连，分布于躯干和四肢。脑神经与脑相连，主要分布于头、颈部。内脏神经伴随脑神经和脊神经分布于内脏、心血管和腺体。

一、脊神经

脊神经 spinal nerves 是指与脊髓相连的神经，共 31 对，其中**颈神经**（C）8 对、**胸神经**（T）12 对、**腰神经**（L）5 对、**骶神经**（S）5 对和**尾神经**（Co）1 对。每对脊神经都由前根和后根在椎间孔处汇合而成，后根上有一膨大部称**脊神经节**，内含感觉神经元的胞体。各脊神经根经椎间孔出椎管的部位是：第 1 颈神经从寰椎与枕骨之间穿出，第 2～7 颈神经从同序数颈椎上方的椎间孔穿出，第 8 颈神经从第 7 颈椎与第 1 胸椎之间的椎间孔穿出。全部胸神经和腰神经从同序数椎骨下方的椎间孔穿出。第 1～4 骶神经从同序数骶前、后孔穿出。第 5 骶神经和尾神经从骶管裂孔穿出（图 9-7）。

前根由运动纤维组成，其胞体位于脊髓前角和中间带外侧部内；后根由感觉纤维组成，其胞体位于脊神经节内。由前、后根合成的脊神经均为混合性神经。内由 4 种神经纤维成分组成：①躯体感觉纤维主要分布于皮肤、肌、腱和关节，将皮肤浅感觉和肌、腱、关节的深感觉冲动传入中枢；②内脏感觉纤维分布于内脏、心血管和腺体，传导来自这些结构的感觉冲动；③躯体运动纤维分布于骨骼肌，支配其运动；④内脏运动纤维支配平滑肌、心肌的运动和腺体的分泌（图 9-36）。

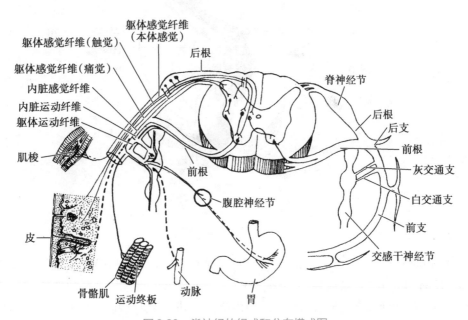

图 9-36 脊神经的组成和分布模式图

脊神经出椎间孔后立即分为前支和后支，两者均为混合性神经。**后支 posterior branch** 细小，经相邻椎骨横突之间或骶后孔向后走行，呈节段性分布。肌支分布于项、背、腰、骶部深层肌;皮支分布于枕、项、背、腰、骶、臀部的皮肤。其中第2颈神经后支的皮支粗大称枕大神经,穿斜方肌腱达皮下,分布枕项部皮肤。第1~3腰神经后支的外侧支较粗大,分布臀上部皮肤,称为臀上皮神经。第1~3骶神经后支的皮支分布于臀中部皮肤,称为臀中皮神经。**前支 anterior branch** 粗大,分布于躯干前外侧和四肢的骨骼肌及皮肤。除胸神经前支保持原有的节段性走行和分布,其余的前支分别交织成丛,由丛再发出分支,分布于一定区域。脊神经前支形成的神经丛有颈丛、臂丛、腰丛和骶丛。

（一）颈丛

颈丛 cervical plexus 由第1~4颈神经前支组成。位于胸锁乳突肌上部的深面（图9-37）。颈丛的分支有皮支和肌支。皮支在胸锁乳突肌后缘中点附近穿出,呈扇形走向后方（图9-38）。颈丛的分支有:

1. **枕小神经 lesser occipital nerve** 沿胸锁乳突肌后缘上升,分布于枕部和耳郭背面上部的皮肤。

2. **耳大神经 great auricular nerve** 沿胸锁乳突肌表面行向前上,分布于耳郭、乳突和腮腺区的皮肤。

3. **颈横神经 transverse nerve of neck** 从胸锁乳突肌后缘中点穿出后,横行越过其表面,分布于颈前部皮肤。

4. **锁骨上神经 supraclavicular nerves** 有2~4支行向外下方,分布颈外侧部、胸壁上部和肩部的皮肤。

5. **膈神经 phrenic nerve** 是颈丛中最重要的分支。从颈丛发出后,沿前斜角肌的表面下降,在锁骨下动、静脉之间经胸廓上口入胸腔,越过肺根前方,在心包和纵隔胸膜之间下行达膈。膈神经的运动纤维支配膈的运动;其感觉纤维分布于纵隔胸膜和膈胸膜、心包以及膈下面中央部的腹膜。右膈神经的感觉纤维还可分布到肝、胆囊、胆

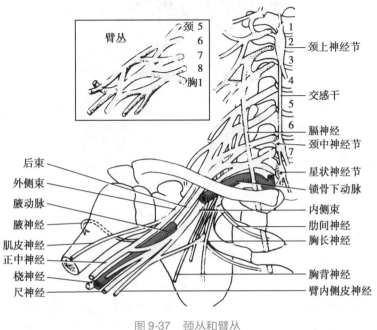

图9-37　颈丛和臂丛

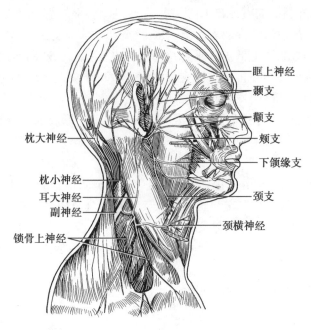

图 9-38　颈丛皮支

总管等(图9-39)。一侧膈神经损伤,引起膈的同侧半瘫痪,该侧半膈位置升高,腹式呼吸减弱。双侧膈神经损伤时,整个膈瘫痪,位置上移,患者腹式呼吸消失。膈神经受到刺激时,可出现呃逆。

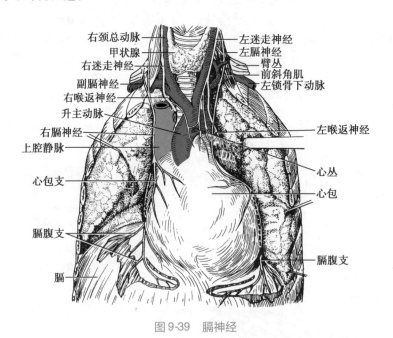

图 9-39　膈神经

（二）臂丛

臂丛 brachial plexus 由第 5 ~ 8 颈神经前支和第 1 胸神经前支的大部分纤维组成。经斜角肌间隙穿出,走在锁骨下动脉后上方,然后经锁骨后方进入腋窝(图9-

37）。在锁骨中点后方,组成臂丛的 5 个脊神经前支先合成上、中、下 3 个干,每个干在锁骨上方又分为前、后 2 股。由上、中干前股合成**外侧束**,下干前股延续为**内侧束**,3 个干的后股合成**后束**。3 个束分别从内侧、外侧、后方三面包绕腋动脉。臂丛在锁骨上窝处位置表浅,在上肢手术时,锁骨中点是作为臂丛阻滞麻醉的定位标志。臂丛的主要分支有（图 9-37、图 9-40、图 9-41）：

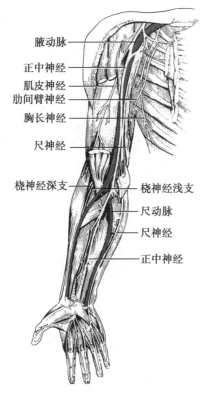

图 9-40　上肢前面的神经

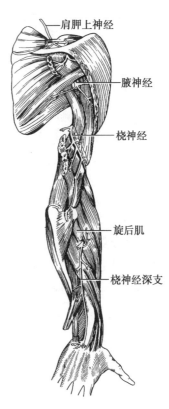

图 9-41　上肢后面的神经

1. **肌皮神经 musculocutaneous nerve**　发自臂丛外侧束,斜穿喙肱肌,经肱二头肌与肱肌之间下行。肌支支配臂肌前群。肌皮神经的终支在肘关节稍上方穿出深筋膜,沿前臂外侧面下行,称为**前臂外侧皮神经**,分布于前臂外侧面的皮肤。

2. **正中神经 median nerve**　以两根分别起自臂丛内、外侧束。在臂部正中神经与肱动脉伴行,沿肱二头肌内侧沟至肘窝,向下穿旋前圆肌,行于指浅屈肌和指深屈肌之间,在桡侧腕屈肌和掌长肌之间下行,经腕管到达手掌。正中神经在臂部无分支。在前臂发出肌支支配除肱桡肌、尺侧腕屈肌和指深屈肌尺侧半以外的所有前臂前群肌。在手掌,正中神经通常先发出一粗短的肌支,称为**返支**,进入鱼际,支配鱼际肌（拇收肌除外）,再分成 2~3 支**指掌侧总神经**,下行至掌骨头附近,各分成 2 支**指掌侧固有神经**,沿第 1~4 指的相对缘下行直至指尖。从这些神经发出的皮支分布于掌心和鱼际的皮肤（手掌桡侧 2/3 的皮肤）、桡侧 3 个半指的掌面及其中节和末节背面的皮肤（图 9-44）,肌支支配第 1、2 蚓状肌（图 9-42）。

正中神经干损伤后,由于前臂的主要旋前肌（旋前圆肌、旋前方肌）均瘫痪,前臂在旋后肌的作用下处于旋后位。由于桡侧腕屈肌、指浅屈肌、拇长屈肌等瘫痪,前臂屈

笔记

245

肌的屈腕能力减弱(因尺侧腕屈肌功能正常,故仍可屈腕)。由于指浅屈肌、指深屈肌桡侧半瘫痪,因此示指和中指的近侧、远侧指骨间关节均不能屈而处于伸的位置。环指和小指由于指深屈肌尺侧半未瘫痪,它们的指骨间关节都还可以屈,但屈的力量因指浅屈肌瘫痪而减弱。由于鱼际肌中的拇短屈肌和前臂的拇长屈肌都瘫痪,拇指的指骨间关节、掌指关节、腕掌关节都不能屈而处于伸的位置。鱼际肌中的拇短展肌和拇对掌肌瘫痪,拇指展的能力减弱,丧失对掌能力。手掌桡侧半和桡侧 3 个半指掌面的皮肤感觉迟钝,尤以第 1~3 指末节最为明显。鱼际肌萎缩后,手掌显得平坦,被称为"猿手"(图 9-45)。

3. **尺神经 ulnar nerve** 发自臂丛内侧束,在肱动脉内侧下行,后至臂后面下行至内上髁后方的尺神经沟,此处位置表浅又贴近骨面,易触及也易受损伤。再向下穿尺侧腕屈肌起点,行于尺侧腕屈肌和指深屈肌之间,在尺动脉内侧下行,在桡腕关节上方发手背支,本干经豌豆骨桡侧、屈肌支持带浅面下行,经掌腱膜深面入手掌。

尺神经在臂部无分支,在前臂上部发出肌支支配尺侧腕屈肌和指深屈肌尺侧半。在前臂下份,尺神经发出手背支分布于手背尺侧半、小指和环指近节背面、中指近节背面尺侧半等处的皮肤。在腕部发出的浅支分布于小鱼际的皮肤、小指和环指尺侧半掌面的皮肤及该 1 个半指中节、末节背面的皮肤(图 9-44)。深支支配小鱼际肌,全部骨间肌,第 3、4 蚓状肌,拇收肌(图 9-42、图 9-43)。

尺神经干损伤时,由于指深屈肌尺侧半瘫痪,环指和小指的远侧指骨间关节不能屈,该二指的近侧指骨间关节在指浅屈肌作用下仍可做屈的运动。又由于全部骨间肌和第 3、4 蚓状肌瘫痪,环指和小指的掌指关节屈的力量大幅度减弱而呈过伸状态,该二指的近侧和远侧指骨间关节不能伸,于是该二指的近侧指骨间关节呈屈的状态,远侧指骨间关节处于中间位(半屈位)、不能做屈伸运动。拇收肌瘫痪,拇指不能收而处于展的位置。由于骨间肌及小鱼际肌瘫痪,第 2~5 指不能做展和收的运动。骨间肌

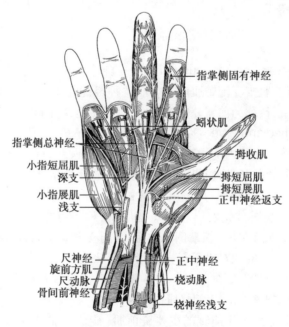

图 9-42 手掌面的神经

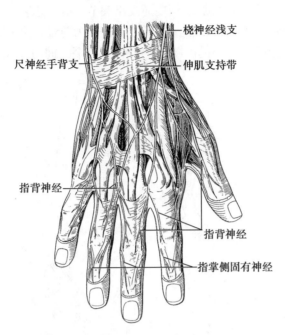

图 9-43　手背面的神经

和小鱼际肌萎缩,呈现"爪形手"(图 9-45)。

4. **桡神经 radial nerve**　发自臂丛后束,在腋动脉的后方与肱深动脉伴行,经肱三头肌长头和内侧头之间进入桡神经沟行向下外,在肱骨外上髁上方穿外侧肌间隔至肱桡肌深方,分成浅支与深支。桡神经在臂部发肌支支配肱三头肌、肱桡肌和桡侧腕长伸肌。

(1) 浅支:为皮支,沿桡动脉外侧下行,在前臂中 1/3 和下 1/3 交界处转向背侧,发出分支分布于手背桡侧半、拇指、示指、中指桡侧半的近节背面等处的皮肤(图 9-44)。

(2) 深支:主要是肌支,穿过旋后肌至前臂背面,在前臂后肌群浅、深层之间下行

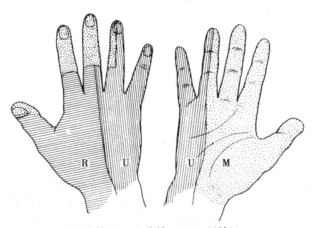

M:正中神经　R:桡神经　U:尺神经

图 9-44　手部皮肤的神经分布

至腕部,分支支配前臂后肌群各肌。深支还发出关节支分布于腕部各关节。

　　肱骨中份骨折易伤及桡神经,其运动障碍主要表现为前臂的伸肌瘫痪,抬起前臂时出现"垂腕"。皮肤感觉障碍最明显的区域是手背第1、2掌骨之间的"虎口区"(图9-45)。

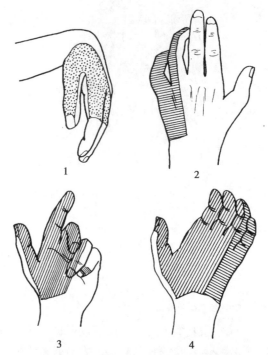

1. 垂腕(桡神经损伤); 2. "爪形手"(尺神经损伤)
3. 正中神经损伤时的手形; 4. "猿手"(正中神经和尺神经合并损伤)

图9-45　桡、尺、正中神经损伤的手形及皮肤感觉丧失区

　　5. 腋神经 axillary nerve　发自臂丛后束,绕肱骨外科颈至三角肌深面。肌支支配三角肌和小圆肌,皮支分布于肩部和臂外侧上部的皮肤。

　　肱骨外科颈骨折或不恰当地使用腋杖时,均可引起腋神经损伤。主要表现为肩关节不能外展,三角肌区和臂外侧面上部的感觉丧失。由于三角肌萎缩使肩部失去圆隆状而成方形。

　　6. 胸背神经 thoracodorsal nerve　发自臂丛后束,沿肩胛骨外侧缘伴肩胛下血管下行,支配背阔肌。

　　7. 前臂内侧皮神经 medial antebrachial cutaneous nerve　发自臂丛内侧束,经腋动、静脉之间下行达臂部中下份,与贵要静脉一同穿深筋膜,在浅筋膜内分支分布于前臂尺侧面的皮肤。

　　(三)胸神经前支

　　胸神经前支共12对,第1~11对胸神经前支位于相应肋间隙中,称**肋间神经 in-**
tercostal nerves,第12对胸神经前支位于第12肋下方称**肋下神经 subcostal nerve**。
肋间神经在肋间内、外肌之间伴肋间血管沿肋沟走行。上6对肋间神经分支分布于肋间肌、胸壁皮肤和壁胸膜。第7~11肋间神经分布于相应的肋间肌和胸壁皮肌及壁胸膜,并斜向前下和肋下神经一起行于腹内斜肌和腹横肌之间,还分布于腹前外侧群肌和腹壁皮肤及壁腹膜(图9-46)。

笔记

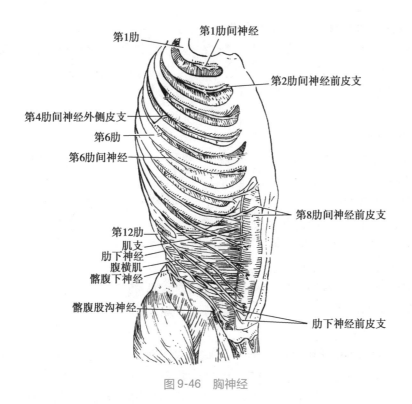

第1肋间神经
第1肋
第2肋间神经前皮支
第4肋间神经外侧皮支
第6肋
第6肋间神经
第8肋间神经前皮支
第12肋
肌支
肋下神经
腹横肌
髂腹下神经
髂腹股沟神经
肋下神经前皮支

图9-46　胸神经

（四）腰丛

腰丛 lumbar plexus 是由第 12 胸神经前支一部分、第 1～3 腰神经前支及第 4 腰神经前支的一部分组成,腰丛位于腰大肌深面,腰椎横突前方。除发出支配髂腰肌和腰方肌的肌支外,还发出许多分支分布于腹股沟区、大腿前部和内侧部(图 9-47)。腰丛的主要分支有:

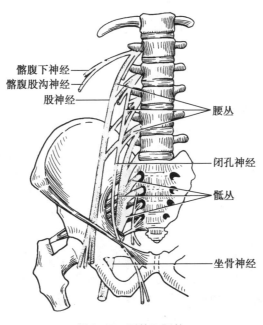

髂腹下神经
髂腹股沟神经
股神经
腰丛
闭孔神经
骶丛
坐骨神经

图9-47　腰丛和骶丛

1. **股神经 femoral nerve** 是腰丛最大的分支（图9-47、图9-48），起初自腰大肌外缘穿出，继而在腰大肌与髂肌之间下行，在腹股沟韧带中点稍外侧经韧带深面进入股部，随即分为数支。①肌支：分布于髂肌、耻骨肌、股四头肌和缝匠肌。②皮支：有数条较短的皮支分布于大腿及膝关节前面的皮肤。最长的皮支为**隐神经 saphenous nerve**，伴随大隐静脉沿小腿内侧面下行至足内侧缘，沿途分布于膝关节下部、小腿内侧面及足内侧缘皮肤。

股神经损伤后表现为屈髋无力，坐位时不能伸膝，行走困难，膝跳反射消失，大腿前面和小腿内侧面皮肤感觉障碍。

2. **闭孔神经 obturator nerve** 自腰丛发出后自腰大肌内侧缘穿出，贴小骨盆内侧壁前行，与闭孔血管伴行，穿闭膜管出小骨盆，分前、后两支，分别经短收肌前、后面进入大腿区，分布于大腿内收肌群和大腿内侧面皮肤（图9-47、图9-48）。

3. **髂腹下神经 iliohypogastric nerve** 自腰大肌外侧缘穿出后，行于腹横肌与腹内斜肌之间至髂前上棘内侧2～3cm处穿过腹内斜肌，行于腹内斜肌和腹外斜肌腱膜之间至腹股沟管浅环上方穿过腹外斜肌腱膜，分布于耻骨联合上方的皮肤，肌支支配腹肌前外侧群（图9-46）。

4. **髂腹股沟神经 ilioinguinal nerve** 自髂腹下神经下方出腰大肌外缘，斜行跨过腰方肌和髂肌下部，在髂嵴前端附近穿过腹横肌，在该肌与腹内斜肌之间前行，继而穿经腹股沟管，伴精索（子宫圆韧带）下行，自腹股沟管浅环穿出。皮支分布于腹股沟区、阴囊或大阴唇皮肤，其肌支支配腹肌前外侧群（图9-46）。

（五）骶丛

骶丛 sacral plexus 由第4腰神经前支一部分和第5腰神经前支合成的**腰骶干**及全部骶神经和尾神经前支组成。骶丛位于盆腔内，髂骨和梨状肌的前面。骶丛发出分支分布于盆壁、臀部、会阴、股后部、小腿和足部的肌肉及皮肤（图9-47）。骶丛的主要分支有（图9-49）：

1. **臀上神经 superior gluteal nerve** 与臀上动、静脉伴行，由梨状肌上孔出盆腔，支配臀中肌和臀小肌。

2. **臀下神经 inferior gluteal nerve** 与臀下动、静脉伴行，由梨状肌下孔出盆腔，支配臀大肌。

3. **阴部神经 pudendal nerve** 自梨状肌下孔穿出，伴阴部内血管经坐骨小孔至坐骨直肠窝（图9-50）。主要分支有：①肛神经分布于肛门外括约肌和肛门部的皮肤；②会阴神经分布于会阴诸肌和阴囊或大阴唇的皮肤；③阴茎（阴蒂）背神经分布于阴茎（阴蒂）的海绵体及皮肤。

4. **坐骨神经 sciatic nerve** 是全身最粗大的神经，经梨状肌下孔出盆腔，经坐骨结节与股骨大转子之间至股后部，在腘窝上角处分为胫神经和腓总神经。在股后部发肌支支配大腿后肌群（图9-49）。

（1）**胫神经 tibial nerve**：为坐骨神经的直接延续，沿腘窝的正中线下行，经腓肠肌内、外侧头之间进入小腿后部，与其深面的腘血管及胫后动脉伴行，向下经内踝后方至足底，分为**足底内侧神经**和**足底外侧神经**。胫神经分布范围包括小腿后群和足底肌，小腿后面和足底的皮肤（图9-49、图9-51）。

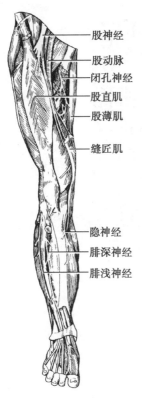

图 9-48　下肢前面的神经

股神经
股动脉
闭孔神经
股直肌
股薄肌
缝匠肌
隐神经
腓深神经
腓浅神经

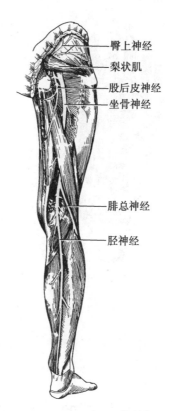

图 9-49　下肢后面的神经

臀上神经
梨状肌
股后皮神经
坐骨神经
腓总神经
胫神经

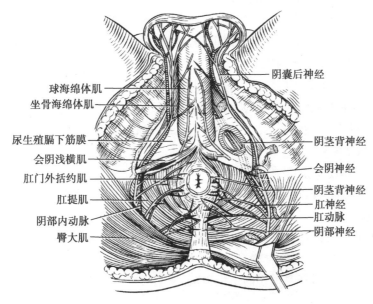

图 9-50　男性阴部神经

球海绵体肌
坐骨海绵体肌
尿生殖膈下筋膜
会阴浅横肌
肛门外括约肌
肛提肌
阴部内动脉
臀大肌
阴囊后神经
阴茎背神经
会阴神经
阴茎背神经
肛神经
肛动脉
阴部神经

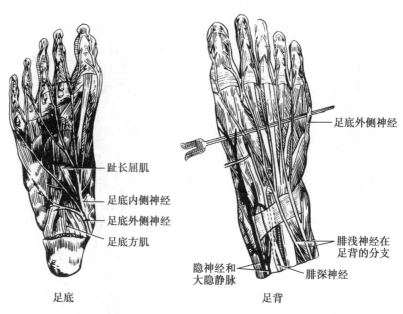

图 9-51　足的神经

足底外侧神经

趾长屈肌
足底内侧神经
足底外侧神经
足底方肌

腓浅神经在足背的分支
隐神经和大隐静脉
腓深神经

足底　　　　　　　　足背

胫神经损伤后主要表现为小腿后群肌无力,足不能跖屈,不能以足尖站立,内翻力弱,足底皮肤感觉障碍明显。由于小腿前、外侧群肌过度牵拉,使足呈背屈、外翻位,呈现"钩状足"畸形。

(2) **腓总神经 common peroneal nerve**:自坐骨神经分出后,沿股二头肌腱的内侧下行,至腓骨颈外侧,分为腓浅神经和腓深神经两个终支(图 9-48、图 9-49)。**腓浅神经**在腓骨长、短肌与趾长伸肌之间下行,在小腿中下 1/3 交界处浅出成为皮支,分布于小腿外侧、足背和第 2~5 趾背的皮肤。其肌支支配腓骨长、短肌。**腓深神经**伴随胫前血管下行于胫骨前肌与趾长伸肌之间,经踝关节前方至足背。分布于小腿前群肌、足背肌和第 1、2 趾相对缘的皮肤。

腓总神经行程中贴近腓骨颈的骨面,腓骨颈骨折易损伤腓总神经,损伤后致小腿前群肌、外侧群肌和足背肌瘫痪,其中前群肌瘫痪,足不能背屈,趾屈曲并伴有内翻;腓骨长、短肌瘫痪,外翻力锐减,足呈"马蹄内翻足",患者行走时呈跨阈步态。小腿前外侧面及足背感觉障碍。

【附】脊髓对皮肤的节段性支配

脊髓对皮肤的节段性支配,以躯干部最为典型,自背侧中线至腹侧中线较有规律地形成连续横行的环形带。例如第 2 胸段支配胸骨角平面皮肤,第 4 胸段支配乳头平面皮肤,第 6 胸段支配剑突平面皮肤,第 8 胸段支配肋弓平面皮肤,第 10 胸段支配脐平面皮肤,第 12 胸段支配耻骨联合和脐连线中点的平面皮肤(图 9-52)。了解皮肤的节段性支配,有助于对脊髓损伤的定位诊断。

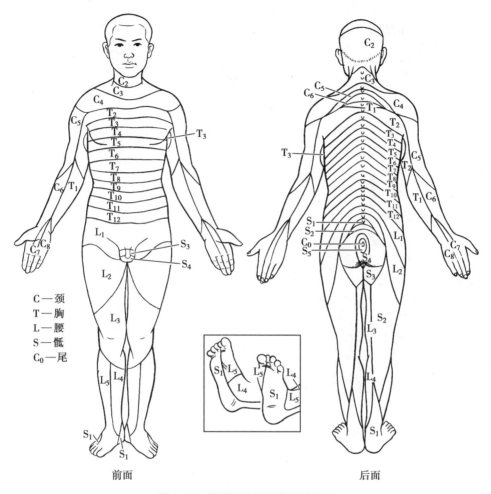

C—颈
T—胸
L—腰
S—骶
C₀—尾

前面　　　　　　　　　　　后面

图 9-52　脊髓对皮肤的节段性支配

二、脑神经

脑神经 cranial nerves（图 9-53）是指与脑相连的神经，共 12 对，其排列顺序通常用罗马数字表示，见表 9-5。

脑神经纤维成分较脊神经复杂，根据胚胎发生来源和功能特点划分为以下 7 种纤维成分。

一般躯体感觉纤维：分布于头面部皮肤、肌、肌腱、关节和口、鼻腔大部分黏膜、视器和脑膜，传导痛觉、温度觉、触觉和本体感觉。

特殊躯体感觉纤维：分布于由外胚层衍化来的视器和前庭蜗器等特殊感觉器官，传导视觉、听觉和平衡觉。

一般内脏感觉纤维：分布于头、颈、胸、腹部的内脏器官，传导头、颈、胸、腹部的内脏感觉。

特殊内脏感觉纤维：分布于味蕾和嗅黏膜，传导味觉和嗅觉；因味觉和嗅觉与消化道的功能相关，将其归类为特殊内脏感觉纤维。

笔记

253

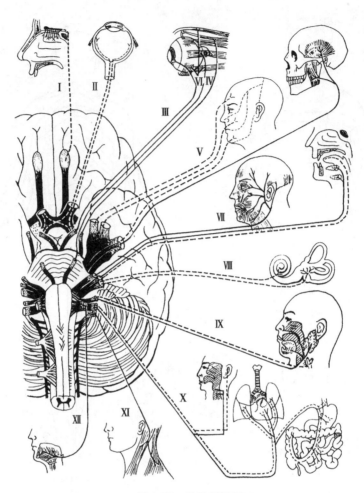

图 9-53　脑神经概观

表 9-5　脑神经名称

顺序和名称	性质	出入脑的部位	出入颅腔的部位
Ⅰ 嗅神经	感觉性	端脑	筛孔
Ⅱ 视神经	感觉性	间脑	视神经管
Ⅲ 动眼神经	运动性	中脑	眶上裂
Ⅳ 滑车神经	运动性	中脑	眶上裂
Ⅴ 三叉神经	混合性	脑桥	眼神经→眶上裂 上颌神经→圆孔 下颌神经→卵圆孔
Ⅵ 展神经	运动性	脑桥	眶上裂
Ⅶ 面神经	混合性	脑桥	内耳门→茎乳孔
Ⅷ 前庭蜗神经	感觉性	脑桥	内耳门
Ⅸ 舌咽神经	混合性	延髓	颈静脉孔
Ⅹ 迷走神经	混合性	延髓	颈静脉孔
Ⅺ 副神经	运动性	延髓	颈静脉孔
Ⅻ 舌下神经	运动性	延髓	舌下神经管

一般躯体运动纤维:由脑干内一般躯体运动核的轴突组成,分布于眼球外肌、舌肌等非鳃弓衍化而来的骨骼肌,支配它们的运动。

一般内脏运动纤维:分布于心肌、平滑肌和腺体,为副交感神经纤维。由脑干内一般内脏运动核(副交感核)发出,经过器官旁节或器官内节交换神经元后,其节后纤维,支配平滑肌、心肌的运动和腺体的分泌。

特殊内脏运动纤维:由脑干内特殊内脏运动核发出的轴突组成,分布于鳃弓衍化而来的骨骼肌,包括咀嚼肌、面肌和咽喉肌等,支配它们的运动。

为了学习方便,根据脑神经支配的对象可将以上7种纤维成分总括为以下4种:

躯体感觉纤维:包括前述的一般躯体感觉纤维和特殊躯体感觉纤维,传导头面部痛觉、温度觉、触觉、视觉、听觉和平衡觉。

内脏感觉纤维:包括前述的一般内脏感觉纤维和特殊的内脏感觉纤维,传导头、颈、胸、腹部的内脏感觉以及嗅觉和味觉。

躯体运动纤维:包括前述的一般躯体运动纤维和特殊内脏运动纤维,支配头颈部的骨骼肌运动。

内脏运动纤维:即前述的一般内脏运动纤维,支配平滑肌、心肌和腺体。

根据脑神经所含纤维成分的不同,可将12对脑神经分为3类:①传入(感觉性)神经,包括Ⅰ嗅神经、Ⅱ视神经、Ⅷ前庭蜗(位听)神经;②传出(运动性)神经,包括Ⅲ动眼神经、Ⅳ滑车神经、Ⅵ展神经、Ⅺ副神经和Ⅻ舌下神经;③混合性神经,包括Ⅴ三叉神经、Ⅶ面神经、Ⅸ舌咽神经、Ⅹ迷走神经。

（一）嗅神经

嗅神经 olfactory nerve(图9-54)为感觉性神经,传导嗅觉冲动。鼻腔嗅黏膜内的嗅细胞的中枢突聚集成20多条嗅丝(即嗅神经),穿颅前窝的筛孔入颅,终于嗅球。颅前窝骨折伤及筛板时可撕脱嗅丝而导致嗅觉障碍。

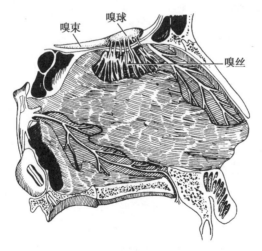

图9-54 嗅神经

（二）视神经

视神经 optic nerve(图9-55、图9-56)为感觉性神经,传导视觉冲动。视网膜内节细胞的轴突在视神经盘处汇聚,穿过巩膜而构成视神经,向后经视神经管入颅中窝,于垂体前方续为视交叉,经视束连于间脑的外侧膝状体。

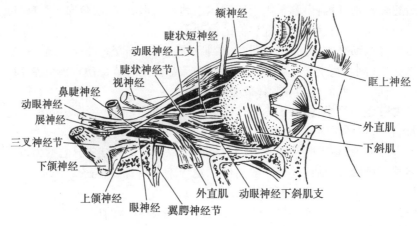

图 9-55 眶内神经（外侧面观）

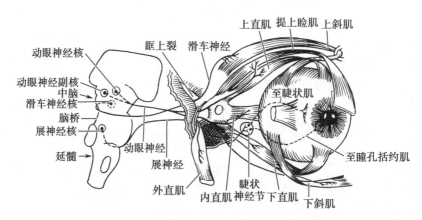

图 9-56 动眼神经、滑车神经、展神经分布示意图

（三）动眼神经

动眼神经 oculomotor nerve（图 9-55、图 9-56、图 9-82）为运动性神经，含有躯体运动和内脏运动（副交感）两种纤维成分。躯体运动纤维起于中脑内的动眼神经核，内脏运动纤维起于中脑内的动眼神经副核。动眼神经自中脑腹侧脚间窝出脑，前行进入海绵窦外侧壁上部，再经眶上裂入眶，立即分成上、下两支：上支细小，支配上睑提肌和上直肌；下支粗大，支配下直肌、内直肌和下斜肌。动眼神经中的内脏运动纤维由下斜肌支单独分出一小支进入睫状神经节，在节内交换神经元，节后纤维支配睫状肌和瞳孔括约肌，参与调节反射和瞳孔对光反射。**睫状神经节 ciliary ganglion**（图 9-55、图 9-56）为副交感神经节，位于视神经与外直肌之间。

动眼神经损伤可致上睑提肌、上直肌、内直肌、下直肌和下斜肌瘫痪，出现上睑下垂、瞳孔斜向外下方；其瞳孔括约肌、睫状肌瘫痪可出现瞳孔散大、瞳孔对光反射消失等症状。

（四）滑车神经

滑车神经 trochlear nerve（图 9-56、图 9-82）为运动性神经，含躯体运动纤维，起于中脑内的滑车神经核，自下丘下方出中脑后，绕大脑脚外侧前行，穿经海绵窦外侧壁，经眶上裂入眶，支配上斜肌。滑车神经损伤后上斜肌瘫痪，瞳孔不能转向外下方。

（五）三叉神经

三叉神经 trigeminal nerve（图 9-57、图 9-58、图 9-59）为混合性神经,含有躯体感觉和躯体运动两种纤维成分。躯体感觉纤维的细胞体位于**三叉神经节**内,该节位于颞骨岩部尖端处,节内为假单极神经元,中枢突聚集成粗大的三叉神经感觉根,在脑桥基底部与小脑中脚交界处入脑,止于三叉神经脑桥核和三叉神经脊束核;周围突组成三叉神经的3 大分支,即眼神经、上颌神经和下颌神经,分布于面部皮肤、口腔和鼻腔黏膜、牙与牙龈、鼻旁窦、眼球等处。躯体运动纤维起于脑桥内的三叉神经运动核,组成三叉神经运动根,在感觉根的下内侧经三叉神经节进入下颌神经,再经卵圆孔出颅,支配咀嚼肌。

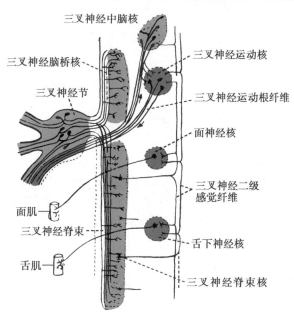

图 9-57 三叉神经核团及其与中枢联系

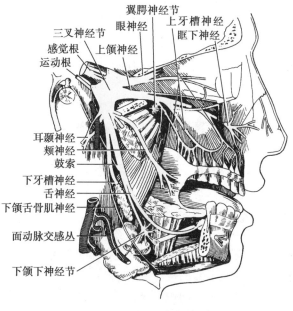

图 9-58 三叉神经（外面观）

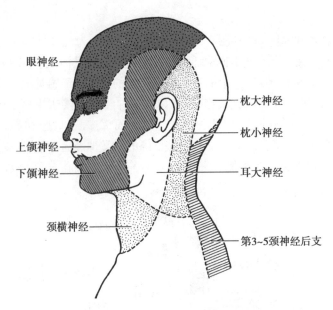

图 9-59　三叉神经头面部皮肤的神经分布

1. **眼神经 ophthalmic nerve**(图 9-58、图 9-59、图 9-82)　为感觉性神经,自三叉神经节分出后,穿经海绵窦外侧壁,在动眼神经和滑车神经下方经眶上裂入眶,分支分布于眼球、泪腺、结膜、部分鼻腔黏膜和硬脑膜。眼神经的终支为**眶上神经**,自眶上孔穿出后分布于上睑、鼻背和额顶部的皮肤。

2. **上颌神经 maxillary nerve**(图 9-58、图 9-59、图 9-82)　为感觉性神经,自三叉神经节分出后,穿经海绵窦外侧壁,由圆孔出颅后,经眶下裂入眶,延续为**眶下神经**,其经眶下孔穿出。上颌神经分布于上颌牙齿、牙龈、上颌窦、鼻腔黏膜及眼裂和口裂间的皮肤。

3. **下颌神经 mandibular nerve**(图 9-58、图 9-59、图 9-62)　是 3 支中最粗大的一支,为混合性神经,自三叉神经节分出后,经卵圆孔出颅,分为前、后两干。前干细小,除发肌支支配咀嚼肌外,还分出一支**颊神经**,分布于颊部皮肤及颊黏膜。后干粗大,分布于硬脑膜、下颌牙齿及牙龈、舌前 2/3 及口腔底的黏膜、耳颞区和口裂以下的皮肤等处,其主要分支有:

(1) **耳颞神经 auriculotemporal nerve**:以两根起于后干,其间夹持脑膜中动脉,向后合成一干,经下颌颈内侧与颞浅血管伴行,穿过腮腺上行,分布于腮腺、耳前面及颞区皮肤。

(2) **舌神经 lingual nerve**:在下颌支内侧下降,向前呈弓形越过下颌下腺上方,达口腔黏膜深面,分布于口腔底及舌前 2/3 的黏膜。舌神经行程中有来自面神经的**鼓索**加入,分布于舌前 2/3 黏膜的味蕾,感受味觉。

(3) **下牙槽神经 inferior alveolar nerve**:在舌神经后方,沿翼内肌外侧下行,经下颌孔入下颌管,在管内分支组成下牙丛,分支分布于下颌牙齿和牙龈。其终支自颏孔浅出称**颏神经**,分布于颏部及下唇的皮肤和黏膜。

一侧三叉神经完全损伤,出现同侧面部皮肤及口、鼻腔黏膜感觉障碍,角膜反射消失;同侧咀嚼肌瘫痪、萎缩,张口时下颌偏向患侧。临床上三叉神经痛可涉及三叉神经某一分支或全部分支,压迫眶上孔、眶下孔或颏孔可诱发患支分布区域的疼痛。

（六）展神经

展神经 abducent nerve（图9-55、图9-56、图9-82）为运动性神经,含躯体运动纤维,起于脑桥内的展神经核,自延髓脑桥沟中部出脑,前行至颞骨岩部尖端穿入海绵窦,经眶上裂入眶,分布于外直肌。展神经损伤可引起外直肌麻痹,因眼球不能外展而出现眼内斜视。

（七）面神经

面神经 facial nerve（图9-60、图9-61、图9-62）为混合性神经,含有3种纤维成分。躯体运动纤维起于脑桥内的面神经核,支配面部表情肌;内脏运动纤维属副交感神经纤维,起于脑桥内上泌涎核,换元后的节后纤维分布于泪腺、下颌下腺、舌下腺及鼻腔、腭的黏膜腺,管理腺体的分泌;内脏感觉纤维即味觉纤维,其胞体位于**膝神经节**,周围突分布于舌前2/3黏膜的味蕾,中枢突止于孤束核。膝神经节位于面神经管内转折处。

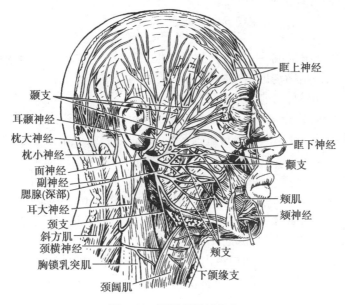

图9-60　面神经及其分支

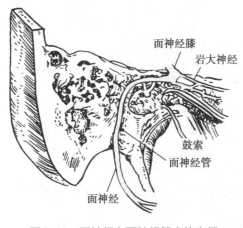

图9-61　面神经在面神经管内的走行

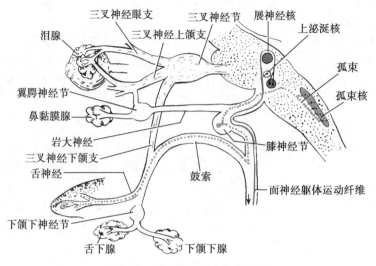

图 9-62　面神经纤维分布示意图

面神经由两个根组成,一是较大的运动根,另一个是较小的混合根(含感觉和副交感纤维),自脑桥延髓沟出脑,进入内耳门后两根合成一干,穿过内耳道底进入面神经管,再由茎乳孔出颅,向前穿过腮腺到达面部。

1. **面神经管内的分支**　①**鼓索 chorda tympani**(图 9-61、图 9-62):在面神经出茎乳孔前约 6mm 处发出,向前上行进入鼓室,继而穿岩鼓裂出鼓室至颞下窝,行向前下并入舌神经。鼓索含两种纤维:味觉纤维随舌神经分布于舌前 2/3 的味蕾,传导味觉;副交感纤维进入**下颌下神经节**换元,节后纤维分布于下颌下腺和舌下腺,管理腺体分泌。②**岩大神经 greater petrosal nerve**(图 9-61、图 9-62):含副交感纤维,自膝神经节处分出至颅底内面,再经破裂孔至颅底外面的翼腭窝,进入**翼腭神经节**换元,其节后纤维管理泪腺、腭及鼻腔黏膜的腺体分泌。

2. **面神经管外的分支**　面神经出茎乳孔后前行进入腮腺,在腮腺内组成腮腺内丛,由丛再发分支由腮腺前缘呈扇形穿出,发出的分支包括颞支、颧支、颊支、下颌缘支和颈支等,支配表情肌等(图 9-60)。

面神经行程较长,损伤部位不同,所引起的症状也有所差异。若面神经出茎乳孔后损伤,主要症状为患侧面肌瘫痪,表现为患侧额纹消失,不能皱眉;睑裂不能闭合,角膜反射消失;鼻唇沟变浅或消失,口角下垂,发笑时口角歪向健侧;不能吹口哨和鼓腮等。若面神经在面神经管内损伤,除有患侧面瘫的表现外,还伴有舌前 2/3 味觉的丧失、唾液腺和泪腺等腺体分泌障碍引起的眼干、鼻腔干燥等症状。

【附】角膜反射

以棉絮轻触一侧角膜时,引起两眼同时闭合,此现象称为角膜反射。其反射通路如下:角膜→三叉神经的眼神经→三叉神经脑桥核和脊束核→两侧的面神经核→面神经→两侧的眼轮匝肌。

（八）前庭蜗神经

前庭蜗神经 vestibulocochlear nerve 由前庭神经和蜗神经组成,为感觉性神经,含躯体感觉纤维。

1. **前庭神经 vestibular nerve**(图 9-63)　传导平衡觉。其所属双极神经元的胞体在内耳道底聚集成**前庭神经节**,周围突穿内耳道底分布于内耳椭圆囊斑、球囊斑和壶腹嵴中的毛细胞,中枢突组成前庭神经,经内耳门入颅,经脑桥延髓沟外侧入脑,终于脑干的前庭神经核。

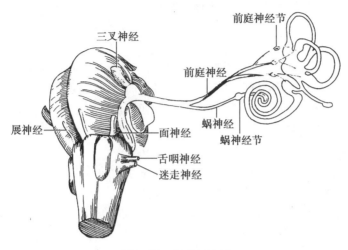

图9-63　前庭蜗神经

2. **蜗神经 cochlear nerve**(图9-63)　传导听觉。其所属双极神经元的胞体在内耳蜗轴内聚集成**蜗神经节**,周围突分布于内耳螺旋器上的毛细胞,中枢突组成蜗神经,经内耳门入颅,经脑桥延髓沟外侧入脑,终于脑干的蜗神经核。

前庭蜗神经损伤后,患侧出现神经性耳聋和平衡功能障碍。前庭神经受刺激可引起眩晕,常伴有眼球震颤、呕吐等症状。

（九）舌咽神经

舌咽神经 glossopharyngeal nerve(图9-64)为混合性神经,含4种纤维成分:躯

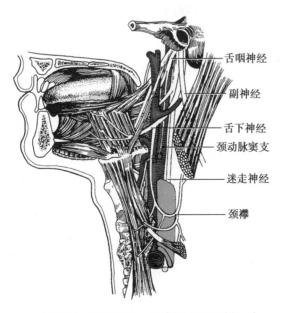

图9-64　舌咽神经、副神经及舌下神经

体运动纤维起于疑核,支配茎突咽肌;内脏运动纤维属副交感纤维,起于下泌涎核,在
耳神经节交换神经元,其节后纤维分布于腮腺,管理腺体分泌;内脏感觉纤维其胞体位
于颈静脉孔处的舌咽神经**下神经节**内,中枢突终于孤束核,其周围突分布于咽、舌后
1/3、咽鼓管和鼓室等处黏膜以及颈动脉窦和颈动脉小球,传导内脏感觉;躯体感觉纤
维其胞体位于颈静脉孔内的舌咽神经**上神经节**内,中枢突终于三叉神经脊束核,其周
围突分布于耳后皮肤。

　　舌咽神经的根丝连于延髓橄榄的后方,前行与迷走神经和副神经同穿颈静脉孔出
颅。出颅后先在颈内动、静脉间下降,继而呈弓形向前达舌根。其主要分支如下:

　　1. **舌支 lingual branches**(图9-64)　为舌咽神经的终支,分布于舌后1/3黏膜和
味蕾,传导一般感觉和味觉。

　　2. **颈动脉窦支 carotid sinus branches**(图9-64)　有1~2支,属感觉性,在颈静
脉孔下方发出,沿颈内动脉下行,分布于颈动脉窦和颈动脉小球,分别感受血压和血液
中二氧化碳浓度的变化,反射性地调节血压和呼吸。

　　3. **鼓室神经 tympanic nerve**　发自下神经节,进入鼓室,在鼓室内侧壁黏膜内与
交感神经纤维共同形成鼓室丛,发数小支分布至鼓室、咽鼓管和乳突小房黏膜,传导感
觉。鼓室神经的终支为**岩小神经**,含来自下泌涎核的副交感纤维,出鼓室达**耳神经节**
(位于卵圆孔下方,贴附于下颌神经的内侧)换元,其节后纤维随耳颞神经分布于腮
腺,支配其分泌。

　　(十)迷走神经

　　迷走神经 vagus nerve(图9-64、图9-65)为混合性神经,是行程最长、分布范围最
广的脑神经,含有4种纤维成分:躯体运动纤维起于疑核,支配咽喉肌;内脏运动纤维
属副交感纤维,起于迷走神经背核,分布于颈、胸和腹部的脏器,在器官旁节或器官内
节交换神经元,其节后纤维管理平滑肌、心肌和腺体的活动;内脏感觉纤维的胞体位于
迷走神经**下神经节**内,中枢突终于孤束核,其周围突分布于颈、胸和腹部的脏器;躯体
感觉纤维的胞体位于迷走神经**上神经节**内,中枢突止于三叉神经脊束核,其周围突分
布于耳郭、外耳道的皮肤和硬脑膜。

　　迷走神经根丝连于延髓橄榄的后方,经颈静脉孔出颅,在此处有膨大的迷走神经
上、下神经节。迷走神经干在颈部位于颈动脉鞘内,在颈内静脉与颈内动脉或颈总动
脉之间的后方下行至颈根部,由此向下,左迷走神经在左颈总动脉与左锁骨下动脉之
间下行,越过主动脉弓的前方,经左肺根的后方至食管前面分成许多细支,构成左肺丛
和食管前丛,在食管下段又集中起来延续为**迷走神经前干**。右迷走神经过右锁骨下动
脉前方,沿气管右侧下行,经右肺根后方达食管后面,分支构成右肺丛和食管后丛,向
下集中起来延续为**迷走神经后干**。迷走神经前、后干向下与食管一起穿膈的食管裂孔
进入腹腔,分布于胃前、后壁,其终支为腹腔支,参与构成腹腔丛。迷走神经沿途发出
许多分支,其中较重要的分支有:

　　1. **颈部的分支**　主要有喉上神经 superior laryngeal nerve(图9-65),其发自下
神经节,沿颈内动脉内侧下行,在舌骨大角水平分成喉内、外两支。喉外支配环甲
肌。喉内支为感觉支,分布于咽、会厌、舌根及声门裂以上的喉黏膜。

　　2. **胸部的分支**

　　(1) **喉返神经 recurrent laryngeal nerve**(图9-65):左、右侧喉返神经均由迷走

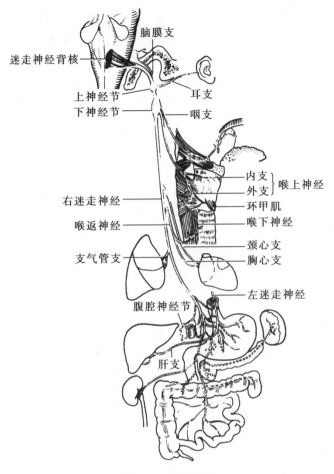

图 9-65　迷走神经

神经在胸部发出后返回至颈部,但二者勾绕的结构各不相同。右喉返神经在右锁骨下动脉前方处由右迷走神经发出,并勾绕此动脉,上行返回至颈部。左喉返神经在主动脉弓前方处由左迷走神经发出,并勾绕主动脉弓返回至颈部。在颈部,两侧的喉返神经均上行于气管食管间沟内,至甲状腺侧叶深面、环甲关节后方进入喉内,终支称**喉下神经**,分数支分布于喉。其躯体运动纤维支配除环甲肌以外的所有喉肌,内脏感觉纤维分布于声门裂以下的喉黏膜。喉返神经在行程中还发出**胸心支**,参加心丛。

一侧喉返神经损伤可致声音嘶哑,两侧同时损伤可引起呼吸困难,甚至窒息。

(2) **支气管支**和**食管支**:是左、右迷走神经在胸部发出的一些细小分支,与交感神经的分支共同构成肺丛和食管丛,然后,自这两丛再发出分支分布于气管、支气管、肺及食管,除支配这些器官的平滑肌和腺体外,同时还传导这些脏器和胸膜的感觉。

3. 腹部的分支

(1) **胃前支** anterior gastric branches 和**肝支** hepatic branches(图 9-65):为迷走神经前干的两个终支,胃前支沿胃小弯向右,沿途发出 4~6 个小支,分布于胃前壁。肝支有 1~3 条,参加构成肝丛,随肝固有动脉分布于肝、胆囊等处。

(2) **胃后支** posterior gastric branches 和**腹腔支** celiac branches(图 9-65):为

迷走神经后干的两个终支,胃后支沿胃小弯深部走行,沿途发支至胃后壁,分布于幽门窦及幽门管后壁。腹腔支向右行与交感神经一起构成腹腔丛,伴腹腔干、肠系膜上动脉及肾动脉等分支分布于肝、胆、胰、脾、肾及结肠左曲以上的消化管。

(十一) 副神经

副神经 accessory nerve(图 9-64)为运动性神经,含躯体运动纤维,起自副神经核,在延髓侧面出脑,经颈静脉孔出颅,绕颈内静脉行向外下方,经胸锁乳突肌深面继续向外下斜行进入斜方肌深面,分支支配胸锁乳突肌和斜方肌。

(十二) 舌下神经

舌下神经 hypoglossal nerve(图 9-64)为运动性神经,含躯体运动纤维。由舌下神经核发出后,自延髓前外侧沟出脑,经舌下神经管出颅,下行于颈内动脉和颈内静脉之间,在舌神经和下颌下腺管下方穿颏舌肌入舌,支配全部舌内肌和大部舌外肌。

一侧舌下神经损伤,患侧舌肌瘫痪,伸舌时舌尖偏向患侧。

12 对脑神经的纤维成分、起核和止核、分布与损伤症状见表 9-6。

表 9-6 12 对脑神经总结表

名称	成分	起核	终核	分布	损伤症状
I 嗅神经	内脏感觉		嗅球	鼻腔嗅黏膜	嗅觉障碍
II 视神经	躯体感觉		外侧膝状体	眼球视网膜	视觉障碍
III 动眼神经	躯体运动	动眼神经核		上、下、内直肌、下斜肌、上睑提肌	眼球外斜视、上睑下垂
	内脏运动	动眼神经副核		瞳孔括约肌、睫状肌	瞳孔散大,瞳孔对光反射消失
IV 滑车神经	躯体运动	滑车神经核		上斜肌	眼球不能向外下斜视
V 三叉神经	躯体感觉		三叉神经脊束核 三叉神经脑桥核	头面部皮肤,口腔、鼻腔黏膜、牙及牙龈、眼球、硬脑膜	感觉障碍
	躯体运动	三叉神经运动核		咀嚼肌	咀嚼肌瘫痪
VI 展神经	躯体运动	展神经核		外直肌	眼球内斜视
VII 面神经	躯体运动	面神经核		面部表情肌	额纹消失、眼不能闭合、口角歪向健侧、鼻唇沟变浅
	内脏运动	上泌涎核		泪腺、下颌下腺、舌下腺及鼻腔和腭的腺体	分泌障碍
	内脏感觉		孤束核	舌前 2/3 味蕾	味觉障碍
VIII 前庭蜗神经	躯体感觉		前庭神经核	前庭器	眩晕、眼球震颤等
			蜗神经核	螺旋器	听觉障碍

笔记

名称	成分	起核	终核	分布	损伤症状
IX舌咽神经	躯体运动	疑核		茎突咽肌	
	内脏运动	下泌涎核		腮腺	分泌障碍
	内脏感觉		孤束核	咽、鼓室、咽鼓管、软腭、舌后 1/3 黏膜、颈动脉窦、颈动脉小球	咽后与舌后 1/3 感觉（包括味觉）障碍等
	躯体感觉		三叉神经脊束核	耳后皮肤	
X迷走神经	内脏运动	迷走神经背核		胸腹腔内脏平滑肌、心肌、腺体	心动过速、内脏活动障碍
	躯体运动	疑核		咽、喉肌	发音困难、声音嘶哑、吞咽障碍
	内脏感觉		孤束核	胸腹腔脏器、咽喉黏膜	
	躯体感觉		三叉神经脊束核	硬脑膜、耳郭及外耳道皮肤	
XI副神经	躯体运动	副神经核		胸锁乳突肌、斜方肌	一侧胸锁乳突肌瘫痪，头无力转向对侧；斜方肌瘫痪，肩下垂，提肩无力
XII舌下神经	躯体运动	舌下神经核		舌肌	舌肌瘫痪、萎缩、伸舌时舌尖偏向患侧

三、内脏神经系统

内脏神经系统 visceral nervous system 是神经系统的重要组成部分之一，内脏神经主要分布于内脏、心血管和腺体。内脏神经和躯体神经一样，均含有运动（传出）和感觉（传入）2 种纤维成分。内脏运动神经调节内脏和心血管的运动，控制腺体的分泌，通常不受人的意志控制，故又称**自主神经系统**。内脏感觉神经将来自内脏、心血管等处的感觉冲动传入各级中枢，经中枢整合后，通过内脏运动神经调节这些器官的活动，在维持机体内、外环境的动态平衡和机体正常生命活动中发挥重要作用（图 9-66）。

（一）内脏运动神经

内脏运动神经 visceral motor nerve 和躯体运动神经在结构和功能上有较大差别，现将其主要差异归纳如下：

支配的器官不同：躯体运动神经支配骨骼肌，内脏运动神经支配心肌、平滑肌和腺体。

神经元数目不同：躯体运动神经自低级中枢至骨骼肌，只有一级神经元。而内脏运动神经自低级中枢发出后，都要在周围部的内脏神经节交换神经元，再由节内神经

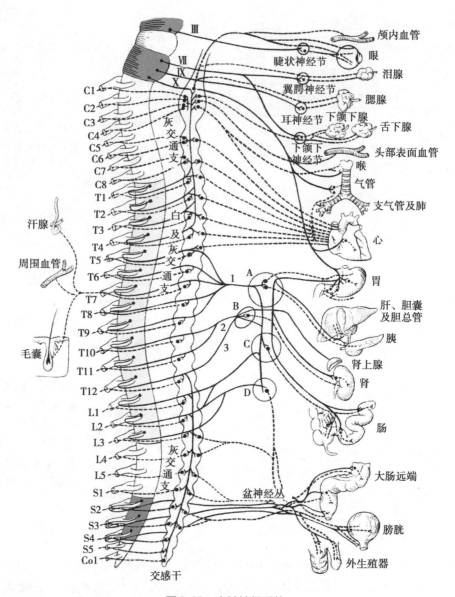

图 9-66　内脏神经系统

元发出纤维到达效应器。因此,内脏运动神经从低级中枢到达所支配的器官需经过两级神经元。第一级神经元称**节前神经元**,胞体位于脑干和脊髓内,其轴突称**节前纤维**;第二级神经元为**节后神经元**,胞体位于周围部的内脏神经节内,其轴突称**节后纤维**(图 9-67、图 9-68)。

　　分布形式不同:躯体运动神经以神经干的形式分布,而内脏运动神经则常攀附于脏器或血管的表面形成神经丛,再由丛发出分支至所支配的器官。

　　纤维类型不同:躯体运动神经纤维一般是比较粗的有髓纤维,而内脏运动神经纤维则是薄髓(节前纤维)和无髓(节后纤维)的细纤维。

　　纤维成分不同:躯体运动神经只有一种纤维成分,即躯体运动纤维;而内脏运动神经有交感和副交感两种纤维成分。多数内脏器官接受交感神经和副交感神经的双重支配。

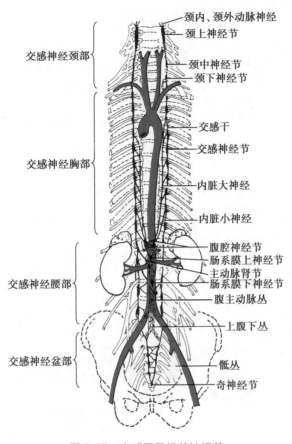

图 9-67　交感干及椎前神经节

1. **交感神经 sympathetic nerve**　其低级中枢位于脊髓第 1 胸节段～第 3 腰节段（T_1～L_3）的侧角内。根据交感神经低级中枢的位置,故交感神经也称为"内脏神经胸腰部"。交感神经的周围部包括交感神经节以及由节发出的分支和交感神经丛等。

（1）**交感神经节**:为交感神经节后神经元胞体所在处。依其所在位置不同,可分为椎旁神经节和椎前神经节。

1）**椎旁神经节 paravertebral ganglia**:位于脊柱两旁,同侧相邻椎旁神经节之间借节间支相连,形成链索状的**交感干 sympathetic trunk**,故椎旁神经节又称**交感干神经节 ganglia of sympathetic trunk**。左、右交感干均上起自颅底,下至尾骨,两干下端在尾骨前合为单个的奇神经节(图 9-67)。

椎旁神经节总数约有 19～23 对和尾部 1 个单节。颈部交感干神经节一般有 3 对,分别称为**颈上神经节**、**颈中神经节**和**颈下神经节**。胸部有 10～12 对,腰部有 4～5 对,骶部有 2～3 对,尾部为 1 个单节(奇神经节)。

2）**椎前神经节 prevertebral ganglia**:位于脊柱前方,腹主动脉脏支根部,呈不规则的节状团块。主要有**腹腔神经节 celiac ganglia**、**主动脉肾神经节 aorticorenal ganglia**、**肠系膜上神经节 superior mesenteric ganglion** 及**肠系膜下神经节 inferior mesenteric ganglion** 等(图 9-67、图 9-68)。

（2）**交通支 communicating branches**:交感干神经节借交通支与相应的脊神经

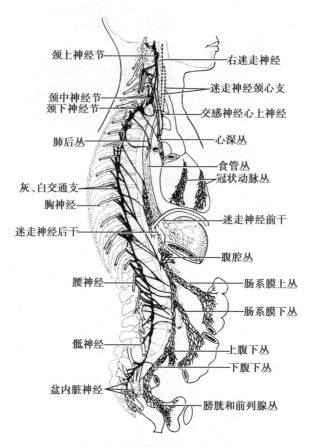

颈上神经节　　　　　　　　右迷走神经

迷走神经颈心支

颈中神经节　　　　　　　　交感神经心上神经
颈下神经节

肺后丛　　　　　　　　　　心深丛

食管丛
冠状动脉丛

灰、白交通支

胸神经　　　　　　　　　　迷走神经前干

迷走神经后干　　　　　　　腹腔丛

腰神经　　　　　　　　　　肠系膜上丛

肠系膜下丛

骶神经　　　　　　　　　　上腹下丛
下腹下丛

盆内脏神经　　　　　　　　膀胱和前列腺丛

图 9-68　交感干和内脏神经丛

相连。交通支分为白交通支和灰交通支（图 9-66）。**白交通支**是脊髓侧角细胞发出的
节前纤维离开脊神经进入交感干神经节的通路，只见于全部胸神经和上 3 对腰神经与
交感干神经节之间，因纤维有髓鞘，呈白色，故称白交通支。**灰交通支**是交感干神经节
发出的节后纤维进入脊神经的通路，存在于交感干神经节与全部脊神经之间，因纤维
无髓鞘，呈灰色，故称灰交通支。

　　（3）**交感神经节前纤维和节后纤维的去向**：交感神经节前纤维自脊髓侧角发出，
经脊神经前根、脊神经、白交通支进入交感干后有三种去向：①终止于相应的交感干神
经节，并交换神经元。②在交感干内上升或下降，然后终止于上方或下方交感干神经
节，并交换神经元。③穿过交感干神经节后，至椎前神经节交换神经元。

　　由交感干神经节发出的节后纤维也有三种去向：①经灰交通支返回脊神经，随脊
神经分布至头颈部、躯干部和四肢的血管、汗腺和立毛肌（竖毛肌）等。31 对脊神经与
交感干神经节之间都有灰交通支联系，故脊神经分支内一般都含有交感神经的节后纤
维。②攀附于动脉形成神经丛，并随动脉及其分支到达所支配的器官。③由交感干神
经节发出分支直接分布到所支配的器官。

　　自椎前神经节发出的节后纤维主要是形成神经丛攀附动脉走行，分布到腹腔和盆
腔脏器。

　　（4）**交感神经的分布**（图 9-66、图 9-67、图 9-68）：交感神经的分布大致如下：

自脊髓第 1~5 胸节段($T_{1~5}$)侧角细胞发出的节前纤维交换神经元后,其节后纤维支配头、颈、胸腔脏器和上肢的血管、汗腺及立毛肌;自脊髓第 5~12 胸节段($T_{5~12}$)侧角细胞发出的节前纤维交换神经元后,其节后纤维支配肝、脾、肾等实质性器官和腹腔内结肠左曲以上的消化管;自脊髓上腰节段($L_{1~3}$)侧角细胞发出的节前纤维交换神经元后,其节后纤维支配结肠左曲以下的消化管、盆腔脏器和下肢的血管、汗腺及立毛肌。

2. **副交感神经 parasympathetic nerve** 其低级中枢位于脑干内的副交感核和脊髓第 2~4 骶节段($S_{2~4}$)的骶副交感核。由副交感神经核发出副交感神经的节前纤维至周围部的副交感神经节交换神经元,发出节后纤维到达所支配的器官。根据副交感神经低级中枢的位置,故副交感神经也称为"内脏神经脑骶部"。副交感神经的周围部包括副交感神经节及进出于节的节前纤维和节后纤维。根据副交感神经节的位置不同,可分为**器官旁节**和**器官内节**,前者位于所支配的器官附近,后者位于所支配的器官壁内。其中,位于颅部的副交感神经节体积较大,肉眼可见,如睫状神经节、下颌下神经节、翼腭神经节和耳神经节等。除颅部以外,身体其他部位的副交感神经节体积很小,肉眼难以辨别,如:位于心丛、肺丛、膀胱丛和子宫阴道丛内的器官旁节,以及位于支气管和消化管壁内的器官内节,需借助显微镜才能观察到。

(1)**颅部副交感神经**:其节前纤维行于动眼神经、面神经、舌咽神经和迷走神经内。①随动眼神经走行的副交感神经节前纤维,由中脑内的动眼神经副核发出,进入眶后,在视神经外侧的睫状神经节内交换神经元,其节后纤维穿入眼球壁,分布于瞳孔括约肌和睫状肌。②随面神经走行的副交感神经节前纤维,由脑桥内的上泌涎核发出,一部分节前纤维经岩大神经至翼腭神经节交换神经元,其节后纤维至泪腺和鼻腔黏膜的腺体;另一部分节前纤维通过鼓索加入舌神经,再到下颌下神经节交换神经元,其节后纤维分布于下颌下腺和舌下腺。③随舌咽神经走行的副交感神经节前纤维,由延髓内的下泌涎核发出,至卵圆孔下方的耳神经节交换神经元,其节后纤维分布到腮腺。④随迷走神经走行的副交感神经节前纤维,由延髓内的迷走神经背核发出,随迷走神经分支到胸、腹腔脏器的器官旁节或器官内节交换神经元,其节后纤维随即分布于胸、腹腔脏器(结肠左曲以下的消化管除外)。

(2)**骶部副交感神经**:其节前纤维由脊髓第 2~4 骶节段($S_{2~4}$)副交感神经核发出,随骶神经前根、前支出骶前孔至盆腔,组成**盆内脏神经 pelvic splanchnic nerves**,参加盆丛,随盆丛分支到降结肠、乙状结肠和盆腔脏器,在器官旁节或器官内节交换神经元,节后纤维支配这些器官的平滑肌和腺体。

3. **交感神经和副交感神经的主要区别**

(1)**低级中枢的部位不同**:交感神经低级中枢位于脊髓第 1 胸节段~第 3 腰节段($T_1~L_3$)的侧角内;副交感神经低级中枢位于脑干内的副交感神经核和脊髓第 2~4 骶节段($S_{2~4}$)的副交感神经核。

(2)**周围神经节的位置不同**:交感神经节位于脊柱的两旁(椎旁神经节)和脊柱的前方(椎前神经节);副交感神经节位于所支配的器官近旁(器官旁节)和器官壁内(器官内节)。因此,副交感神经节前纤维比交感神经节前纤维长,而节后纤维则较短。

（3）**分布范围不同**：交感神经在周围的分布范围较广,除至头颈部、胸腹腔脏器外,还遍及全身的血管、腺体及立毛肌等。副交感神经的分布不如交感神经广泛,一般认为大部分血管、汗腺、立毛肌和肾上腺髓质均无副交感神经支配。

（4）**节前神经元与节后神经元的比例不同**：一个交感节前神经元的轴突可与较多节后神经元组成突触;而一个副交感神经节前神经元的轴突则与较少的节后神经元组成突触。

（5）**对同一器官所起的作用不同**：交感神经与副交感神经对同一器官的作用是互相拮抗、又互相统一的。例如:当机体运动加强时,为适应机体代谢的需要,交感神经兴奋增强,而副交感神经兴奋减弱,于是出现心跳加快、血压升高、支气管扩张、瞳孔开大、消化活动受抑制等现象。而当机体处于安静或睡眠状态时,副交感神经兴奋加强,交感神经相对抑制,因而可出现心跳减慢、血压下降、支气管收缩、消化活动增强等,以利于体力的恢复和能量的储存。

（二）内脏感觉神经

内脏感觉神经通过感受器接受来自内脏的刺激,将其转变为神经冲动传至中枢。如同躯体感觉神经一样,内脏感觉神经元的胞体位于脊神经节和脑神经节内,亦为假单极神经元。周围突随交感神经和副交感神经分布;中枢突进入脊髓和脑干,分别止于脊髓后角和脑干内的孤束核。内脏感觉纤维一方面借中间神经元与内脏运动神经元联系,形成内脏-内脏反射,或与躯体运动神经元联系,形成内脏-躯体反射;另一方面经过较复杂的传导途径将冲动传至大脑皮质,产生内脏感觉。

内脏感觉包括特殊内脏感觉和一般内脏感觉。特殊内脏感觉指的是嗅觉和味觉,而一般内脏感觉指的是除嗅觉和味觉外的全部心、血管、腺体和内脏的感觉。

由于内脏感觉纤维数目较少,且多为细纤维,痛阈较高,故一般强度的刺激不引起主观感觉。内脏感觉的传入途径比较分散,即一个脏器的感觉纤维经过多个节段的脊神经进入中枢,而一条脊神经又包含来自几个脏器的感觉纤维。因此,内脏痛往往是弥散的,定位也不准确,比较模糊。

【附】牵涉性痛

当某些内脏器官发生病变时,常在体表的一定区域产生感觉过敏或痛觉,这种现象称**牵涉性痛 referred pain**。例如,心绞痛时,常在胸前区及左臂内侧皮肤感到疼痛。肝胆疾病时,常在右肩部感到疼痛等(图 9-69)。这在临床上有助于内脏疾病的定位诊断。

关于牵涉痛的发生机制,目前尚未完全清楚。一般认为,发生牵涉痛的体表部位与病变器官往往接受同一脊髓节段支配,体表部位和病变器官的感觉神经进入同一脊髓节段,并在脊髓后角内密切联系。因此,从病变内脏传来的冲动可以扩散或影响到邻近的躯体感觉神经元,从而产生牵涉性痛。近年来的研究发现,一个脊神经节神经元的周围突既分支到躯体,又分支到内脏器官,并认为这是牵涉痛机制的形态学基础。

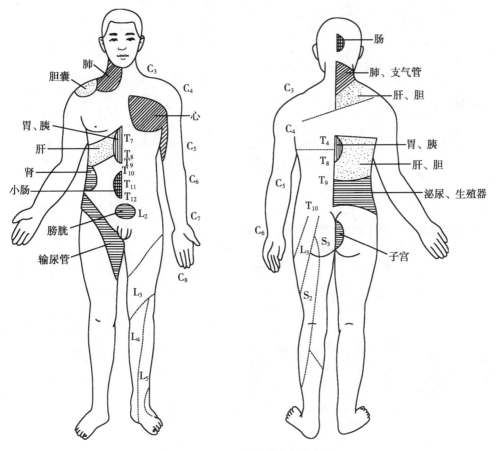

图 9-69　内脏患病时的牵涉痛区

第四节　神经传导通路

机体内、外的感受器接受的刺激转变为神经冲动,经周围神经传入中枢神经系统,最后至大脑皮质产生感觉。大脑皮质将这些信息整合后发出指令,传递到脑干或脊髓的运动神经元,经传出神经到达躯体或内脏效应器,引起效应。高级中枢与感受器或效应器之间,通过神经元组成的传导神经冲动的通路,称传导通路。

由感受器经过传入神经、皮质下各级中枢至大脑皮质的神经通路,称感觉传导通路或上行传导通路;由大脑皮质经皮质之下各级中枢、传出神经至效应器的神经通路称运动传导通路或下行传导通路。

一、感觉传导通路

（一）本体觉传导通路

本体觉是指肌、腱、关节等运动器官的位置觉、运动觉和振动觉,又称深感觉。躯干和四肢本体觉传导通路分为意识性和非意识性两种。

1. 躯干和四肢意识性本体感觉传导通路　意识性本体觉传导通路是指将本体觉冲动传至大脑皮质,产生意识性感觉。此外,本体感觉传导通路中还传导皮肤的精细触觉。由三级神经元组成(图 9-70、图 9-71)。

笔记

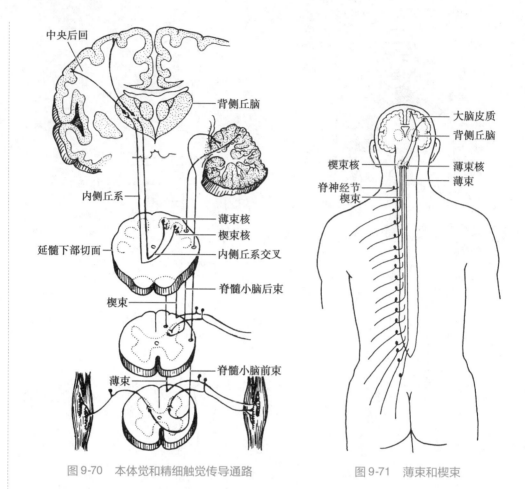

图 9-70　本体觉和精细触觉传导通路

图 9-71　薄束和楔束

第 1 级神经元胞体位于脊神经节内,为假单极神经元,其周围突随脊神经分布到躯干和四肢的肌、腱、关节等处的本体觉感受器和皮肤精细触觉感受器,中枢突经脊神经后根,进入脊髓同侧的后索。来自脊髓第 4 胸节段以下的纤维走在内侧,形成薄束,传导躯干下部和下肢的本体感觉和皮肤的精细触觉;来自第 4 胸节段以上的纤维位于薄束的外侧,形成楔束,传导躯干上部和上肢的本体感觉和皮肤的精细触觉。薄束和楔束在脊髓后索内上升,分别止于延髓的薄束核和楔束核。

第 2 级神经元胞体位于延髓的薄束核和楔束核,由两核发出的纤维呈弓形前行至中央管腹侧,在中线与对侧纤维交叉,形成内侧丘系交叉,交叉后的纤维在中线两侧上行,称内侧丘系,经过脑桥和中脑止于背侧丘脑腹后外侧核。

第 3 级神经元胞体位于背侧丘脑腹后外侧核,此核发出纤维参与组成丘脑皮质束,经内囊后肢投射到中央后回的上 2/3 和中央旁小叶的后部。

该传导通路损伤,患者闭目不能确定相应部位的位置姿势和运动方向,振动觉消失,同时精细触觉也丧失。

2. 躯干和四肢非意识性本体感觉传导通路(图 9-70)　非意识性本体感觉传导通路是指将躯干和四肢本体觉感受器产生的信息传至小脑的通路,产生非意识性感觉,反射性调节躯干和四肢的肌张力和协调运动,维持身体的平衡和姿势。

（二）浅感觉传导通路

浅感觉传导通路传导痛觉、温度觉、粗触觉的冲动,由三级神经元组成。

1. **躯干和四肢浅感觉传导通路**(图 9-72、图 9-73)

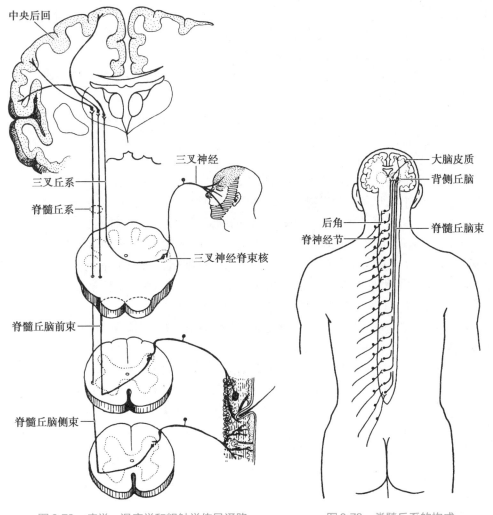

图 9-72 痛觉、温度觉和粗触觉传导通路　　　　图 9-73 脊髓丘系的构成

第 1 级神经元胞体位于脊神经节内,为假单极神经元,周围突随脊神经分布到躯干、四肢皮肤的感受器,中枢突经脊神经后根进入脊髓,止于后角细胞。

第 2 级神经元胞体位于脊髓后角的后角细胞,它发出纤维上升 1~2 脊髓节段,再经中央管前方的白质前连合交叉到对侧。其中一部分纤维进入外侧索组成脊髓丘脑侧束,传导痛觉和温度觉。另一部分纤维进入前索组成脊髓丘脑前束,传导粗触觉。两束分别在脊髓外侧索和前索上行,经脑干止于背侧丘脑腹后外侧核。

第 3 级神经元胞体位于背侧丘脑腹后外侧核,它们发出的纤维参与组成丘脑皮质束,经内囊后肢投射到中央后回上 2/3 和中央旁小叶的后部。

一侧脊髓丘脑侧束和脊髓丘脑前束受损,受损平面 1~2 脊髓节段以下对侧皮肤痛觉、温度觉减弱或丧失,粗触觉缺失不显著,因后索亦传导触觉。

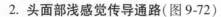

2. 头面部浅感觉传导通路(图 9-72)

第 1 级神经元胞体位于三叉神经节内,为假单极神经元,其周围突经三叉神经分布于头面部皮肤和口、鼻腔黏膜等感受器,中枢突组成三叉神经根入脑桥,其中传递痛觉和温度觉的纤维下降,形成三叉神经脊束,止于三叉神经脊束核;传递触觉的纤维终止于三叉神经脑桥核。

第 2 级神经元胞体位于三叉神经脊束核和脑桥核,它们发出纤维交叉到对侧,组成三叉丘系,止于背侧丘脑腹后内侧核。

第 3 级神经元胞体位于背侧丘脑腹后内侧核,它们发出纤维参与组成丘脑皮质束,经内囊后肢,投射到中央后回下 1/3。

此通路在交叉部位以上损伤则对侧头面部出现浅感觉障碍,若在交叉部位以下损伤则同侧头面部浅感觉障碍。

(三)视觉传导通路

视觉传导通路传导两眼视觉。当两眼向前平视时所能看到的空间范围称**视野**。视野分为鼻侧半视野和颞侧半视野。物体由于眼球屈光系统对光线的折射,鼻侧半视野的物像投射到颞侧半视网膜,颞侧半视野的物像投射到鼻侧半视网膜。

视网膜的视杆细胞和视锥细胞为感光细胞,感受光刺激后,将冲动传至双极细胞。双极细胞为第 1 级神经元,将神经冲动传至神经节细胞。神经节细胞为第 2 级神经元,其轴突在视神经盘处集合成视神经,经两侧视神经管入颅腔,汇合为视交叉,经视束向后,主要终止于外侧膝状体。

视神经纤维在视交叉处作不完全交叉,即来自两眼视网膜鼻侧半的纤维在视交叉处交叉后加入对侧视束;而来自颞侧半的纤维不交叉,直接进入同侧视束。因此,每侧视束包含同侧眼球视网膜颞侧半的纤维和对侧眼球视网膜鼻侧半的纤维。视束绕过大脑脚,终于外侧膝状体。第 3 级神经元胞体位于外侧膝状体,发出的轴突组成视辐射,经内囊后肢,投射到枕叶距状沟上、下皮质的视觉中枢。

视觉传导通路不同部位损伤时,可引起不同的视野缺损(图 9-74):①一侧视神经损伤可导致患侧视野全盲;②视交叉中间部(交叉纤维)损伤可导致双眼视野颞侧半偏盲;③一侧视束、外侧膝状体、视辐射或视觉中枢皮质损伤,可导致双眼对侧视野同向性偏盲。如:左侧视束损伤,则引起双眼视野右侧半偏盲(即左眼鼻侧视野和右眼颞侧视野偏盲)。

【附】瞳孔对光反射(图 9-74)

光照一侧瞳孔,引起两眼瞳孔同时缩小的现象称为**瞳孔对光反射**。光照侧瞳孔缩小的反应称**直接对光反射**,未照射侧瞳孔缩小的反应称**间接对光反射**。瞳孔对光反射是由视神经和动眼神经中的副交感纤维共同完成的。其传导通路为:视网膜→视神经→视交叉→两侧视束→顶盖前区→两侧动眼神经副核→动眼神经→睫状神经节→节后纤维→瞳孔括约肌收缩→两侧瞳孔缩小。

一侧视神经损伤,光照患侧瞳孔,两侧瞳孔均无反应;光照健侧瞳孔,则两侧瞳孔都缩小,此即患侧直接对光反射消失,间接对光反射存在。

一侧动眼神经损伤,分别光照两侧瞳孔,患侧瞳孔均无反应,此即患侧直接对光反射和间接对光反射均消失。

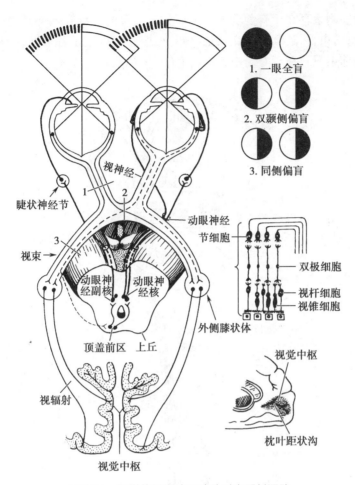

图 9-74　视觉传导通路和瞳孔对光反射通路

二、运动传导通路

运动(下行)传导通路是大脑皮质对骨骼肌运动进行调节和控制的传导通路,包括锥体系和锥体外系。**锥体系**直接或间接作用于下运动神经元执行随意运动。**锥体外系**是指锥体系以外调节随意运动的传导通路。

（一）锥体系

锥体系主要由上运动神经元和下运动神经元组成。**上运动神经元**的胞体位于大脑皮质中央前回和中央旁小叶前部,为锥体细胞,其轴突聚集形成**锥体束**,其中下行至脊髓的纤维束称皮质脊髓束;止于脑神经躯体运动核的纤维束称皮质核束。**下运动神经元**是脑神经躯体运动核和脊髓前角的运动神经元,构成运动冲动传导的最后公路,其轴突构成脑神经和脊神经内躯体运动纤维。正常时上运动神经元控制下运动神经元的活动。

1. **皮质脊髓束**　管理躯干、四肢骨骼肌的随意运动。主要起于大脑皮质中央前回上、中部和中央旁小叶前部的锥体细胞,经内囊后肢、中脑大脑脚、脑桥基底部至延髓形成锥体。在锥体下部,大部分纤维交叉至对侧,形成锥体交叉。交叉后的纤维在脊髓外侧索下行,形成**皮质脊髓侧束**,陆续逐节直接或间接止于各节段的前角运动神经元,皮质脊髓侧束存在于脊髓全长。小部分未交叉的纤维在同侧脊髓前索内下行,形成**皮质脊髓前束**,再陆续逐节交叉至对侧,直接或间接止于各节段的前角运动神经元,皮质脊髓前束只存在于脊髓中胸段以上(图9-75)。

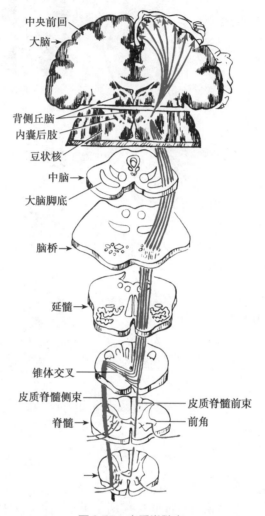

中央前回
大脑
背侧丘脑
内囊后肢
豆状核
中脑
大脑脚底
脑桥
延髓
锥体交叉
皮质脊髓侧束
脊髓
皮质脊髓前束
前角

图 9-75 皮质脊髓束

2. **皮质核束(皮质延髓束)** 管理头面部骨骼肌的随意运动。主要起于大脑中央前回下部的锥体细胞,经内囊膝下降至脑干。皮质核束的大部分纤维终止于双侧的躯体运动核,只有一小部分纤维完全交叉到对侧,终止于面神经核的下部和舌下神经核,支配面下部的面肌和舌肌。因此,除面神经核下部和舌下神经核受单侧(对侧)皮质核束支配外,其他躯体运动核均接受双侧的皮质核束的支配。一侧皮质核束损伤时,只有对侧面下部面肌和对侧舌肌瘫痪,而眼外肌、咀嚼肌、咽喉肌和面上部表情肌均不受影响(图9-76)。

锥体系任何部分受损都可引起骨骼肌随意运动障碍,出现瘫痪,但上运动神经元和下运动神经元损伤所表现的症状不同。

上运动神经元损伤:指脊髓前角运动神经元和脑干躯体运动核以上的大脑皮质躯

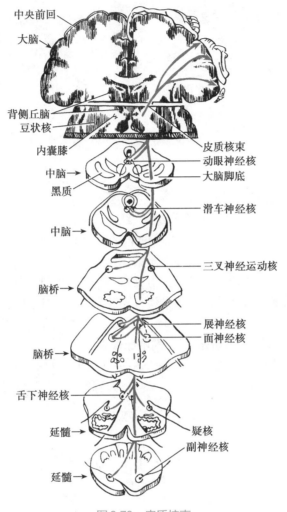

图 9-76　皮质核束

体运动中枢或锥体束损伤。表现为随意运动障碍,肌张力增高,病理反射阳性,腱反射亢进,瘫痪的肌肉呈痉挛状态,故称**中枢性瘫痪(硬瘫)**。主要是由于下运动神经元失去上运动神经元对其的抑制作用,下运动神经元的兴奋性增强所致。当一侧皮质核束受损时,可产生对侧睑裂以下的面肌和对侧舌肌瘫痪,表现为病灶对侧鼻唇沟消失,口角低垂并向病灶侧偏斜,流涎,不能做鼓腮、露齿等动作,伸舌时舌尖偏向病灶对侧,临床上又称**核上瘫**。

下运动神经元损伤:指脊髓前角运动神经元或脑干躯体运动核或脊神经、脑神经受损。因反射弧破坏,骨骼肌失去神经直接支配,表现为瘫痪的肢体肌张力降低,浅、深反射消失,肌萎缩,病理反射阴性,临床上称此为**周围性瘫痪(软瘫)**。一侧面神经核或面神经损伤时,可致病灶侧所有面肌瘫痪,表现为额纹消失,眼睑不能闭合,口角下垂,鼻唇沟消失等;一侧舌下神经核或舌下神经受损伤时,可致病灶侧全部舌肌瘫痪,表现为伸舌时舌尖偏向病灶侧,舌肌萎缩,临床上又称**核下瘫**。

上、下运动神经元损伤后的临床表现比较见表 9-7。

表9-7　上、下运动神经元损伤后的临床表现比较

症状与体征	上运动神经元损伤	下运动神经元损伤
肌张力	增高	降低
腱反射	亢进	消失或减弱
病理反射	出现(阳性)	不出现(阴性)
肌萎缩	不明显	明显
瘫痪	痉挛性(硬瘫)	弛缓性(软瘫)

(二)锥体外系

锥体外系是指锥体系以外所有影响和控制躯体运动的神经传导通路。其结构十分复杂,包括大脑皮质及皮质下基底神经核、红核、黑质、小脑、网状结构等以及它们的纤维联系。在种系发生上,锥体外系出现较早,在鱼类已出现,在鸟类和低等哺乳动物已成为控制运动的最高中枢。在人类由于锥体系的出现,锥体外系则处于从属和辅助地位。锥体外系的主要功能是调节肌张力,协调肌的运动,维持体态姿势,完成习惯性和节律性动作及精细运动。锥体系和锥体外系互相配合,相互协调,共同控制骨骼肌的随意运动。

【附】中枢神经系统若干部位损伤的临床表现

1. **大脑皮质躯体运动中枢损伤**　常见中央前回或中央旁小叶某一局部病变,出现对侧上肢或下肢单个肢体瘫痪,临床上称**单瘫**。

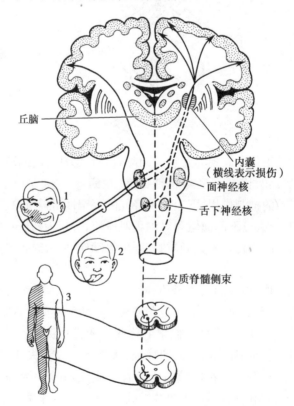

图9-77　一侧内囊损伤

2. **一侧内囊损伤** 表现为：①对侧偏身感觉障碍（丘脑皮质束受损）；②对侧半身瘫痪，包括面下部肌、舌肌瘫痪（皮质核束受损）和上、下肢肌痉挛性瘫痪（皮质脊髓束受损）；③两眼对侧视野同向性偏盲（视辐射受损）。即所谓的"三偏"症状（图9-77）。

3. **中脑一侧大脑脚损伤** 如小脑幕切迹疝压迫大脑脚底，可使一侧锥体束及动眼神经根受损。表现为患侧动眼神经麻痹，对侧肢体中枢性瘫痪、面神经核上瘫及舌下神经核上瘫（图9-78）。

4. **脊髓半横断损伤** 表现为：①损伤平面以下同侧肢体中枢性瘫痪（一侧皮质脊髓侧束受损）；②损伤平面以下同侧肢体深感觉和精细触觉丧失（一侧后索的薄束、楔束损伤）；③损伤平面以下对侧身体痛、温觉丧失（一侧脊髓丘脑束受损）（图9-79）。

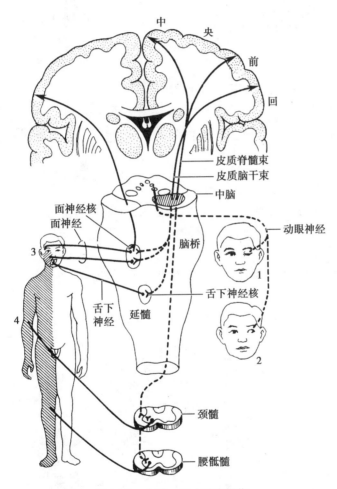

图 9-78　中脑一侧大脑脚损伤

笔记

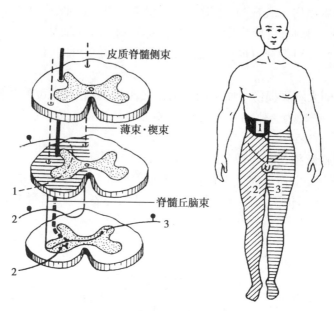

图 9-79　脊髓半横断损伤

第五节　脑和脊髓的被膜、血管及脑脊液循环

一、脑和脊髓的被膜

　　脑和脊髓表面有三层被膜,由外向内分别为硬膜、蛛网膜和软膜。三层被膜在枕骨大孔处相续。有支持、保护脑和脊髓的作用。

(一)硬膜

　　由致密结缔组织构成,厚而坚韧。其中包被脊髓的部分称硬脊膜,包被脑的部分称硬脑膜。

　　1. 硬脊膜 spinal dura mater　呈囊状包裹脊髓(图9-80)。硬脊膜与椎管的骨膜

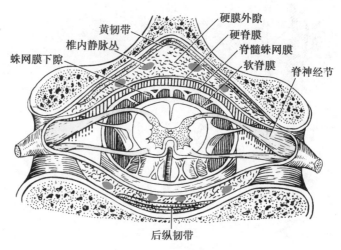

图 9-80　脊髓的被膜

之间有一个窄隙称**硬膜外隙(腔)epidural space**,内含疏松结缔组织、脂肪、淋巴管和椎内静脉丛。此隙略呈负压,有脊神经根通过,临床上进行硬膜外麻醉术时将药物注入此隙,以达到阻滞脊神经传导的作用。

硬脊膜向上与硬脑膜相续,由于在枕骨大孔边缘与骨膜紧密相贴,故硬膜外隙不与颅腔相通。硬膜外隙及其内容物的存在,对脊髓起到很好的保护作用。

2. **硬脑膜 cerebral dura mater** 是包被脑的纤维膜,坚韧而有光泽,由内、外两层结合而成(图9-81)。在颅盖,硬脑膜与颅骨结合疏松,容易分离,当颅盖部外伤时,常因硬脑膜血管损伤而在硬脑膜与颅骨之间形成硬膜外血肿。硬脑膜在颅底则与颅骨结合紧密而牢固,故颅底骨折时,容易将硬脑膜与蛛网膜同时撕裂,导致脑脊液外漏。

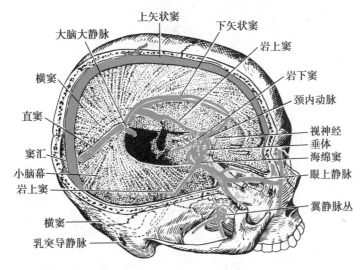

图9-81　硬脑膜和硬脑膜窦

硬脑膜内层在一定部位折叠形成隔幕,并突入脑的裂隙中。其中主要有:①**大脑镰 cerebra falx**:伸入大脑纵裂内,下缘游离,直到胼胝体上方,前端附于鸡冠,后端连于小脑幕上面的正中线上;②**小脑幕 tentorium of cerebellum**:呈半月形,位于大脑半球与小脑之间,前缘游离称**幕切迹**,围绕中脑,后缘和两侧附于枕骨和颞骨上。小脑幕将颅腔分隔成不完全的上、下两部。当小脑幕上颅脑发生病变引起颅内压增高时,可能将幕切迹上方的海马旁回和钩挤入小脑幕切迹和中脑之间,形成小脑幕切迹疝。

硬脑膜在有些部位两层分开,内衬内皮细胞,形成含静脉血的腔隙,称**硬脑膜窦 sinuses of dura mater**。主要的硬脑膜窦有:①**上矢状窦**:在大脑镰上缘,向后汇入窦汇;②**下矢状窦**:位于大脑镰下缘,向后汇入直窦;③**直窦**:位于大脑镰与小脑幕连接处,向后通窦汇;④**横窦**:在小脑幕的后缘,位于横窦沟内,连于窦汇和乙状窦之间;⑤**乙状窦**:位于乙状窦沟内,是横窦的延续,到达颈静脉孔处,移行为颈内静脉;⑥**窦汇**:位于左、右横窦与上矢状窦和直窦的汇合处;⑦**海绵窦 cavernous sinus**:位于蝶鞍的两侧(图9-82),内有颈内动脉和展神经通过。在窦的外侧壁处,自上而下有动眼神经、滑车神经、眼神经和上颌神经通过。由于眼上静脉直接注入海绵窦,故面部感染有可能经面静脉、内眦静脉和眼上静脉波及海绵窦,造成海绵窦炎和血栓形成,从而累及上述神经,出现相应的症状。海绵窦可以经颞骨岩部上缘处的**岩上窦**注入横窦,也可以经**岩下窦**注入颈内静脉。硬脑膜窦还借若干**导静脉**与颅外静脉相交通（图9-83），故头皮感染有可能蔓延至颅内。

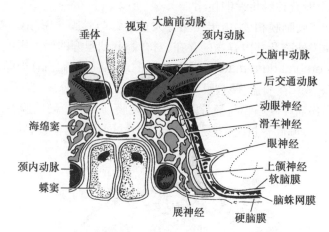

图9-82 海绵窦

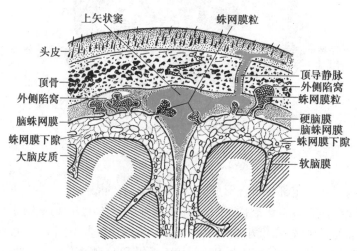

图9-83 蛛网膜粒和硬脑膜窦

硬脑膜窦内的血液流向如下：

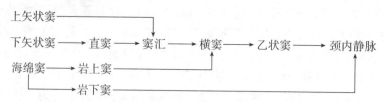

（二）蛛网膜

位于硬膜的深面，为透明薄膜，缺乏血管和神经。除了大脑纵裂和大脑横裂处外，均跨越脑和脊髓表面的沟、裂。蛛网膜与软膜之间的空隙称**蛛网膜下隙（腔）** subarachnoid space，两膜之间有结缔组织小梁相连，隙内充满脑脊液。此腔隙在某些部位扩大，其内纤维组织小梁消失，称为**蛛网膜下池** subarachnoid cisterns，其中最大的为**小脑延髓池**,位于小脑和延髓背侧面之间,临床上可在此处做小脑延髓池穿刺,抽取脑脊液进行检验。在脊髓末端与第2骶椎水平之间有**终池**,其内有马尾而无脊髓,在此处做腰椎穿刺,不致损伤脊髓。脑蛛网膜在上矢状窦附近形成许多颗粒状突起并突入上矢状窦内,称**蛛网膜粒 arachnoid granulations**,脑脊液通过蛛网膜粒渗入硬脑膜窦,汇入静脉(图9-84)。

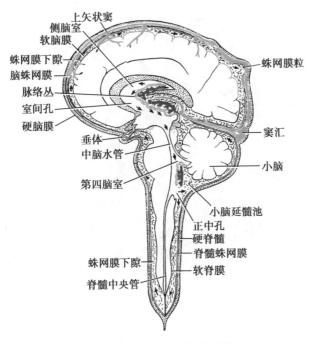

图 9-84　脑脊液循环示意图

（三）软膜

　　软膜富含血管和神经,紧贴在脑和脊髓表面,并伸入脑和脊髓的沟、裂之中,按位置分别称为**软脑膜 cerebral pia mater** 和**软脊膜 spinal pia mater**。在脑室的一定部位,软脑膜及其表面的血管与室管膜共同构成脉络组织。在某些部位,脉络组织中的血管反复分支成丛,夹带其表面的软脑膜和室管膜上皮突入脑室,形成**脉络丛**,脑脊液主要由此结构产生。

二、脑室和脑脊液

（一）脑室

　　脑室是脑中的腔隙,主要包括左、右侧脑室、第三脑室和第四脑室,脑室壁内衬有室管膜上皮,脑室腔内充满脑脊液。

　　1. **侧脑室**　位于大脑半球内,左、右各一(图9-85,图9-86),延伸至半球的各个叶中,可分为4部:**中央部**位于顶叶内,是一狭窄的水平裂隙;**前角**是中央部向前伸入额叶内的部分;**后角**是中央部向后伸入枕叶内的部分;**下角**是中央部折向前下方伸入颞叶内的部分。两个侧脑室各自经左、右室间孔与第三脑室相通。

　　2. **第三脑室**　是间脑中间的矢状裂隙,位于两侧背侧丘脑和下丘脑之间,向上外经室间孔与侧脑室相通,向后下借中脑水管与第四脑室相通。

3. **第四脑室** 是位于延髓、脑桥和小脑之间的腔隙(图 9-14)。第四脑室的顶朝向小脑。底呈菱形,即菱形窝。第四脑室向上经中脑水管通第三脑室,向下通延髓和脊髓的中央管。第四脑室分别通过第四脑室顶下部单个的**第四脑室正中孔**和两个外侧角处的**第四脑室外侧孔**与蛛网膜下隙相通(图 9-87)。

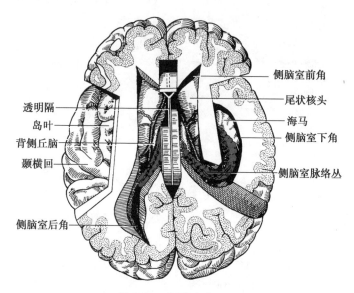

透明隔
岛叶
背侧丘脑
颞横回
侧脑室后角

侧脑室前角
尾状核头
海马
侧脑室下角
侧脑室脉络丛

图 9-85 侧脑室上面观

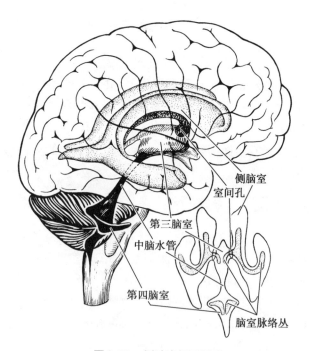

侧脑室
室间孔
第三脑室
中脑水管
第四脑室
脑室脉络丛

图 9-86 侧脑室投影图

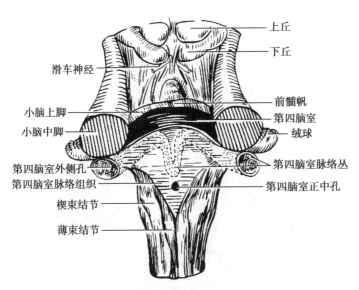

图 9-87 第四脑室脉络组织

图中标注：上丘、下丘、滑车神经、小脑上脚、小脑中脚、第四脑室外侧孔、第四脑室脉络组织、楔束结节、薄束结节、前髓帆、第四脑室、绒球、第四脑室脉络丛、第四脑室正中孔

（二）脑脊液

脑脊液 cerebrospinal fluid 是充满脑室、蛛网膜下隙和脊髓中央管内的无色透明液体。形成脑和脊髓的水垫，对中枢神经系统起缓冲、保护、营养、运输代谢产物和维持颅内压的作用。在成人，脑脊液总量约 150ml，它处于不断地产生、循环和回流的平衡状态。

脑脊液主要由脑室脉络丛产生。侧脑室内的脑脊液经室间孔流入第三脑室，伴随第三脑室脉络丛产生的脑脊液一起向下经中脑水管至第四脑室，再汇合第四脑室脉络丛产生的脑脊液一起经第四脑室正中孔和两个外侧孔流入蛛网膜下隙，最后经蛛网膜粒渗透到硬脑膜窦内，回流入血液中（图 9-84）。如果脑脊液循环的通路发生阻塞，可引起脑积水或颅内压增高。

三、脑和脊髓的血管

（一）脑的血管

1. **脑的动脉** 脑的血液供应来源于椎动脉和颈内动脉（图 9-88 ～图 9-91）。椎动脉供应大脑半球后 1/3 及部分间脑、脑干和小脑；颈内动脉供应大脑半球的前 2/3 和部分间脑。

（1）**椎动脉**：发自锁骨下动脉，向上穿经第 6 ～ 1 颈椎横突孔后，经枕骨大孔入颅。入颅后，左、右椎动脉在脑桥下缘处汇合成一条**基底动脉**。此动脉沿脑桥腹侧面的基底沟上行，至脑桥上缘处，分为左、右**大脑后动脉**两大终支。大脑后动脉绕大脑脚行向外后方，皮质支主要分布于大脑半球的枕叶和颞叶大部。椎动脉的主要分支还有：脊髓前、后动脉和小脑下后动脉等。

（2）**颈内动脉**：起自颈总动脉，向上行经颈动脉管入颅，主要分支有：

1）**大脑前动脉**：发出后行向前内，进入大脑纵裂，沿胼胝体沟后行，皮质支主要分布于顶枕沟以前的大脑半球内侧面和额、顶叶上外侧面的上部。两侧大脑前动脉进入大脑纵裂处，有**前交通动脉**相连。

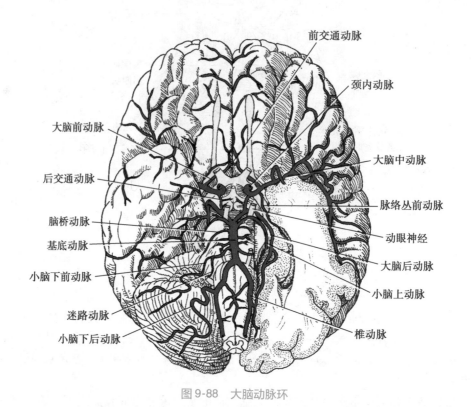

图 9-88 大脑动脉环

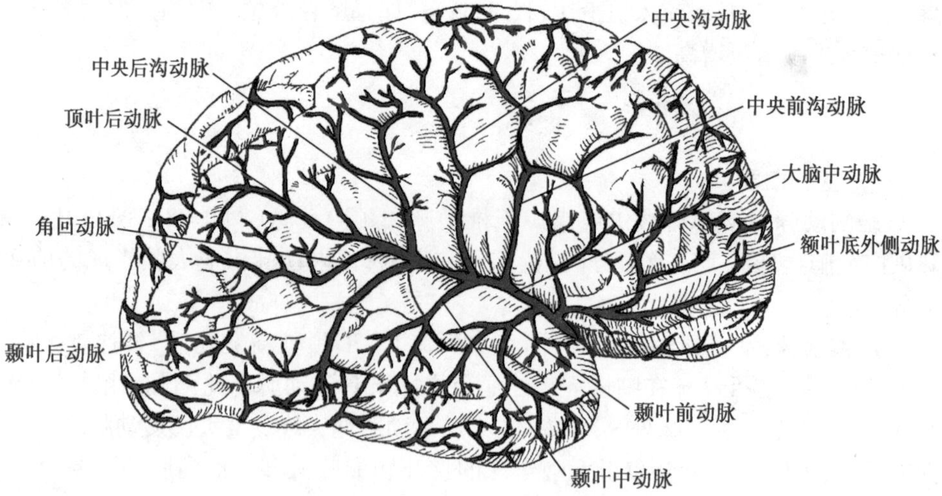

图 9-89 大脑半球上外侧面的动脉分布

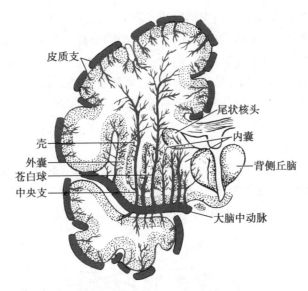

图9-90 大脑半球中部冠状切面（示纹状体和内囊的动脉分布）

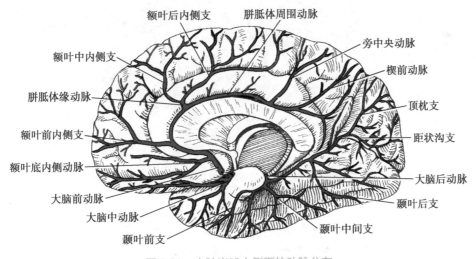

图9-91 大脑半球内侧面的动脉分布

2）**大脑中动脉**：是颈内动脉的直接延续，向外行进入大脑外侧沟并沿此沟向外后行，皮质支主要分布于大脑半球上外侧的大部分和岛叶。

3）**后交通动脉**：向后与大脑后动脉吻合（图9-88）。

（3）**大脑动脉环** cerebral arterial circle 或称 Willis 环（图9-88）：由大脑后动脉、后交通动脉、颈内动脉、大脑前动脉和前交通动脉在脑底环绕视交叉、灰结节及乳头体吻合而成。此环使两侧颈内动脉和基底动脉互相交通，具有调节血流的作用。

大脑前、中、后动脉共同发出两类分支：一类是**皮质支**（图9-90），主要分布于大脑皮质和皮质深面的髓质；另一类是**中央支**（图9-90），口径细小，从上述动脉发出后，垂直走行，进入脑实质内，主要供应大脑的基底核和内囊等处。其中大脑中动脉发出的皮质支和中央支最为重要。大脑中动脉的皮质支分布区域内有躯体运动中枢、躯体感觉中枢和语言中枢,若该动脉发生阻塞,对机体功能将有严重影响;大脑中动脉的中央支营养内囊、纹状体和背侧丘脑等,它们口径小,管壁薄,发出处距颈内动脉很近,压力较高,所以在一些因素影响下,易于破裂出血,常累及内囊,从而引起对侧半身的运动和感觉障碍以及两眼对侧视野同向性偏盲等,即"三偏"症状。

2. **脑的静脉**　脑的静脉不与动脉伴行,可分为浅、深两组,两组静脉最终经硬脑膜窦回流至颈内静脉。

(1)**浅静脉**:包括大脑上静脉、大脑中浅静脉和大脑下静脉,位于大脑表面,收集大脑皮质和皮质深面髓质的静脉血,分别注入附近的硬脑膜窦(图9-92)。

(2)**深静脉**:收集大脑深部的静脉血,最后汇成一条大脑大静脉,注入直窦。

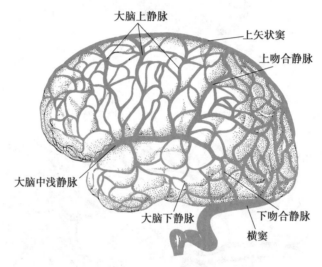

图 9-92　大脑浅静脉

（二）脊髓的血管

脊髓的血液供应主要来自椎动脉发出的脊髓前、后动脉和肋间后动脉以及腰动脉发出的脊髓支(图9-93)。**脊髓前动脉**在延髓腹侧合成一干,沿前正中裂下行至脊髓末端;**脊髓后动脉**沿脊髓后外侧沟下行。脊髓各动脉互相吻合,营养脊髓各部。脊髓的静脉分布情况和动脉相类似。

【附】脑屏障

中枢神经系统内神经元的正常活动,需要保持微环境的稳定,从而维持这种微环境稳定性的结构为脑屏障,它能选择性地允许或阻止某些物质通过。脑屏障包括三部分,即血-脑屏障、血-脑脊液屏障和脑脊液-脑屏障。

1. **血-脑屏障的形态基础**　包括血液与神经元之间的一系列结构,即毛细血管内皮细胞之间的紧密连接、基膜以及毛细血管外周的胶质细胞突起。脑和脊髓内毛细血管内皮细胞无窗孔,内皮细胞之间又有紧密连接,成为血-脑屏障的主要形态基础,大分子物质不易透过。在脑中,有些部位,如脉络丛、神经垂体等的毛细血管有窗孔,内皮细胞间亦无紧密连接,留有间隙,可使大分子物质自由通过。

2. **血-脑脊液屏障的形态基础**　在脉络丛毛细血管与脑脊液之间隔有毛细血管

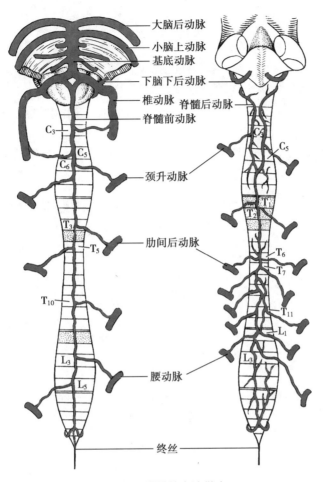

图9-93 脊髓的血液供应

内皮细胞和基膜及脉络丛上皮细胞。脉络丛的毛细血管内皮细胞与脑毛细血管内皮细胞大不相同,它是有窗孔的,所以活性染料容易扩散通过内皮,但是在脉络丛上皮细胞间隙的顶部有闭锁小带能挡住染料,不让它扩散入脑脊液,起屏障作用的是脉络丛上皮和上皮细胞之间的闭锁小带。

3. **脑脊液-脑屏障的形态基础**　脑室的室管膜上皮和覆盖脑表面的软脑膜及软脑膜下的胶质细胞突起组成了脑脊液-脑屏障。室管膜上皮之间无闭锁小带连接,不能有效地限制大分子物质通过。软脑膜上皮和它下面的胶质膜的屏障效能也很低。故把活性染料、荧光染料或同位素等注入脑脊液内,很容易通过软膜胶质膜而进入脑组织,因此,脑脊液成分的改变很容易影响神经元的周围环境。

由于脑屏障的存在,尤其是血-脑屏障和血-脑脊液屏障,可防止有害物质进入脑组织,起到保护脑和脊髓的作用。

学习小结

1. 脊髓主要上行的传导束

名称	位置	来源（胞体）	终止部位	功能
薄束	后索（所有节段）靠近正中沟	同侧 T_5 以下脊神经节	薄束核	传递同侧乳头平面下深感觉和精细触觉
楔束	后索 T_4 以上节段薄束外侧	同侧 T_4 以上脊神经节	楔束核	传递同侧乳头平面上深感觉和精细触觉
脊髓小脑后束	L_2 以上外侧索周边的后部	主要同侧板层 Ⅶ 的胸核	小脑皮质	传递下肢和躯干下部本体觉和触压觉信息至小脑，维持运动的精细协调和姿势
脊髓小脑前束	脊髓小脑后束的前方	主要对侧腰骶膨大节段板层 Ⅴ～Ⅶ 层的外侧部		
脊髓丘脑侧束	外侧索前部	对侧 Ⅰ 和 Ⅳ～Ⅶ 层的细胞	背侧丘脑	传递对侧躯干和上、下肢的痛、温觉
脊髓丘脑前束	前索，前根纤维的内侧			传递对侧躯干和上、下肢的粗触、压觉

2. 脊髓下行传导束

名称	位置	来源（胞体）	终止部位	功能
皮质脊髓侧束	外侧索后部	对侧大脑躯体运动中枢的锥体细胞	同侧板层 Ⅳ～Ⅸ	支配躯干和四肢骨骼肌运动
皮质脊髓前束	中胸节脊髓以上的前索最内侧	同侧大脑躯体运动中枢的锥体细胞	对侧前角运动细胞	支配上肢肌和颈肌的运动
红核脊髓束	上 3 个颈髓的皮质脊髓侧束的前方	对侧红核	板层 Ⅴ～Ⅷ	兴奋屈肌，并可抑制伸肌活动
前庭脊髓束	前索外侧部	同侧前庭神经外侧核	同侧板层 Ⅶ 和部分 Ⅷ	兴奋同侧躯干和肢体的伸肌，抑制屈肌，调节身体平衡
网状脊髓束	前索和外侧索前内侧部	同侧脑桥和延髓的网状结构	同侧板层 Ⅶ、Ⅷ	参与对躯干和肢体近端肌肉运动的控制

3. 大脑皮质中枢

中枢名称	中枢位置	功能	特点
躯体运动中枢	中央前回和中央旁小叶前部	控制骨骼肌随意运动	1）交叉性支配 2）倒置性支配，但头面部是正立位 3）皮质代表区的大小取决于功能的重要性和运动的复杂精细程度
躯体感觉中枢	中央后回和中央旁小叶后部	管理对侧躯体浅、深感觉	1）交叉性支配 2）倒置性支配，但头面部是正立的 3）皮质代表区大小取决于该部感觉皮质代表区的敏感程度

中枢名称		中枢位置	功能	特点
视觉中枢		枕叶内侧面距状沟两侧皮质	视觉	1）一侧视觉中枢接受双眼同侧半视网膜来的冲动 2）距状沟上方的视皮质接受上部视网膜来的冲动，下方的视皮质接受下部视网膜来的冲动 3）距状沟后 1/3 上、下方接受黄斑区来的冲动
听觉中枢		颞叶的颞横回	听觉	每侧的听觉中枢均接受来自两耳的冲动，但以对侧为主
语言中枢	运动性语言中枢	额下回后部	说话	位于语言优势半球
	书写中枢	额中回的后部	书写语言表达	位于语言优势半球
	听觉性语言中枢	颞上回后部	听取和理解语言	位于语言优势半球
	视觉性语言中枢	角回	理解文字符号	位于语言优势半球
嗅觉中枢		海马旁回和钩	嗅觉	嗅觉高级中枢
内脏活动中枢		边缘叶	调节内脏活动	内脏神经系统功能调节高级中枢

4. 神经丛名称、组成、位置、分支和分布

名称	组成	位置	分支	分布（肌）
颈丛	第 1～4 颈神经前支	胸锁乳突肌上部的深面	膈神经	膈
臂丛	第 5～8 颈神经前支和第 1 胸神经前支的大部分	斜角肌间隙穿出，走在锁骨下动脉后上方，经锁骨后方进入腋窝	肌皮神经	臂部前肌群
			正中神经	支配除肱桡肌、尺侧腕屈肌和指深屈肌尺侧半以外的所有前臂前群肌、鱼际肌（拇收肌除外），第 1、2 蚓状肌
			尺神经	尺侧腕屈肌和指深屈肌尺侧半、小鱼际肌、全部骨间肌、第 3、4 蚓状肌、拇收肌
			桡神经	肱三头肌、肱桡肌、前臂后肌群
			腋神经	三角肌和小圆肌
			胸背神经	背阔肌
腰丛	第 12 胸神经前支一部分、第 1～3 腰神经前支及第 4 腰神经前支的一部分	腰大肌深面，腰椎横突前方	股神经	髂肌、耻骨肌、股四头肌和缝匠肌
			闭孔神经	大腿内收肌群
			髂腹下神经	腹肌前外侧群
			髂腹股沟神经	腹肌前外侧群
骶丛	第 4 腰神经前支一部分和第 5 腰神经前支及全部骶、尾神经前支	盆腔内，梨状肌的前面	臀上神经	臀中肌和臀小肌
			臀下神经	臀大肌
			阴部神经	会阴诸肌
			坐骨神经	大腿后群肌
			胫神经	小腿后群肌、足底肌
			腓总神经	小腿前群肌、小腿外侧群肌和足背肌

笔记

5. 神经传导通路

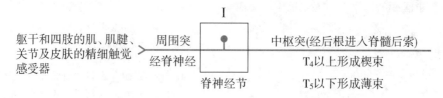

躯干和四肢的意识性本体感觉传导通路

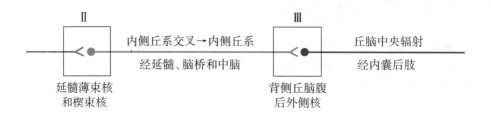

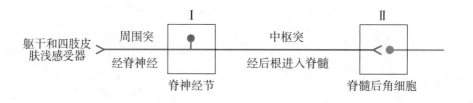

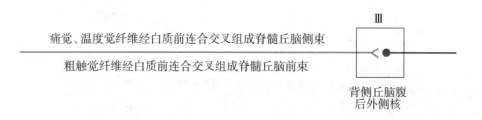

躯干和四肢的浅感觉传导通路

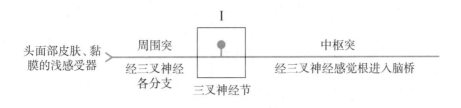

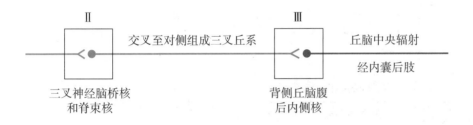

头面部的浅感觉传导通路

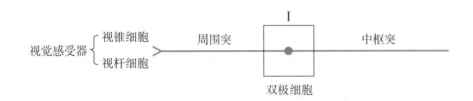

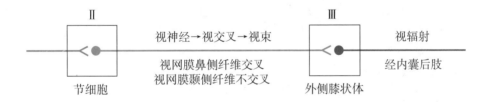

视觉传导通路

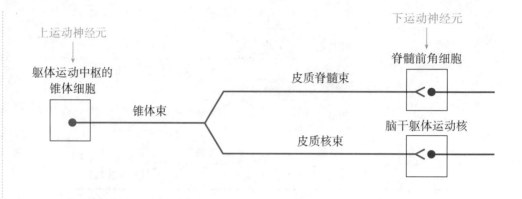

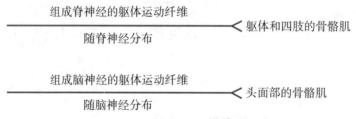

锥体系

（姜国华 孙红梅 罗亚非 游言文 邰浩清 赵学纲）

复习思考题

1. 脊髓白质内有哪些传导束？它们有何功能？

2. 简述脊髓节段和脊柱椎骨序数的对应关系。

3. 第 7 胸椎骨折易损伤哪一脊髓节段？出现皮肤感觉障碍在何平面？

4. 脑干内躯体运动核有哪些？参与组成什么神经，支配什么器官？

5. 大脑皮质各语言中枢的位置？损伤后造成什么语言障碍？

6. 简述内囊的位置、分部及各部通过的主要传导束，损伤后出现的临床症状。

7. 肱骨外科颈、肱骨体中段、肱骨内上髁、腓骨颈骨折各易损伤何神经？损伤后出现何种畸形表现？

8. "垂腕"、"猿手"、"爪形手"各由哪条神经损伤引起？

9. 腓骨颈骨折易损伤哪条神经，该神经损伤后出现什么症状？

10. 面神经在颅外损伤与在面神经管内损伤的临床表现有何不同，为什么？

11. 简述分布于舌的神经的名称、性质和范围。

12. 简述分布于眼球的神经的名称、性质和范围。

13. 躯干和四肢意识性本体觉传导路的途径如何？

14. 针刺耳门穴（外耳门前方）感到疼痛，其传导途径如何？

15. 上、下运动神经元损伤后临床症状有何不同？

16. 大脑动脉环的组成、位置及功能如何？

17. 临床上进行硬膜外麻醉术需穿经哪些层次结构？为什么此处可达到麻醉目的？

笔记

主要参考书目

1. 杨茂有. 正常人体解剖学[M]. 北京:人民卫生出版社,2012.

2. 人体解剖学名词[M]. 北京:科学出版社,2014.

3. 柏树令,应大君. 系统解剖学[M]. 北京:人民卫生出版社,2013.

4. 彭裕文. 局部解剖学[M]. 北京:人民卫生出版社,2013.

5. Richard L. Drake. 格氏解剖学教学版[M]. 北京:北京大学医学出版社,2010.

6. 严振国,杨茂有. 正常人体解剖学[M]. 北京:中国中医药出版社,2008.

7. 洛树东,高振平. 医用局部解剖学[M]. 北京:人民卫生出版社,2008.

8. 黄秀峰,张辉. 人体解剖学[M]. 南京:江苏科学技术出版社,2014.

9. 李云庆. 临床应用解剖学[M]. 郑州:河南科学技术出版社,2006.

10. 严振国. 正常人体解剖学[M]. 上海:上海科学技术出版社,2008.

11. 董炘. 人体解剖学[M]. 北京:人民卫生出版社,2010.

12. 罗学港. 人体解剖学[M]. 北京:高等教育出版社,2010.

13. Susan Standing. 格式解剖学(临床实践的解剖学基础)[M]. 第 39 版. 徐群渊,译. 北京:北京大学医学出版社,2008.

14. 王振宇,徐文坚. 人体断面与影像解剖学[M]. 第 3 版. 北京:人民卫生出版社,2010.

15. 王怀经,张绍祥. 局部解剖学[M]. 第 2 版. 北京:人民卫生出版社,2010.

16. 于恩华,李静平. 人体解剖学[M]. 第 3 版. 北京:北京大学医学出版社,2008.

17. 高秀来. 人体解剖学[M]. 第 2 版. 北京:北京大学医学出版社,2009.

18. 刘树伟,李瑞锡. 局部解剖学[M]. 北京:人民卫生出版社,2013.

全国中医药高等教育教学辅导用书推荐书目

一、中医经典白话解系列

黄帝内经素问白话解(第2版)	王洪图　贺娟
黄帝内经灵枢白话解(第2版)	王洪图　贺娟
汤头歌诀白话解(第6版)	李庆业　高琳等
药性歌括四百味白话解(第7版)	高学敏等
药性赋白话解(第4版)	高学敏等
长沙方歌括白话解(第3版)	聂惠民　傅延龄等
医学三字经白话解(第4版)	高学敏等
濒湖脉学白话解(第5版)	刘文龙等
金匮方歌括白话解(第3版)	尉中民等
针灸经络腧穴歌诀白话解(第3版)	谷世喆等
温病条辨白话解	浙江中医药大学
医宗金鉴·外科心法要诀白话解	陈培丰
医宗金鉴·杂病心法要诀白话解	史亦谦
医宗金鉴·妇科心法要诀白话解	钱俊华
医宗金鉴·四诊心法要诀白话解	何任等
医宗金鉴·幼科心法要诀白话解	刘弼臣
医宗金鉴·伤寒心法要诀白话解	郝万山

二、中医基础临床学科图表解丛书

中医基础理论图表解(第3版)	周学胜
中医诊断学图表解(第2版)	陈家旭
中药学图表解(第2版)	钟赣生
方剂学图表解(第2版)	李庆业等
针灸学图表解(第2版)	赵吉平
伤寒论图表解(第2版)	李心机
温病学图表解(第2版)	杨进
内经选读图表解(第2版)	孙桐等
中医儿科学图表解	郁晓微
中医伤科学图表解	周临东
中医妇科学图表解	谈勇
中医内科学图表解	汪悦

三、中医名家名师讲稿系列

张伯讷中医学基础讲稿	李其忠
印会河中医学基础讲稿	印会河
李德新中医基础理论讲稿	李德新
程士德中医基础学讲稿	郭霞珍
刘燕池中医基础理论讲稿	刘燕池
任应秋《内经》研习拓导讲稿	任廷革
王洪图内经讲稿	王洪图
凌耀星内经讲稿	凌耀星
孟景春内经讲稿	吴颢昕
王庆其内经讲稿	王庆其
刘渡舟伤寒论讲稿	王庆国
陈亦人伤寒论讲稿	王兴华等
李培生伤寒论讲稿	李家庚
郝万山伤寒论讲稿	郝万山
张家礼金匮要略讲稿	张家礼
连建伟金匮要略方论讲稿	连建伟

李今庸金匮要略讲稿	李今庸
金寿山温病学讲稿	李其忠
孟澍江温病学讲稿	杨进
张之文温病学讲稿	张之文
王灿晖温病学讲稿	王灿晖
刘景源温病学讲稿	刘景源
颜正华中药学讲稿	颜正华　张济中
张廷模临床中药学讲稿	张廷模
常章富临床中药学讲稿	常章富
邓中甲方剂学讲稿	邓中甲
费兆馥中医诊断学讲稿	费兆馥
杨长森针灸学讲稿	杨长森
罗元恺妇科学讲稿	罗颂平
任应秋中医各家学说讲稿	任廷革

四、中医药学高级丛书

中医药学高级丛书——中药学(上下)(第2版)	高学敏　钟赣生
中医药学高级丛书——中医急诊学	姜良铎
中医药学高级丛书——金匮要略(第2版)	陈纪藩
中医药学高级丛书——医古文(第2版)	段逸山
中医药学高级丛书——针灸治疗学(第2版)	石学敏
中医药学高级丛书——温病学(第2版)	彭胜权等
中医药学高级丛书——中医妇产科学(上下)(第2版)	刘敏如等
中医药学高级丛书——伤寒论(第2版)	熊曼琪
中医药学高级丛书——针灸学(第2版)	孙国杰
中医药学高级丛书——中医外科学(第2版)	谭新华
中医药学高级丛书——内经(第2版)	王洪图
中医药学高级丛书——方剂学(上下)(第2版)	李飞
中医药学高级丛书——中医基础理论(第2版)	李德新　刘燕池
中医药学高级丛书——中医眼科学(第2版)	李传课
中医药学高级丛书——中医诊断学(第2版)	朱文锋等
中医药学高级丛书——中医儿科学(第2版)	汪受传
中医药学高级丛书——中药炮制学(第2版)	叶定江等
中医药学高级丛书——中药药理学(第2版)	沈映君
中医药学高级丛书——中医耳鼻咽喉口腔科学(第2版)	王永钦
中医药学高级丛书——中医内科学(第2版)	王永炎等